Unsere Heilkräuter

Bestimmen & anwenden

Dr. Ursula Stumpf

KOSMOS

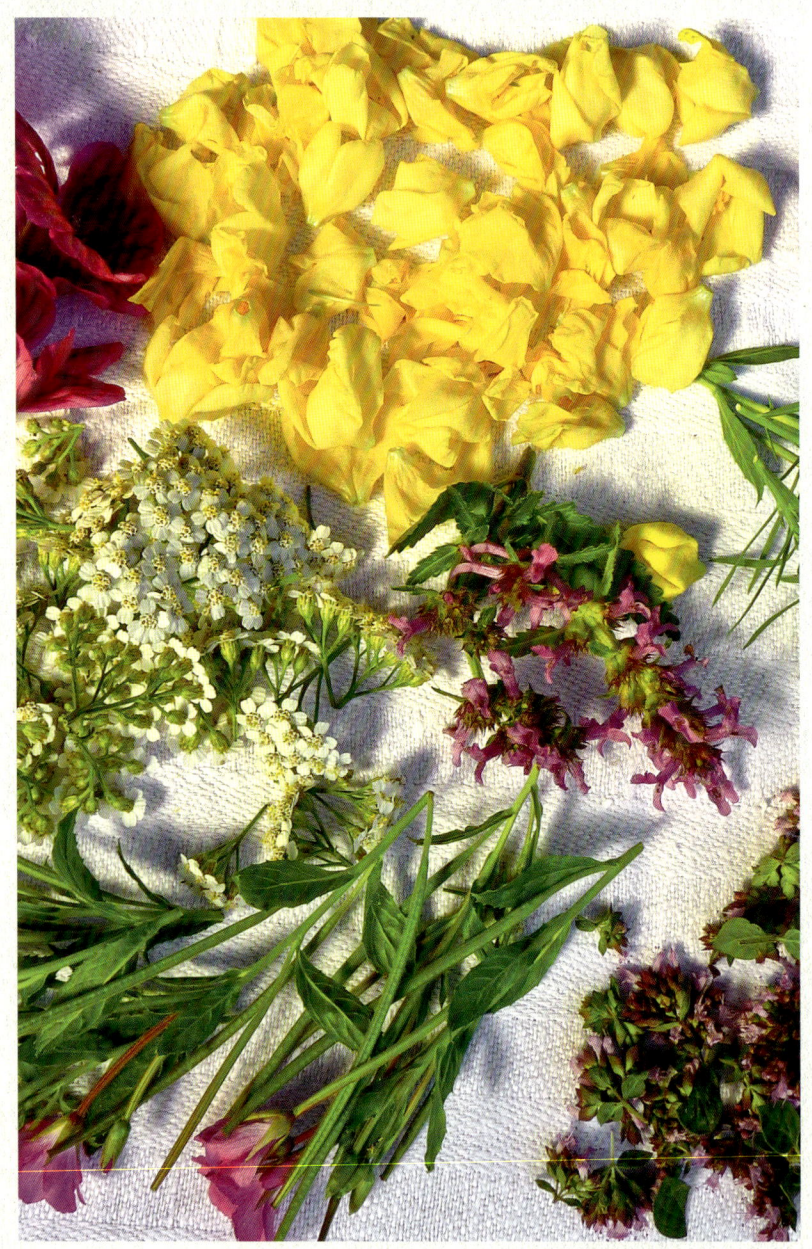

Inhalt

6 — URALTES PFLANZEN-WISSEN NEU ENTDECKT
Sammeln mit Respekt · Schonend trocknen · Orientierung im Buch

9 — DIE KRÄUTER-APOTHEKE FÜR ZUHAUSE
Zubereitung von Tee · Anwendungen von Tee · Kräutersäckchen · Entspannung am Abend ·Inhalations- und Dampfbäder · Vollbäder · Potpourris · Duftkissen · Tinkturen · Arzneiweine · Öle · Pflanzenbalsam · Blütenhonig · Essig · Kräuterbutter · Blütenessenz

16 — DIE WIRKSTOFFE UND IHRE HEILKRAFT
Ätherische Öle · Alkaloide · Bitterstoffe · Flavonoide · Glykoside · Gerbstoffe · Kieselsäure · Saponine · Schleime · Vitamine, Mineralstoffe, Spurenelemente

20 — KRÄUTER-PORTRÄTS
Heilende Geschenke vom Wegesrand — mit etwas Übung auf jedem Spaziergang zu entdecken und zu nutzen

218 — EXTRA-TEIL: GIFTPFLANZEN FÜR HOMÖOPATHIKA
»Alle Dinge sind Gift, und nichts ist ohne Gift. Allein die Dosis macht, dass ein Ding kein Gift sei.« Paracelsus formulierte diesen wahren Satz — so können auch giftige Pflanzen, richtig aufbereitet, große Helfer sein.

240 — WELCHES HEILKRAUT HELFEN KANN
Übersicht zu den häufigsten körperlichen wie seelischen Beschwerden: Pflanzen zum Gesundbleiben und Gesundwerden

246 — Nützliche Adressen
246 — Zum Weiterlesen
247 — Register
254 — Über die Autorin

Uraltes Pflanzen-Wissen — neu entdeckt

Pflanzen sind einige Milliarden Jahre älter als wir Menschen. In der Entwicklungsgeschichte unseres Planeten waren sie es, die den Boden bereitet haben für tierisches und menschliches Leben. Seitdem es uns Menschen gibt, leben wir von und mit diesen grünen Wegbegleitern. Sie leisten uns viele verschiedene Dienste: Pflanzen waren und sind die Basis von Ernährung und Gesundheit. Sie sind Baumaterial für Hütten und Häuser. Und schließlich fertigt der Mensch vieles, was er im Alltag braucht, aus Pflanzen: Schuhe, Taschen, Körbe, Boote ... Gerade in unserer Zeit ist es Erholung für Körper, Sinne und Seele, am Feierabend und am Wochenende durch Feld, Wald und Wiesen zu strolchen und die Natur zu erleben. Hier gibt es alles, was wir so nötig brauchen, umsonst: frische Luft, Bewegung, Abschalten, Auftanken und eine Apotheke am Wegesrand. Die kleinen und großen Pflanzen, die dort wachsen, erfreuen nicht nur durch ihre Gestalt, ihre Farben und ihren Duft – sie helfen uns auch beim Gesundbleiben. Das können sie noch heute. Ich möchte mit diesem Naturführer dazu beitragen, dass das uralte und immer wieder neu erfahrene und erweiterte Pflanzen-Wissen nicht verloren geht. Nehmen Sie ihn mit auf den Spaziergang und entdecken Sie zu jeder Jahreszeit, welche heilenden Pflanzen am Wegesrand wachsen.

SAMMELN MIT RESPEKT

In vergangenen Jahrhunderten waren es Kräuterfrauen und Wurzelmänner, die sich besonders gut mit Pflanzen und ihren Eigenschaften auskannten. Für sie waren die Pflanzen lebendige Wesen, denen sie voller Respekt begegneten und die sie um Hilfe für Heilung baten. Daran sollten wir uns erinnern, wenn wir in die Natur gehen und bei einem Spaziergang Kräuter für unsere Hausapotheke sammeln. Nur dort, wo viele Pflanzen einer Art zusammen wachsen, prachtvoll und gesund aussehen, sollten Sie sie ernten. Diese Plätze müssen weit genug weg sein von gedüngten oder mit Pestiziden gespritzten Äckern, stark befahrenen Straßen oder »Hundeklos«. Selbstverständlich dürfen Sie in Naturschutzgebieten keine Pflanzen pflücken. Dies gilt auch für Kulturpflanzen auf Äckern wie z.B. Senf – solche Arten können Sie nur ernten, wenn Sie sie im Garten selbst aussäen.

Überall wo das Pflücken erlaubt ist, sollten Sie voller Achtung und Respekt daran denken, wofür Sie die Pflanze verwenden

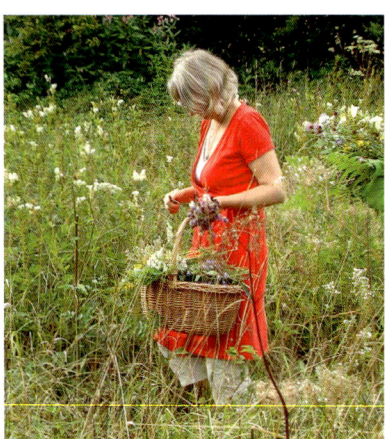

Ein Streifzug durch blühende Sommerwiesen lässt uns die Zeit vergessen.

Uraltes Pflanzen-Wissen — neu entdeckt

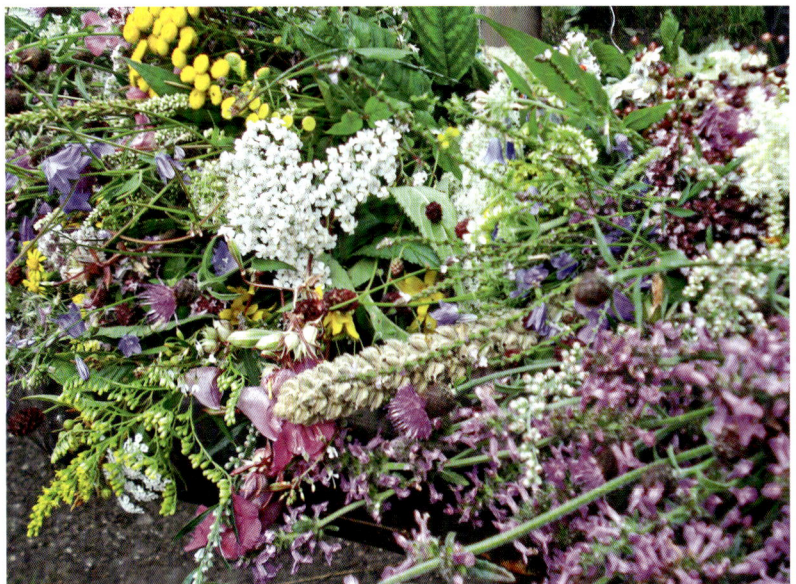

Ein Blumenstrauß voller Heilkräfte – eine blühende Hausapotheke

wollen. Und dann ernten Sie nur so viel, wie Sie brauchen und verarbeiten können. Immer sollte mindestens ein Drittel der Pflanzen stehen bleiben, damit sie wieder nachwachsen können und der Bestand auch im nächsten Jahr gesichert ist.

Zum Sammeln brauchen Sie ein Körbchen, Messer oder Schere und ein Tuch, mit dem Sie die gepflückten Pflanzen zudecken und vor der Sonne schützen können. Am besten sammeln Sie die Pflanzen am späten Vormittag, wenn der Tau der Nacht abgetrocknet ist und die Sonne noch nicht zu hoch am Himmel steht. Dann enthalten die Pflanzen die meisten Wirkstoffe. Suchen Sie saubere, unbeschädigte Pflanzen – die brauchen Sie dann auch nicht zu waschen. So sparen Sie Arbeit und die wertvollen Inhaltsstoffe werden geschont. Wurzeln müssen Sie natürlich von der Erde befreien und gründlich waschen.

Verarbeiten Sie die Pflanzen gleich, wenn Sie nach Hause kommen. Dann bleiben die meisten Wirkstoffe enthalten. Wenn Sie mit dem Sammeln fertig sind, bedanken Sie sich – still – bei der Erde und den Pflanzen für ihre Gaben.

SCHONEND TROCKNEN

Das Trocknen ist die sicher älteste Methode, Pflanzen über einen längeren Zeitraum haltbar zu machen. Am einfachsten ist es, aus wenigen Stängeln ein kleines, lockeres Sträußchen zu binden, durch das die Luft streichen kann. Hängen Sie es kopfüber an einem luftigen, trockenen und schattigen Platz auf – das sieht gleichzeitig sehr dekorativ aus und verbreitet einen guten Kräuterduft in der Wohnung. Trocknen Sie die Pflanzen niemals in der Sonne, das strapaziert sie zu sehr und sie verlieren schnell Farbe und Inhaltsstoffe.

Blätter und Blüten legen Sie in lockerer Schicht auf eine luftdurchlässige Unterlage. Das kann ein Baumwolltuch oder eine Windel sein, die Sie auf einen Holzrahmen spannen oder auf einen Wäscheständer legen. Sorgen Sie auch hier für Belüftung und wenden Sie die Pflanzenteile ab und zu. Wenn sie nach wenigen Tagen so trocken sind, dass sie rascheln, füllen Sie sie in Dosen, dunkle Gläser oder Baumwollsäckchen und lagern sie trocken und dunkel. Vergessen Sie nicht, sie mit Pflanzennamen und Erntedatum zu beschriften. Wurzeln schneiden Sie in dünne Scheiben und trocknen sie auf der Heizung oder im Backofen bei 40 °C und leicht geöffneter Backofentür. Länger als ein Jahr sollten Sie Ihre Pflanzenvorräte nicht aufbewahren – aber dann gibt es ja auch wieder frische Pflanzen mit neuen Kräften.

ORIENTIERUNG IM BUCH

Zur leichten Orientierung sind die Pflanzen alphabetisch nach ihren deutschen Gattungsnamen aufgeführt. Die Porträts sind immer gleich aufgebaut. So finden Sie zum Beispiel den Acker-Gauchheil unter »G«. Die linke Seite dient der Erkennung

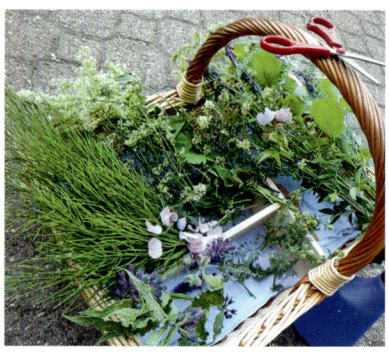

Alles zum Sammeln: Korb, Schere und eine Sprühflasche mit Wasser. Einsprühen hält die Kräuter frisch.

der Pflanze mithilfe von Foto, Zeichnung und Beschreibung. Immer sehen Sie auch Verwechslungsmöglichkeiten. Auf der rechten Seite finden Sie die Besonderheiten der Pflanze, wie sie wirkt und bei welchen Beschwerden Sie sie anwenden können, die Herkunft der botanischen und volkstümlichen Namen sowie Rezepte zum Nachmachen.

Es sind Pflanzen beschrieben, die überall wild wachsen und die Sie am Wegesrand finden können – sicher auch in Ihrer Umgebung. Manche von ihnen sind weniger bekannt, andere werden aufgrund ihrer Häufigkeit mit dem Ehrentitel »Unkraut« belegt – das es ja eigentlich gar nicht gibt. Es lohnt sich, mit ihnen Bekanntschaft zu schließen. In einem Extra-Teil ab Seite 218 finden Sie Giftpflanzen, die Sie bitte niemals pflücken. Sie sind Ausgangsstoff wichtiger Homöopathika.

Um Pflanzen sicher kennenzulernen und zu bestimmen, besuchen Sie am besten auch Kräuterwanderungen in Ihrer Umgebung. Je öfter Sie den Pflanzen begegnen und sie bewusst wahrnehmen, umso sicherer erkennen Sie sie im Lauf der Zeit.

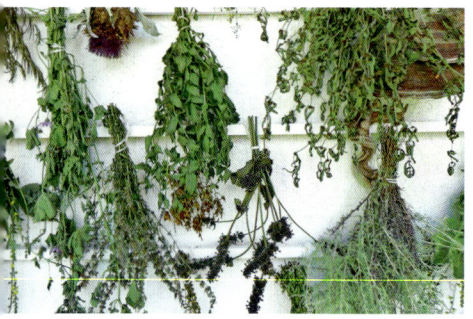

Kopfüber hängen die Kräuterbüschel an einem luftigen, schattigen Platz zum Trocknen.

Die Kräuter-Apotheke
— für Zuhause

Es ist ganz einfach, sich aus Heilpflanzen eine eigene Hausapotheke zusammenzustellen. Nutzen Sie die folgenden Grundrezepte und setzen Sie zum Beispiel Öl, Essig oder eine Tinktur an. Sammeln Sie eigene Erfahrungen und spüren Sie, wie gut es tut, selbst etwas für die eigene Gesundheit tun zu können.

ZUBEREITUNG VON TEE

Tees sind wässrige Pflanzenauszüge. Je nachdem, wie die Inhaltsstoffe am besten in das Wasser übergehen, werden die Pflanzenteile mit heißem oder kaltem Wasser übergossen. Zum Beispiel zersetzen sich die Schleimstoffe der Malven-Blätter und -Blüten sehr schnell in heißem Wasser. Deswegen werden sie mit kaltem Wasser übergossen und bleiben mindestens eine halbe Stunde, besser 2–3 Stunden, bei Zimmertemperatur stehen. Danach entfalten sie sanft und schonend ihre Wirkung. Wenn Sie einen Tee aus härteren Pflanzenteilen wie Rinden oder Wurzeln zubereiten wollen, köcheln Sie sie etwa 15 Minuten. In dieser Zeit werden alle Wirkstoffe herausgekocht und lösen sich im Wasser.

Seit vielen Jahren bereite ich meine Tees sehr dünn zu. Sie sind gut verträglich, schmecken besser und haben eine sehr feine, sanfte Wirkung. Dazu nehme ich eine kleine Menge frischer oder getrockneter Pflanzenteile zwischen drei Finger und übergieße sie mit etwa 250 ml heißem Wasser. Das Wasser hat vor etwa fünf Minuten gekocht und der ausgefallene Kalk hat sich abgesetzt. Das ist besonders für frische Pflanzenteile etwas schonender als kochendes Wasser. Je härter ein Pflanzenteil ist, umso länger muss der Tee ziehen. Für Blüten reichen drei Minuten, Blätter und Stängel brauchen etwa fünf Minuten, Rinden und Hölzer zehn Minuten. Früchte, die ätherische Öle enthalten, wie Kümmel oder Wacholder-Beeren, sollten vor dem Aufbrühen zerquetscht oder zerstoßen werden. Damit die ätherischen Öle nicht verfliegen, decken Sie den Tee zum Ziehen ab. Vor dem Öffnen klopfen Sie auf den Deckel, damit die daran hängenden Tropfen in den Becher zurückfallen.

Tee sollte stets frisch aufgegossen werden, damit keine Zersetzung der Inhaltsstoffe eintritt. Natürlich können Sie den Tee auch aus frischen Pflanzenteilen zubereiten. Er schmeckt frischer, vitaler und lebendiger. Experimentieren Sie hier einfach mit der Menge und nehmen Sie so viele frische Kräuter, wie Ihnen gut schmecken und guttun.

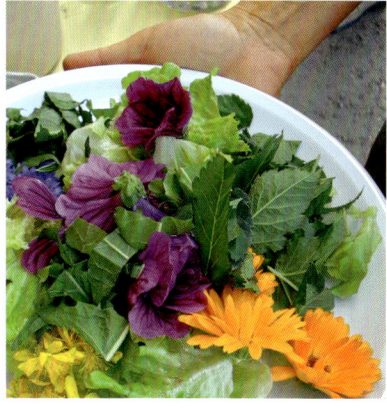

Bunte Blüten bereichern und schmücken jeden Salat und liefern obendrein gesunde Vitamine.

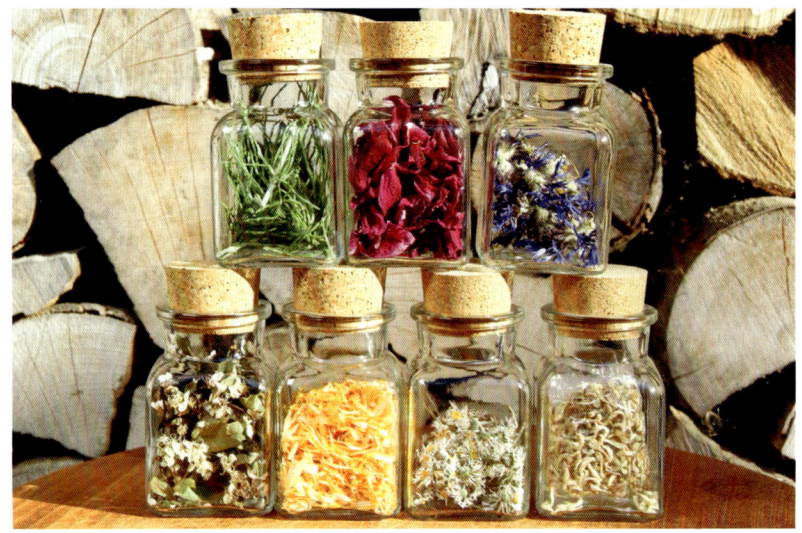

Durchsichtige Gläser erfreuen Auge und Gemüt – doch in dunklen sind die Inhaltsstoffe besser vor Licht geschützt.

ANWENDUNGEN VON TEE

Tees sind nicht nur zum Trinken da. Sie können sie auf viele Arten und Weisen anwenden. Zum Gurgeln lassen Sie den Tee abkühlen, bis er lauwarm ist. Dann gurgeln Sie zum Beispiel bei Halsschmerzen mit einem Auszug aus der Braunelle (S. 34) oder bei Entzündungen des Zahnfleischs mit einem Tee aus Gänse-Fingerkraut (S. 58).

Wunden, kleine Verletzungen oder Akne können Sie mit erkaltetem Tee versorgen. Hierzu gießen Sie beispielsweise Tee aus Dost (S. 40) doppelt so stark auf wie gewöhnlich und lassen ihn abkühlen. Dann tauchen Sie ein Baumwolltaschentuch oder eine Kompresse in den Tee und reiben die betroffene Stelle vorsichtig kreisförmig ab. Das reinigt, fördert die Durchblutung und regt die Heilung an.

Bei Prellungen, Blutergüssen oder Verstauchungen machen Sie einen feuchten Umschlag oder eine Kompresse. Tränken Sie ein Baumwolltuch mit dem konzentrierten, erkalteten Tee (z. B. aus Steinklee, S. 182), drücken Sie es aus und legen Sie es auf die verletzte Stelle. Der Umschlag darf ruhig einige Stunden liegen bleiben. Am besten fixieren Sie ihn mit einer Mullbinde. Verwenden Sie kein Plastik, damit der Luftzutritt gewährleistet ist.

KRÄUTERSÄCKCHEN

Noch kräftiger in der Wirkung als Tee ist ein Kräutersäckchen. Es dient vor allem dazu, über einen längeren Zeitraum die Kräuterkräfte mithilfe wohliger Wärme in die Haut zu transportieren. Das hilft bei rheumatischen Schmerzen, Arthrose oder auch bei Zahnschmerzen. Manchmal dient ein Kräutersäckchen auch zum Erweichen, Reifen und Zerteilen von Geschwüren (z. B. Steinklee, S. 182, oder Lein-Samen, S. 114). Dazu nähen Sie aus Mull, Leinen oder

Die Kräuter-Apotheke — für zuhause

Baumwolle ein kleines Säckchen, etwa so groß wie die Stelle, die Sie bedecken wollen. Stopfen Sie die Kräuter hinein, verschließen Sie es gut und erwärmen Sie es für 5–10 Minuten im Wasserdampf – z. B. in einem Schnellkochtopf. Danach prüfen Sie die Hitze sorgfältig, damit Sie sich nicht verbrennen, und legen das Säckchen vorsichtig auf die zu behandelnde Stelle. Wickeln Sie ein Handtuch oder einen Schal darum herum, dann hält sich die Wärme länger.

ENTSPANNUNG AM ABEND

Auch Fuß- und Handbäder beruhen auf Tee-Zubereitungen. Kochen Sie zwei Handvoll Kräuter in zwei Liter Wasser auf, lassen Sie sie so lange zugedeckt ziehen und abkühlen, bis Sie Hände oder Füße hineintauchen können. Baden Sie Hände oder Füße inmitten schwimmender Kräuter – oder sieben Sie sie ab. Wichtig ist, dass die Füße bis über die Knöchel vom Wasser bedeckt sind. Ein heißes Fußbad (z. B. mit Schafgarbe, S. 164) ist eine Wohltat bei kalten Füßen, Einschlafstörungen, Kopfschmerzen oder Menstruationsbeschwerden. Müde und geschwollene Füße sind dankbar für ein lauwarmes Bad in einem Beifuß-Absud (S. 28).

Machen Sie die Fuß- oder Handbäder am Abend, entspannen Sie sich dabei, hören Sie schöne Musik – oder lesen Sie eine Pflanzengeschichte. Anschließend schlagen Sie die Füße in ein warmes, trockenes Handtuch und ruhen noch ein wenig, bevor der Tag ausklingt.

INHALATIONS- UND DAMPFBÄDER

In Erkältungszeiten, bei Kopfschmerzen oder Problemen mit den Nebenhöhlen sind Dampf- und Inhalationsbäder ein altes und bewährtes Hausmittel – z. B. mit Kamille (S. 98). Legen Sie eine Schüssel und ein großes Handtuch bereit, das Kopf und Schüssel gleichzeitig bedecken kann. Bringen Sie 1–2 Liter Wasser – je nach Größe der Schüssel – zum Kochen. Pro Liter geben Sie eine Handvoll Kamillen-Blüten in die Schüssel und übergießen sie mit dem heißen Wasser. Dann legen Sie das Handtuch über Kopf und Schüssel und atmen den Kamillenduft durch Mund und Nase ein. Wählen Sie die Entfernung zur Wasseroberfläche so, dass die Wärme angenehm für Sie ist. 5–10 Minuten sind ausreichend. Danach halten Sie den Kopf gut warm und cremen die Gesichtshaut sanft ein.

VOLLBÄDER

Für ein Vollbad übergießen Sie 50 g getrocknete oder 150 g frische Pflanzenteile mit zwei Liter heißem Wasser und lassen diesen Ansatz zugedeckt mindestens zehn Minuten ziehen. In der Zwischenzeit kann das Badewasser einlaufen. Sieben Sie die Pflanzenteile ab, gießen den Extrakt in die Badewanne und steigen Sie hinein. Nach dem Bad verordnen Sie sich Bettruhe und Träumen.

POTPOURRIS

Manchmal gibt es duftende und farbenfrohe Blüten im Überfluss. Sie sind oft viel zu schnell verblüht und viel zu schade, um sie einfach wegzuwerfen. Stellen Sie aus solchen Blüten ein duftendes Blüten-Potpourri her. Dafür trocknen Sie Blüten mit kräftigen Farben und schönem Duft. Mischen Sie sie in einer geräumigen Schale und geben Sie pro Liter (Volumen) Blütenmischung etwa einen Esslöffel Iris-Wurzel-Pulver darüber. Das gibt es im Kräuterhandel oder in

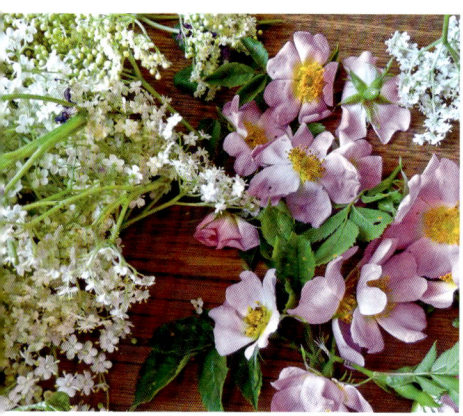

Sanfte Düfte von Holunder- und Heckenrosen-Blüten

der Apotheke zu kaufen. Es fixiert die Farben der Blütenmischung und sorgt dafür, dass sich der Duft länger hält.

Die Blütenmischung mitsamt dem Iris-Wurzel-Pulver geben Sie für etwa vier Wochen in eine Dose, damit alles zusammen gut durchzieht. Verschließen Sie sie und schütteln sie regelmäßig um. In einer schönen Schale aufgestellt, leuchten die Farben noch lange und der Duft sorgt für ein angenehmes Raumklima.

DUFTKISSEN

Duftende Kräuter können Sie auch in ein einfaches oder auch schön besticktes Baumwollsäckchen stopfen. Mit Hopfen gefüllt (S. 92) versüßt es den Mittagsschlaf oder erleichtert das Einschlafen am Abend.

TINKTUREN

Für eine Tinktur extrahieren Sie frische oder getrocknete Pflanzenteile mit Alkohol (siehe Umschlagseite hinten). Ein alkoholischer Extrakt ist kräftiger und enthält mehr Bestandteile als ein wässriger Tee. Außerdem dient der Alkohol der Konservierung. Ein solcher Auszug ist meist 3–4 Jahre lang haltbar. Wer z. B. auf Reisen keine Zeit und keine Gelegenheit hat, sich einen Tee zu kochen, kann einige Tropfen einer Tinktur in einem Glas Wasser einnehmen. In der Apotheke werden die Tinkturen mit 70%igem Alkohol hergestellt. Das ist relativ teuer und für den eigenen Gebrauch nicht notwendig. Für selbst gemachte Tinkturen reichen Obstbranntwein oder Doppelkorn völlig aus, vorausgesetzt der Alkoholgehalt liegt bei etwa 40 %.

Wenn Sie eine Tinktur selber ansetzen, brauchen Sie ein gut verschließbares Glas mit weiter Öffnung und Twist-off-Deckel, etwa 40%igen Alkohol und die Pflanzenteile. Für eine Tinktur aus getrockneten Pflanzenteilen nehmen Sie 10 g getrocknete Pflanzendroge und übergießen sie mit 90 ml Alkohol. Wenn Sie frische Pflanzen verwenden, nehmen Sie mindestens die doppelte Menge Pflanzenteile. Geben Sie die Blätter, Blüten oder Wurzeln in das Glas, übergießen Sie sie mit dem Alkohol und verschließen Sie das Glas gut. Lassen Sie diesen Ansatz vier Wochen an einem hellen Platz bei Zimmertemperatur, aber nicht in der Sonne, stehen. Schütteln Sie ihn täglich um und filtrieren Sie ihn dann ab. Dazu können Sie ein einfaches Sieb nehmen, ein Mulltuch oder auch einen Kaffeefilter, den Sie vorher mit wenig Wasser anfeuchten. Drücken Sie den Rückstand gut aus und geben ihn auf den Kompost. Die fertige Tinktur füllen Sie in braune Tropffläschchen, versehen sie mit Namen und Datum und bewahren sie kühl und dunkel auf. Tinkturen sind jahrelang haltbar. Sie können sie tropfenweise einnehmen oder 1:5 mit Wasser verdünnt äußerlich für Spülungen oder Umschläge verwenden.

Die Kräuter-Apotheke — für zuhause

ARZNEIWEINE

Für Arzneiweine ist ein guter Weiß- oder Rotwein das Auszugsmittel. Je besser seine Qualität ist, umso besser ist natürlich auch der Arzneiwein. Er wird mit Kräutern aromatisiert und mit ihren Wirkstoffen angereichert – wie z. B. das Eugenol im Nelkenwurz-Wein (S. 142).

Geben Sie zwei Handvoll der frischen Pflanze in den Wein und lassen Sie ihn etwa zehn Tage ausziehen. In dieser Zeit geht der Wirkstoff in den Wein über. Nach dem Abfiltrieren ist er fertig. Bewahren Sie ihn kühl auf und verbrauchen ihn in den nächsten vier Wochen. Auch wenn die Arzneiweine meist sehr lecker sind, sind sie doch Medizin und sollen in Maßen – likörgläschenweise – genossen werden.

ÖLE

Es ist ganz einfach, einen Ölauszug einer Pflanze selber zu machen (siehe Umschlagseite hinten). Dazu brauchen Sie Pflanzenteile, ein Schraubdeckelglas und ein gutes Oliven-, Sonnenblumen-, Mandel- oder ein anderes fettes Öl als Auszugsmittel. Geben Sie Blüten, Blätter oder Wurzeln in das Glas und übergießen Sie alles mit dem Öl. Es ist sehr wichtig, dass alle Pflanzenteile gut mit Öl bedeckt sind, damit sie nicht schimmeln. Schütteln Sie das Glas täglich um und lassen Sie den Auszug vier Wochen an einem hellen Platz bei Zimmertemperatur, aber nicht in der Sonne, stehen. Nach dieser Zeit sieben Sie das Öl ab oder filtrieren es durch einen Kaffee- oder Teefilter.

So können Sie ein feines Salat-Öl herstellen – z. B. mit Bärlauch (S. 26). Oder Sie setzen mit Löwenzahn-Blüten ein entkrampfendes Massage-Öl an (S. 118). Für die Hautpflege ist ein Öl aus duftendem Steinklee (S. 182) wunderbar und ersetzt zugleich das Parfüm. Gegen Schwangerschaftsstreifen hilft ein Auszug aus Schlehen-Blüten (S. 168) in Mandel-Öl.

PFLANZENBALSAM

Wenn Sie aus einer Pflanze einen Ölauszug hergestellt haben, können Sie daraus auch in wenigen Arbeitsschritten einen pflegenden Haut-Balsam herstellen, indem Sie in dem Auszug Bienenwachs schmelzen. Das Wachs härtet die Masse beim Erkalten und Sie erhalten einen cremigen Balsam.

Dazu erwärmen Sie 100 ml des Kräuter-Öls in einem Glasgefäß oder einem emaillierten alten Kochtopf. Wiegen Sie 15 g Bienenwachs ab (z. B. aus der Apotheke) und geben Sie es in das Öl hinein. Erwärmen Sie die Mischung auf kleiner Flamme unter Rühren so lange, bis alles Bienenwachs geschmolzen ist. Dann gießen Sie das flüssige Öl-Wachs-Gemisch in bereitgestellte Salbendöschen und lassen alles kalt werden. Decken Sie die Salbendöschen über Nacht mit einem Küchentuch ab, damit sie gründlich auskühlen können. Erst am nächsten Morgen verschließen Sie sie mit

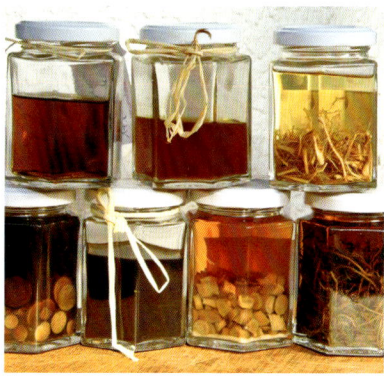

Tinkturen sind leicht herzustellen.

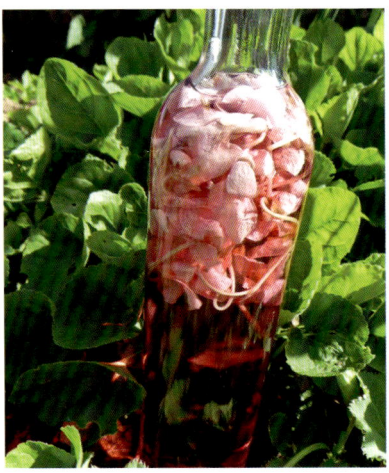

Rosa-violett leuchtet der Veilchen-Blüten-Essig.

dem passenden Deckel. So vermeiden Sie, dass sich an dem Deckel Kondenswasser bildet. Dies könnte dazu führen, dass der Balsam früher verdirbt. Etikett mit Pflanzennamen und Herstellungsdatum nicht vergessen.

BLÜTENHONIG

Aromatisieren Sie dickflüssigen Honig – z. B. Akazien-Honig – mit Blüten wie Quendel (S. 148) oder Schlüsselblumen (S. 170). Geben Sie die frischen Blüten etwa 1 cm hoch in ein Schraubglas und gießen Sie eine genauso dicke Schicht Honig darüber. Es folgt wieder eine Schicht Blüten, eine Schicht Honig, eine Schicht Blüten usw., bis das Glas voll ist. Verschließen Sie das Glas gut und drehen Sie es täglich um – es ist schön zu beobachten, wie die Blüten wieder langsam nach oben steigen. Diesen Honig können Sie schon nach wenigen Tagen probieren. Lassen Sie die Blüten ruhig darin liegen und essen Sie sie mit. Ein solcher Honig schmeckt sehr gut auf einem Butterbrot oder zu Obstsalaten und Süßspeisen. Selbstverständlich können Sie auch jeden Kräutertee damit verfeinern und im Winter Husten- und Erkältungs-Tees damit süßen.

ESSIG

Legen Sie die Heilkräuter in einen guten Essig – egal ob Weißwein-, Rotwein- oder Apfelessig. Lassen Sie sie zwei Wochen darin ausziehen und schütteln Sie die Flasche täglich um. Wenn Sie mögen, können Sie die Kräuter in der Flasche schwimmen lassen. Es sieht schön aus und man erkennt auf den ersten Blick, wonach der Essig schmeckt. Ein solcher Essig gehört nicht nur in die Küche und in den Salat. Auch zu Hautabreibungen (Rosen-Blüten-Essig, S. 82), Haarspülungen (Brennnessel, S. 38) oder zum Trinken (Veilchen-Blüten-Essig, S. 190) wird er verwendet.

KRÄUTERBUTTER

Kräuterbutter ist zu jeder Jahreszeit etwas Feines. Sie lässt sich einfach und schnell zubereiten. Lassen Sie ein Stück Butter weich werden, während Sie die Kräuter (Bärlauch, S. 26) oder Blüten (Ringelblumen, S. 152) sammeln. Schneiden Sie die Blüten klein und rühren Sie sie unter die weiche Butter. Ein paar Spritzer Zitronensaft beleben den Geschmack, vielleicht geben Sie auch ein wenig Salz und Pfeffer hinzu. Kräuterbutter ist lecker als Aufstrich für eine Scheibe frisch gebackenes Brot. Sie ist gut haltbar und lässt sich sehr gut als Vorrat einfrieren.

BLÜTENESSENZ

Der englische Arzt Dr. Edward Bach hat in den 30er-Jahren des vergangenen Jahrhunderts in Wales die nach ihm benannten Bach-Blüten entwickelt (S. 246, Zum Wei-

Die Kräuter-Apotheke — für zuhause

terlesen). Er nannte sie »Blüten, die auf die Seele wirken«. Mittlerweile gibt es sie überall zu kaufen. Sie können sie aber für Ihren eigenen Gebrauch auch ganz leicht selber herstellen.

Dazu warten Sie einen sonnigen, wolkenlosen Tag ab. Suchen Sie sich ein Plätzchen, an dem schöne und gesunde Blüten wachsen, die Ihnen schon immer gut gefallen haben. Setzen Sie sich erst eine Weile dazu und stimmen Sie sich ein auf den Ort, die Blüten und Ihr Vorhaben. Vielleicht bitten Sie die Pflanze in Gedanken, die Lebenskraft der Blüten auf das Wasser zu übertragen. Erzählen Sie ihr auch, was Sie mit der fertigen Essenz bewirken wollen. Füllen Sie dann eine gereinigte kleine Glasschale mit etwa 50 ml Quellwasser. Nehmen Sie ein Blatt der Pflanze zwischen Ihre Finger und pflücken Sie die Blüten ab. Bedecken Sie die Wasseroberfläche mit den Blüten. Dann stellen Sie die Schale so nahe wie möglich zu den Pflanzen oder auch mitten in sie hinein. Etwa drei Stunden sollten die Blüten bei Sonnenschein und blauem Himmel auf dem Wasser liegen bleiben.

Danach angeln Sie sie aus dem Wasser heraus, vielleicht mit einem Blatt oder Stängel der Pflanze. Das Wasser hat jetzt die Information der Blüten aufgenommen. Damit sie erhalten bleibt, versetzen Sie das Wasser mit genau der gleichen Menge – knapp 50 ml – Kognak. Edward Bach hat Brandy genommen, deswegen werden viele Blütenessenzen in Brandy, Kognak oder Weinbrand aufgenommen. Geben Sie die Mischung in ein braunes Arzneifläschchen. Das ist jetzt die Ur-Essenz. Schreiben Sie den Namen der Blüten und das Herstellungsdatum auf das Etikett. Von dieser Blütenessenz geben Sie einen Tropfen auf ein Glas Wasser und trinken es über den Tag verteilt.

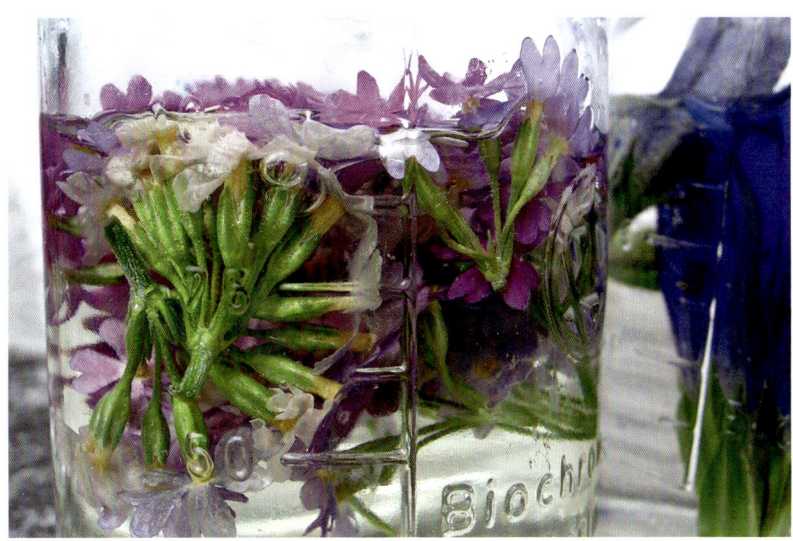

Der Ansatz einer Blütenessenz reift drei bis vier Stunden an einem Platz in voller Sonne.

Die Wirkstoffe
— und ihre Heilkraft

Fest verwurzelt in der Erde müssen Pflanzen Gefahren und Bedrohungen trotzen. Dazu haben sie Waffen entwickelt – Substanzen, die Keime abwehren. So wirkt zum Beispiel das ätherische Öl im Dost (S. 40) wie ein natürliches Antibiotikum. Viele dieser sogenannten sekundären Pflanzenstoffe sind für den Menschen hochwirksame Arzneistoffe – was der Pflanze nützt, kann auch für den Menschen hilfreich sein. Dabei ist es immer die Gesamtheit aller Inhaltsstoffe einer Pflanze, die ihre ganz spezifische Wirkung ausmacht. Ein isolierter und einzeln verabreichter Wirkstoff wirkt oft ganz anders.

ÄTHERISCHE ÖLE

Sie sind leicht flüchtige – in den »Äther« verdampfende – Öle, die sich nicht oder nur wenig mit Wasser mischen. Sie kommen häufig in Pflanzen vor und haben einen ganz charakteristischen Duft. In dem ätherischen Öl einer einzigen Pflanze werden weit über 100 Einzelsubstanzen identifiziert. Wir alle kennen den typischen Duft solcher Öle – etwa den von Pfeffer-Minze, Thymian, Rosmarin, Rose, Sellerie, Kümmel, Anis oder Fenchel. Sie wirken ganz unterschiedlich:

> entzündungswidrig (z. B. Kamille)
> expektorierend – das Abhusten erleichternd (z. B. Quendel)
> harntreibend (z. B. Wacholder, Hauhechel)
> krampflösend, blähungswidrig, gärungshemmend (z. B. Kümmel)
> tonisierend auf Magen, Darm, Leber, Galle (z. B. Engelwurz)
> galleanregend (z. B. Minzen)
> durchblutungsfördernd (z. B. Wacholder)
> beruhigend (z. B. Baldrian)
> antibakteriell (z. B. Salbei)
> antiviral (z. B. Johanniskraut)
> antimykotisch (z. B. Oregano)

Ätherische Öle gewinnt man durch schonende Wasserdampfdestillation aus Pflanzen. Häufige Grundstoffe dieser Öle sind Monoterpene, Sesquiterpene und Phenylpropan-Verbindungen. Der menschliche Körper nimmt ätherische Öle leicht über Haut und Atemtrakt auf. Weil sie hochkonzentriert sind, sollten Sie sie nur in geringer Dosierung verwenden und sie nie direkt auf die Haut auftragen. Denn sie reizen die Haut zu stark und können zu allergischen Reaktionen führen. Mischen Sie ätherische Öle immer mit fetten Ölen, zum Beispiel mit Mandel- oder Sonnenblumen-Öl.

ALKALOIDE

Alkaloide sind stark wirkende, giftige Stoffe. Sie gelten als »Heilgifte«. Alle enthalten Stickstoff, reagieren deswegen ba-

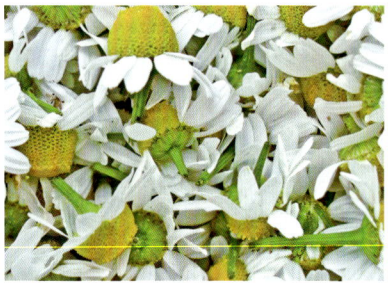

Frisch gesammelte Kamillen-Blüten liefern wertvolle ätherische Öle.

Die Wirkstoffe — und ihre Heilkraft

sisch und liegen meist wasserlöslich in der Pflanze vor. Mittlerweile werden die meisten synthetisch hergestellt. Diese Pflanzen eignen sich nicht für Tee-Zubereitungen. Beispiele für Alkaloide sind:

> Chelidonin im Schöllkraut
> Protopin im Erdrauch
> Piperidin im Mauerpfeffer
> Atropin in der Tollkirsche
> Morphin im Schlaf-Mohn
> Colchizin in der Herbstzeitlose
> Coniin im Schierling

Alkaloide kommen in geringeren Mengen auch in »ungiftigen« Pflanzen vor. Sie hemmen oder erregen das Zentralnervensystem, das autonome Nervensystem und die Nervenzellen. Alkaloidreiche Pflanzenfamilien sind Hahnenfußgewächse (Eisenhut), Liliengewächse (Herbstzeitlose) und Nachtschattengewächse (Bilsenkraut, Tollkirsche).

BITTERSTOFFE

Sie sind recht leicht an ihrem bitteren Geschmack zu identifizieren. Deshalb heißen sie auch *Amara* – nach dem lateinischen Wort *amarus* für *bitter*. Sie regen die Produktion der Verdauungssäfte in Magen, Leber und Bauchspeicheldrüse an und fördern Appetit und Stoffwechsel. Wir unterscheiden drei Arten von Bitterstoffen:

> Amara tonica: Reine Bitterstoffe regen die Magensaftproduktion intensiv an und entfalten darüber hinaus eine allgemein tonisierende – stärkende – Wirkung. Sie stärken den Körper auch bei und nach langen Krankheiten (Tausendgüldenkraut, Enzian).
> Amara aromatica: Bitterstoffe mit der zusätzlichen Wirkung von ätherischen Ölen. Sie schmecken bitter und aroma-

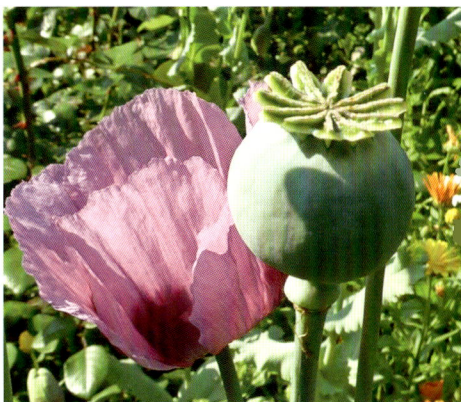

Kapsel und Blüte des Schlaf-Mohns – der Anbau dieser Pflanze ist verboten.

tisch, wirken zusätzlich auf den Darm und beeinflussen die Leber- und Gallenfunktion, helfen bei Blähungen und entfalten eine antibakterielle und antiparasitäre Wirkung. Manche fördern außerdem noch die Harnausscheidung, etwa Beifuß, Engelwurz, Schafgarbe.
> Amara acria: Dies sind Bitterstoffe, denen Scharfstoffe beigemengt sind. Sie optimieren die Verdauung, verbessern darüber hinaus die Kreislauffunktion und regen die Durchblutung der Gewebe an. Enthalten sind sie beispielsweise in Ingwer und Senf.

FLAVONOIDE

Darunter versteht man gelbe Pflanzenfarbstoffe, die überall in der Pflanzenwelt vertreten sind. »Flavonoide« ist ein Sammelbegriff für viele Pflanzeninhaltsstoffe, die zwar keine einheitliche Wirkung, aber ähnliche chemische Grundstrukturen haben. Heute bezeichnet man nur noch jene Verbindungen als Flavonoide, die eine Phenylchroman-Grundstruktur haben – unabhängig von ihrer Farbe. Sie liegen meist als

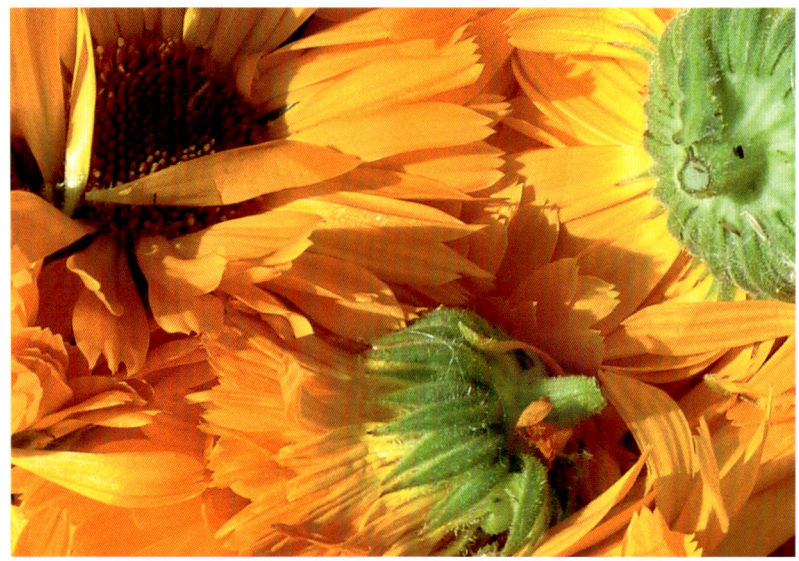

Gelbe und orange Pflanzen-Farbstoffe sind für die warmen Farbtöne der Ringelblumen-Blüten verantwortlich.

Glykoside in den oberirdischen Pflanzenteilen vor. An der Gesamtwirkung einer Pflanze sind sie immer beteiligt. Manche Wirkungen sind dennoch bezeichnend. Sie
> stabilisieren die Gefäße und halten sie flexibel (z. B. Weißdorn),
> hemmen Entzündungen, fangen Radikale, schützen das Gewebe vor schädlichen Umwelteinflüssen (z. B. Goldrute),
> regen die Harnausscheidung an (z. B. Acker-Schachtelhalm),
> hemmen die Freisetzung von Histaminen im Gewebe, nehmen Juckreiz, Rötung und Quaddelbildung (z. B. Acker-Schachtelhalm),
> wirken wie Hormone (z. B. Rot-Klee).

GLYKOSIDE

Hinter diesem Begriff verbirgt sich eine Gruppe von Pflanzen-Inhaltsstoffen, die an ein Zuckermolekül gebunden sind. Die Wirkung eines Glykosids ist mit dem »Nicht-Zucker-Anteil« (Aglykon) verbunden. Sie sind z. B.
> herzwirksam (z. B. Fingerhut, Maiglöckchen),
> schleimlösend (z. B. Schlüsselblume),
> abführend (z. B. Faulbaum-Rinde),
> schweißtreibend (z. B. Holunder-Blüten).

GERBSTOFFE

Gerbstoffe sind kompliziert gebaute, phenolische Verbindungen. Sie binden Eiweißstoffe von Haut und Schleimhaut und überführen sie in widerstandsfähige, unlösliche Stoffe. Darauf beruht ihre Heilwirkung: Sie wirken »zusammenziehend« und entziehen den auf verletzter Haut und Schleimhaut angesiedelten Keimen den Boden. Es bildet sich eine dünne Membran, die die Reizbarkeit des Gewebes herabsetzt – das nimmt Schmerz und Juckreiz. Diese Membran schützt die Haut. Viren, Bakterien und Pilze finden keinen Nährboden. Die Wunde heilt und neues Gewebe wird nachgebildet. Gerbstoffe hemmen Entzündungen, stillen Blutungen, mildern Reizungen und stoppen Durchfall. Enthalten sind sie beispielsweise in Frauenmantel (S. 60) und Odermennig (S. 144).

KIESELSÄURE

Pflanzen aus der Familie der Schachtelhalme, der Raublattgewächse und der Gräser nehmen viel Kieselsäure aus dem Boden auf und lagern sie in ihren Zellmembranen oder ihrer Zellsubstanz ab. Da Kieselsäure ein unentbehrlicher Bestandteil von Haut, Haaren, Nägeln und Bindegewebe ist, können solche Pflanzen zu deren Stärkung herangezogen werden. Die Salze der Kieselsäure sind schlecht wasserlöslich, deswegen müssen die Pflanzenteile bei der Tee-Zubereitung länger – 15 Minuten – gekocht werden. Ein Beispiel für eine Pflanze mit hohem Kieselsäuregehalt ist Acker-Schachtelhalm (S. 162).

SAPONINE

Saponine sind pflanzliche Glykoside, die zusammen mit Wasser einen haltbaren Schaum ergeben, weil sie die Oberflächenspannung herabsetzen. Sie wirken
> schleimlösend bei festsitzendem Husten (z. B. Efeu, Primel),
> harn- und schweißtreibend (z. B. Goldrute),
> hautreinigend (z. B. Seifenkraut)
> und können Ödeme ausschwemmen (z. B. Aescin der Ross-Kastanie).

Saponine verbessern die Aufnahme pflanzlicher Wirkstoffe, sodass schon geringe Wirkstoffmengen eine große Wirkung erzielen. Sie sind nicht ganz ungefährlich, weil sie bei zu hoher Dosierung die Magen-Darm-Schleimhaut reizen und die Wand der roten Blutkörperchen schädigen können (Hämolyse).

SCHLEIME

Schleime sind kohlenhydrathaltige Stoffe, die im Wasser stark aufquellen und eine viskose – fadenziehende – Flüssigkeit liefern. Sie legen sich als feine Schicht auf die Schleimhäute und lindern die Reizung und/oder schützen vor reizenden Stoffen. Der Schleim hilft bei
> Reizhusten (z. B. Huflattich),
> Verstopfung (z. B. Lein),
> gereiztem Magen (z. B. Malve),
> Magen- und Halsentzündungen (z. B. Königskerze).

Kochen zerstört die Schleimstoffe. Deswegen setzen Sie solche Tees am besten kalt an.

VITAMINE, MINERALSTOFFE, SPURENELEMENTE

Ihr ausreichendes und ausgewogenes Angebot in der Nahrung ist lebenswichtig. Sie gehen teilweise bei der Tee-Zubereitung in Lösung und sind so an der Heilwirkung beteiligt. Sie sind wichtig, um
> Bindegewebe, Knochen, Zähne und Zellstrukturen aufzubauen (z. B. Kalzium und Kieselsäure im Acker-Schachtelhalm),
> Bausteine zu liefern für Enzyme und Hormone (z. B. Magnesium im Löwenzahn),
> Stoffwechselprozesse zu aktivieren (z. B. Zink im Pfennig-Gilbweiderich),
> Organfunktionen und den Wasserhaushalt zu beeinflussen (z. B. Kalium in der Brennnessel).

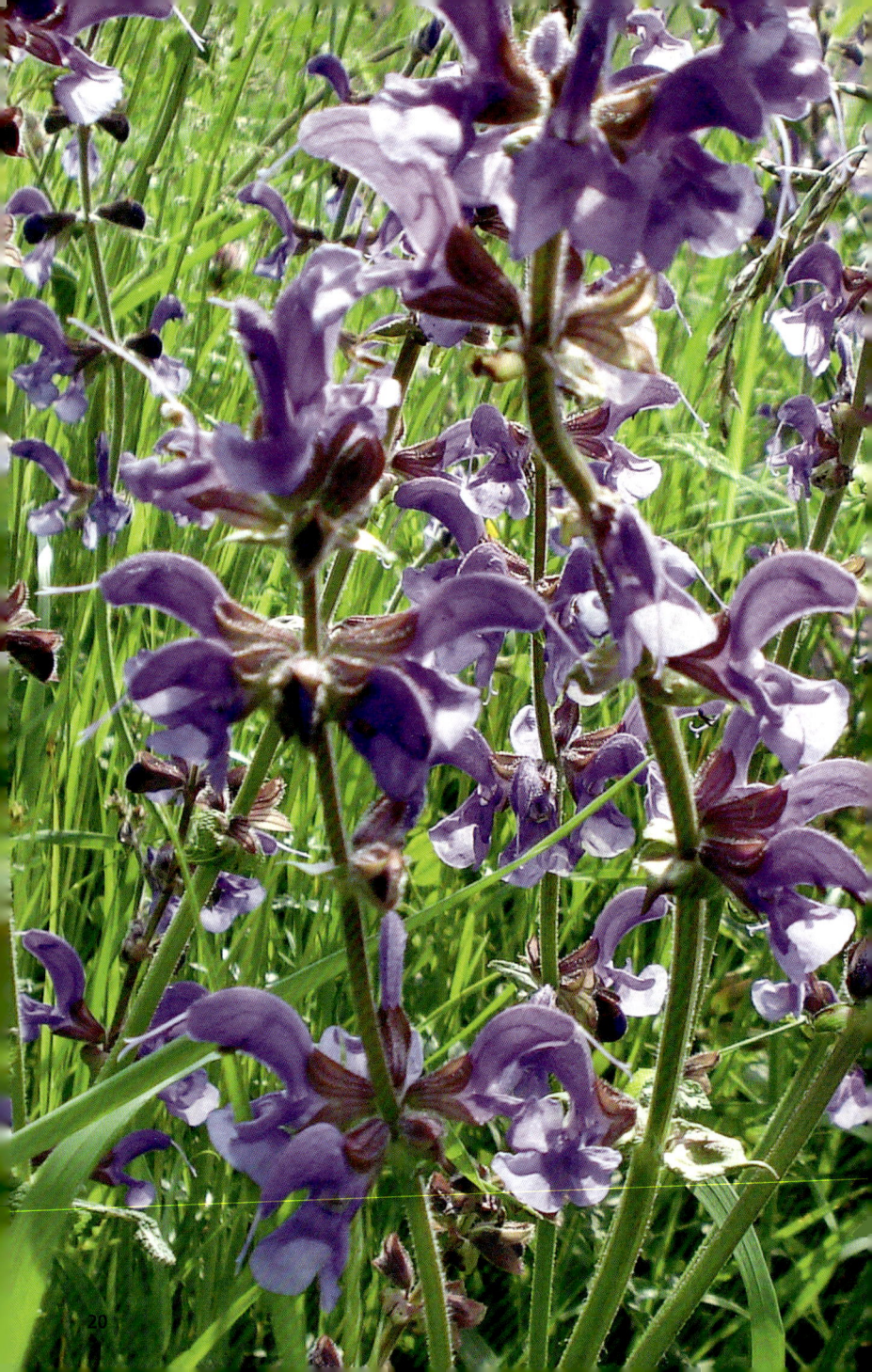

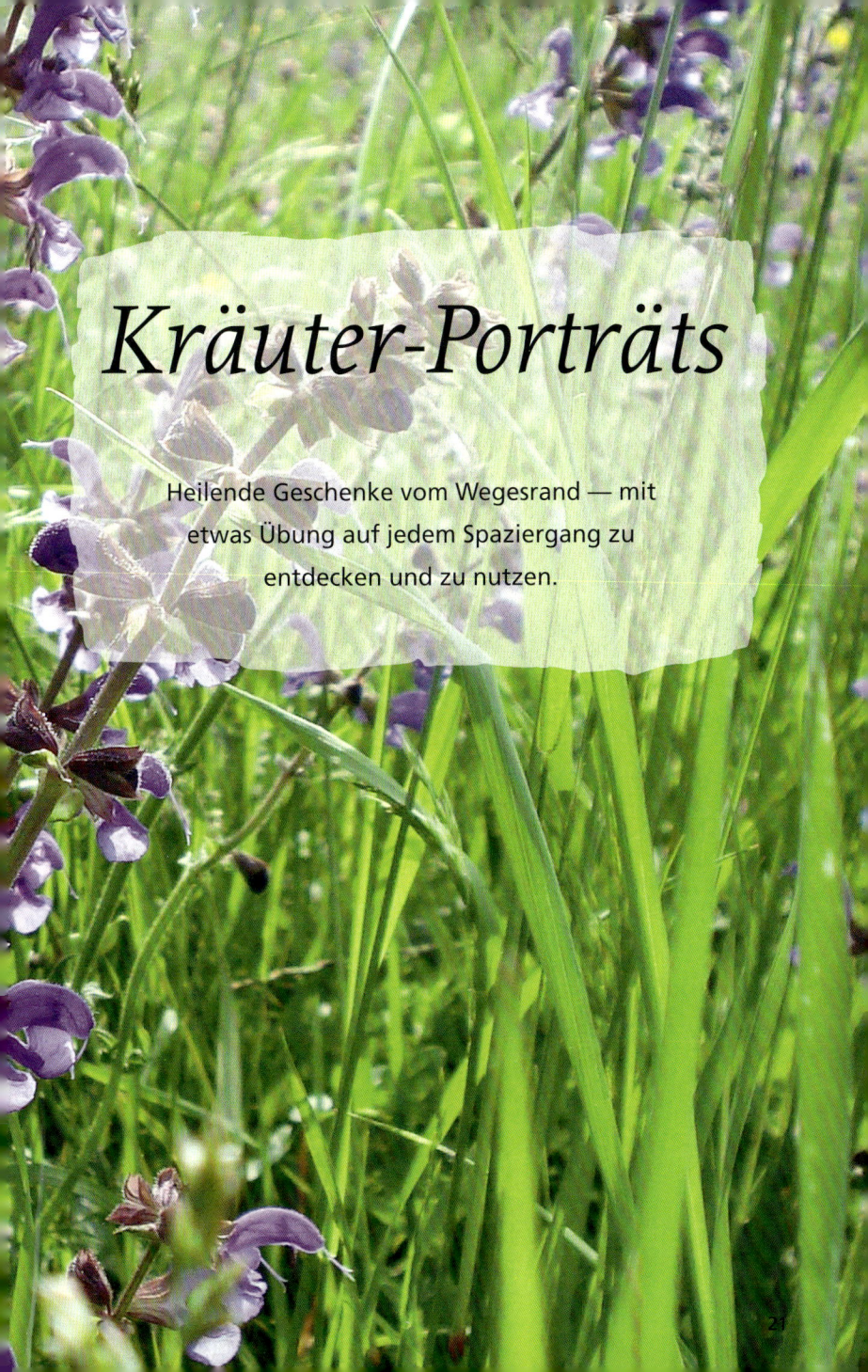

Kräuter-Porträts

Heilende Geschenke vom Wegesrand — mit etwas Übung auf jedem Spaziergang zu entdecken und zu nutzen.

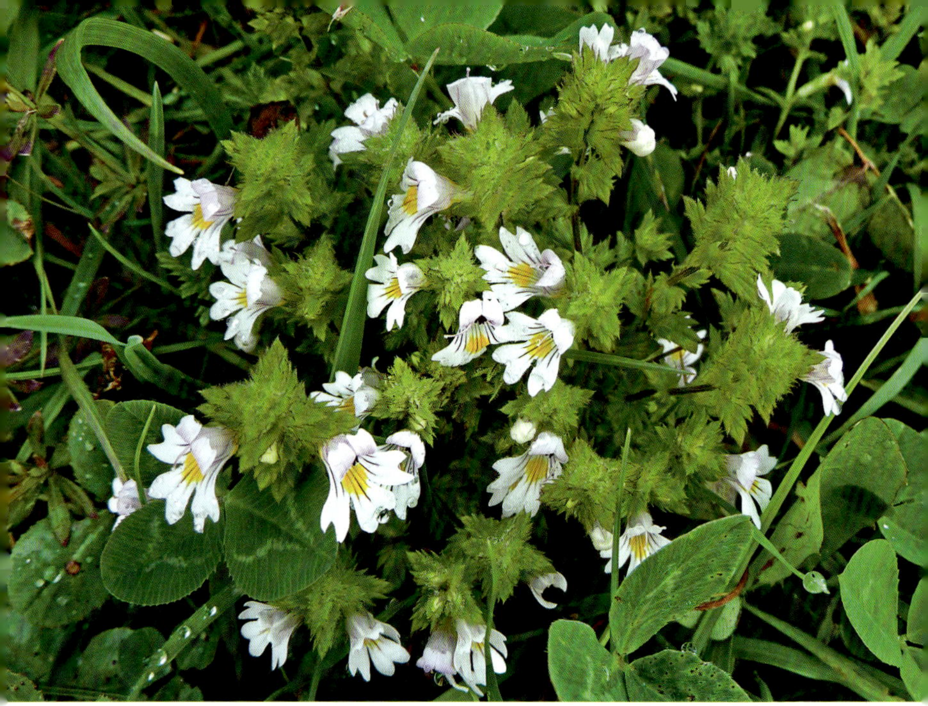

Großblütiger Augentrost

Euphrasia officinalis ssp. *rostkoviana* — Sommerwurzgewächse (Braunwurzgewächse)
Juni – September — H 5–20 cm

MERKMALE: Meist einjährig. Halbschmarotzer, saugt Wasser und Nährstoffe aus Graswurzeln. Formenreich. Stängel aufrecht, verzweigt, Blätter gegenständig, länglich oval, scharf gesägt. Blüten weiß, Krone 1,2 cm lang, 2-lippig, offen, violett gestreift, am Schlund gelb, in beblätterten Trauben an den Zweigenden.
VORKOMMEN: Halbtrockenrasen, Bergwiesen, Moore.
VERWECHSLUNG: Zwerg-Augentrost *(Euphrasia minima)* sowie andere Augentrost-Arten, alle heilsam. Zwerg-Augentrost: höchstens 5 cm hoch, selten verzweigt, Blüten mit braunen Streifen. Weniger wirksam.

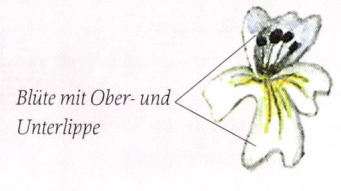
Blüte mit Ober- und Unterlippe

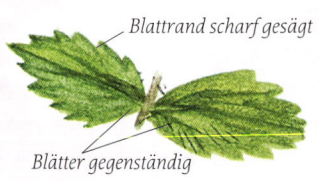
Blattrand scharf gesägt
Blätter gegenständig

Augentrost— **A**

BAUERN SCHIMPFEN IHN HEUDIEB

Der Augentrost ist ein Halbschmarotzer. Mit seinen Saugwurzeln entzieht er dem Wiesengras in seiner Umgebung gelöste Mineralstoffe, betreibt aber selbst Fotosynthese. So sorgt er dafür, dass das Gras nicht so groß und er nicht übersehen wird. Aus diesem Grund nennen die Bauern die Pflanze *Heudieb*.

ERHOLUNG FÜR DIE AUGEN

Ernten Sie die oberirdischen Teile – Stängel, Blätter und Blüten –, solange der Augentrost blüht. Er ist voll wirksamer Pflanzenkräfte: Iridoidglykoside wirken antibakteriell, Flavonoide pflegen die Gefäße, Gerbstoffe hemmen Entzündungen, Kieselsäure stärkt Schleimhaut und Bindegewebe und Bitterstoffe kräftigen und stärken die Leber. Bereiten Sie einen Tee aus 1 TL getrocknetem oder 2 TL frischem Kraut, übergießen Sie es mit 250 ml kochendem Wasser und lassen Sie den Tee 10 Minuten ziehen.

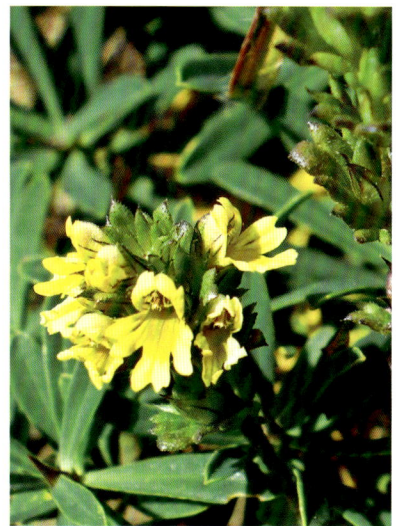

Gut zu unterscheiden: Mit 5 cm Höhe ist der Zwerg-Augentrost viel kleiner als der Großblütige Augentrost.

Trinken Sie ihn bei Augenproblemen wie Entzündungen von Bindehaut und Lidrand, Gerstenkorn, bei Licht-Empfindlichkeit oder trockener Augenschleimhaut. Das Heilkraut reinigt und stärkt gleichzeitig wohltuend die Schleimhäute von Nase, Nebenhöhlen, Lunge und Magen.

ERSETZT DIE LESEBRILLE

Euphrasia leitet sich aus dem Griechischen ab und bedeutet *Frohsinn, Wohlbefinden.* Wer dem Augentrost in sein fröhliches Blütengesicht schaut, kann das nachempfinden. *Officinalis* spricht von seiner alten Verwendung als Apothekerpflanze. Auch in anderen Ländern wird Augentrost sehr geschätzt: *Luminella – Licht für die Augen –* heißt er in Italien, und *Eyebright – Augenglanz –* in England. Die Franzosen werfen seinetwegen sogar ihre Brillen weg: *Casse-lunette – Brillenbrecher* wird er dort genannt.

> ### Ein kurzer Augen-Blick genügt
>
> Für eine Spülung bei gereizten, müden oder trockenen Augen bereiten Sie einen Tee aus Augentrost und geben 3–5 Salzkörnchen hinzu. Das macht die Spülung angenehmer, weil der Tee dem Salzgehalt der Tränenflüssigkeit angeglichen wird. Füllen Sie eine Augenbadewanne (Apotheke) mit dem abgekühlten Tee und drücken Sie sie an das Auge. »Unter Wasser« öffnen und schließen Sie das Auge ein paar Mal kurz hintereinander und lassen die Spülung eine Weile nachwirken.

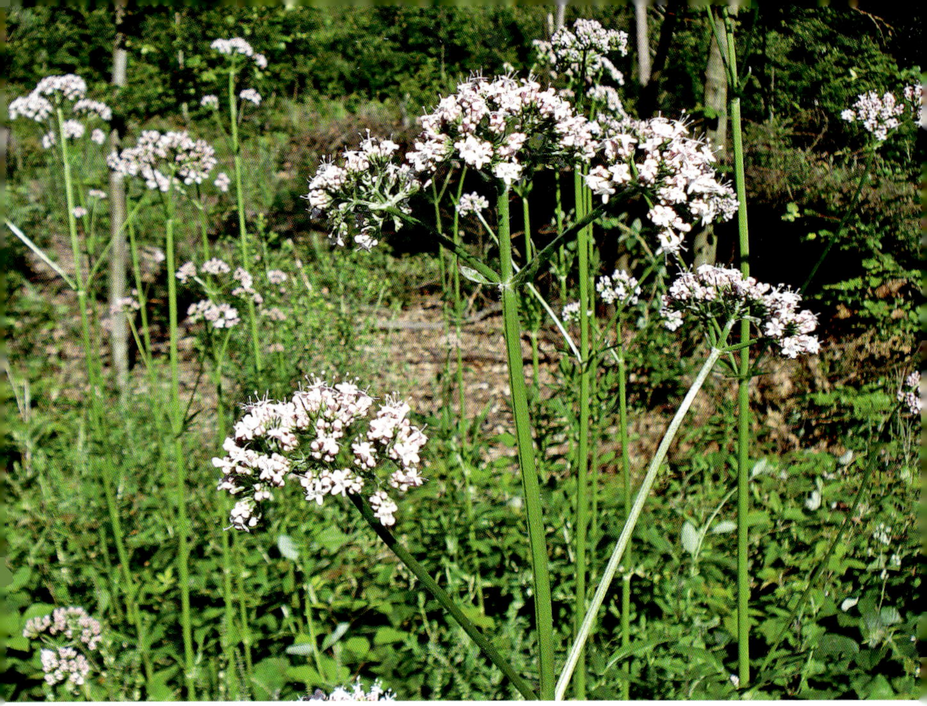

Arznei-Baldrian

Valeriana officinalis — Baldriangewächse — Mai – August — H 50–150 cm

MERKMALE: Staude. Stängel aufrecht, hohl, gefurcht. Blätter gegenständig, unpaarig gefiedert, Fiedern glattrandig oder gesägt. Blüten weiß oder rosa, Kronen 2–4 mm breit, 5 Kronblätter verwachsen, Blüten zahlreich in rispigen Scheindolden. Früchte 2–4 mm lang, mit bis zu 7 mm langen fedrigen Pappusborsten – das sind fallschirmchenartige Gebilde, die der Verbreitung der Samen dienen.
VORKOMMEN: Wälder, Ufer, Feuchtwiesen, Gebüsche.
VERWECHSLUNG: Kleiner Baldrian (*Valeriana dioica*), auch Sumpf-Baldrian genannt. Nur bis zu 30 cm hoch, Grundblätter und untere Stängelblätter ungeteilt, erst obere Stängelblätter unpaarig gefiedert. Blütenstände dicht schirmförmig. Unwirksam.

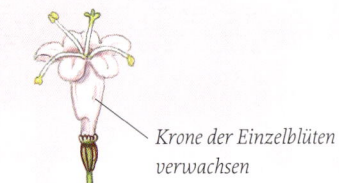

Krone der Einzelblüten verwachsen

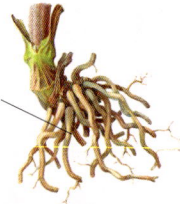

Wurzelstock mit hellbraunen langen Wurzeln

Baldrian — B

EIN HEILKRAUT, DAS BERUHIGT

Ursprünglich war der Baldrian mitten im Wald zu Hause. Mittlerweile hat er sich an den Waldrand vorgearbeitet und bevölkert ganze Straßenränder – als wolle er durch seine Anwesenheit die Ruhe der Wälder in unser hektisches Leben hineintragen.

DIE ANTI-STRESS-PFLANZE

Baldrian ist besonders wertvoll bei nervöser Erschöpfung und geistiger Überarbeitung. Er löst Verkrampfungen aller Art und beseitigt Ängste – auch vor Prüfungen. Unruhige Menschen fühlen sich ruhiger und Erschöpfte werden wieder munter. Baldrian schirmt ab gegen störende Reize und ermöglicht es, sich auf das Wesentliche zu konzentrieren. Das hilft Gestressten genauso wie hyperaktiven Kindern in der Schule. Tiefer, erholsamer Schlaf ist eine Beigabe des Baldrians. Verwenden Sie die Wurzeln und bereiten

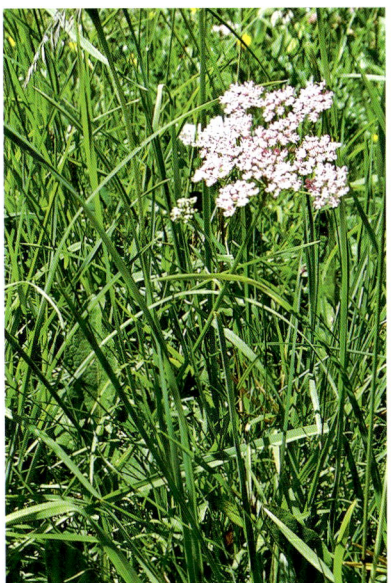

Der Kleine Baldrian unterscheidet sich durch dichte, rosane Blütenständen vom Arznei-Baldrian.

Sie aus ihnen einen Tee. Er schmeckt besser, als die Wurzeln riechen. Übergießen Sie 1 TL getrocknete Wurzeln mit 250 ml kochendem Wasser und lassen Sie den Tee zugedeckt 5 Minuten ziehen. Ein wenig Honig rundet den Geschmack ab.

HILFE ZUM WOHLFÜHLEN

Der botanische Name geht zurück auf das lateinische Wort *valere* und bedeutet *gesund sein, sich wohlfühlen*. *Officinalis* zeichnet eine Pflanze aus, die in alten Zeiten als Arzneipflanze in einer Apotheke verarbeitet wurde. Baldrian wurde nach Baldur benannt, dem germanischen Gott der Sonne. Der Name *Baldur* bedeutet *der Hilfsbereiteste*. Der Gott und die Pflanze bieten uns bei allen Schwierigkeiten ihre Hilfe an und bringen Licht in die Dunkelheit.

Baldrian-Wein für stille Genießer

Ab September können Sie die Baldrian-Wurzeln graben. Sie werden überrascht sein, wie gut sie riechen, solange sie frisch sind. Waschen Sie die Wurzeln, schneiden Sie sie klein und füllen Sie ein gut verschließbares 1-Liter-Glas zu einem Viertel mit diesen Wurzeln. Dazu geben Sie die zerkleinerte Schale von 1 Bio-Orange und 750 ml guten Weißwein. Lassen Sie diesen Ansatz 2 Wochen auf der Fensterbank ziehen. Dann sieben Sie den Wein ab. Genießen Sie 1 Likörgläschen davon zum Abschalten oder vor dem Schlafengehen.

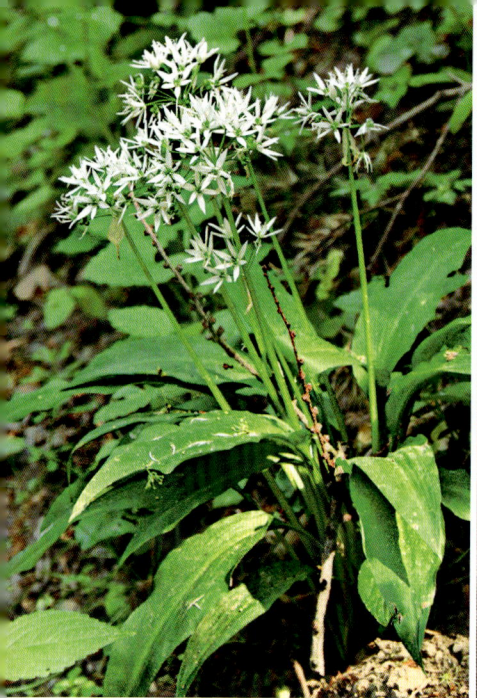
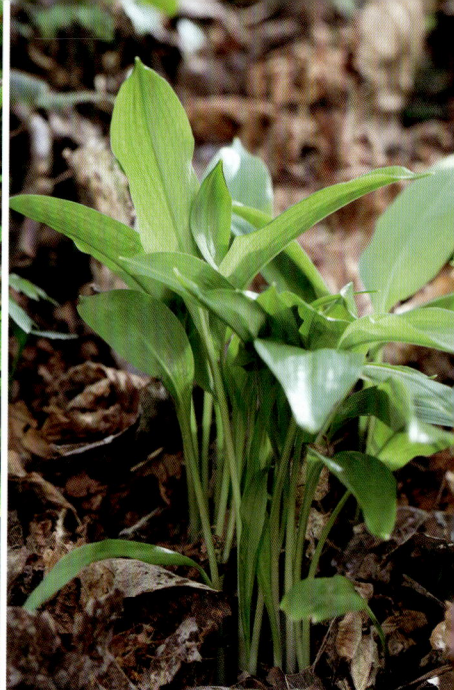

Bärlauch

Allium ursinum — Lauchgewächse April – Mai — H 20–40 cm

MERKMALE: Staude (Zwiebelpflanze). Riecht stark nach Knoblauch, bildet oft Teppiche. Meist 2 Blätter mit deutlichem Stiel aus der Zwiebel wachsend, knicken leicht ab, elliptisch, lanzettlich. Blüten weiß, 1–2 cm Durchmesser, sternförmig, in flacher oder etwas rundlicher Scheindolde.
VORKOMMEN: Schattige Laubwälder, liebt tiefgründige, feuchte Kalkböden.
VERWECHSLUNG: Herbstzeitlose (*Colchicum autumnale*, S. 228). Deren Blätter sind jedoch dunkler, fester, größer, kräftiger und wachsen meist zu dritt ineinandergedreht aus einer Basis, umhüllen eine grundständige Fruchtkapsel. Außerdem mit den giftigen Blättern des Maiglöckchens (*Convallaria majalis*, S. 232). Seine 2 Blätter wachsen an einem Stängel und umfassen ihn. Beide Pflanzen sind sehr giftig.

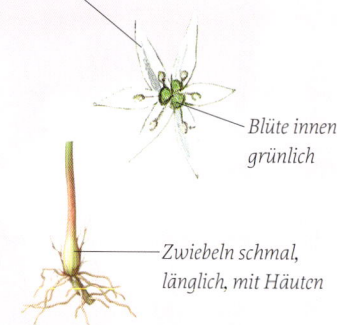

Blüte sechsstrahliger Stern

Blüte innen grünlich

Zwiebeln schmal, länglich, mit Häuten

Bärlauch — B

UNVERKENNBARER GERUCH

Sein Geruch verrät ihn schon von Weitem – ganze Wälder hüllt er im Frühling damit ein. Es ist das schwefelhaltige ätherische Lauch-Öl, das für seinen knoblauchartigen Duft verantwortlich ist. Es lässt so manchen Spaziergänger tiefer durchatmen – und sofort beginnt der Frühjahrsputz in seinen Atemwegen.

GESUNDE LECKERBISSEN

Viel Vitamin C, die Vitamine B1 und B2, Mineralien und Spurenelemente wie Eisen, Mangan und Magnesium machen den Bärlauch ideal für eine Frühjahrskur. Er entschlackt den Körper und versorgt ihn mit neuen Lebenskräften, aktiviert die Lymphe und vertreibt Pilze aus dem Darm. Bärlauch regt die Ausscheidung von Schwermetallen und anderen Umweltgiften an. Gleichzeitig erhöht er die Zahl der Killerzellen und stärkt so das Immunsystem. Ebenso wie der Knoblauch unterstützt er Herz und Kreislauf, senkt den Blutdruck, hält die Gefäße flexibel und beugt der Verkalkung der Arterien vor. Bärlauch hilft auch, bei Husten und Bronchitis die Verkrampfungen in den Bronchien zu lösen und die Erreger abzutöten. Verarbeiten Sie die frischen Blätter zu Pesto, Bärlauch-Butter oder Suppe. Geben Sie die Pflanze mit anderen Wildkräutern in den Frühlingsquark, backen Sie daraus Pfannkuchen oder eine Quiche – diese Leckerbissen sorgen für kraftvolle Gesundheit.

IDEAL FÜR EINE FRÜHJAHRSKUR

Allium ist der Lauch und *urs* der Bär. Lauch hängt mit dem altdeutschen Wort *luhan* zusammen und bedeutet *öffnen*, *entfalten*. Um Stoffwechsel und Darm nach dem langen Winter wieder zu aktivieren, futterten

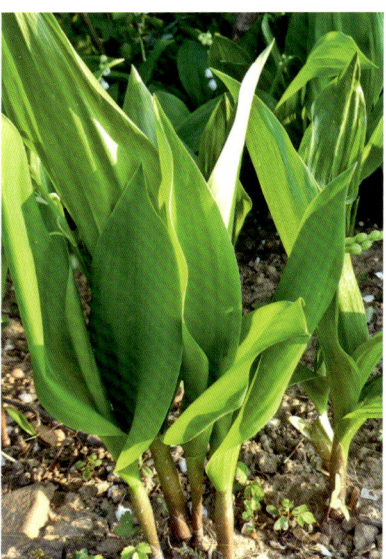

Die Blätter des Maiglöckchens sind fester, wachsen paarweise am Stiel und glänzen auf der Unterseite.

die Bären den Lauch, der ihren Namen bekam. Wir Menschen tun es ihnen gleich und wecken so »bärige« Frühlingskräfte in unserem Körper.

Bärlauch-Essig reinigt das Blut

Geben Sie 1 Handvoll geschnittene Blätter oder Zwiebeln in 1 Liter Apfelessig und lassen Sie die Mischung 3 Wochen lang ziehen. Dann können Sie die Blätter herausnehmen – oder im Essig lassen. Wichtig ist, dass die Blätter immer von Essig bedeckt sind. Für eine Blutreinigungskur geben Sie 6 Wochen lang morgens 1 EL Bärlauch-Essig in ½ Tasse warmes Wasser und trinken es schluckweise etwa 20 Minuten vor dem Frühstück.

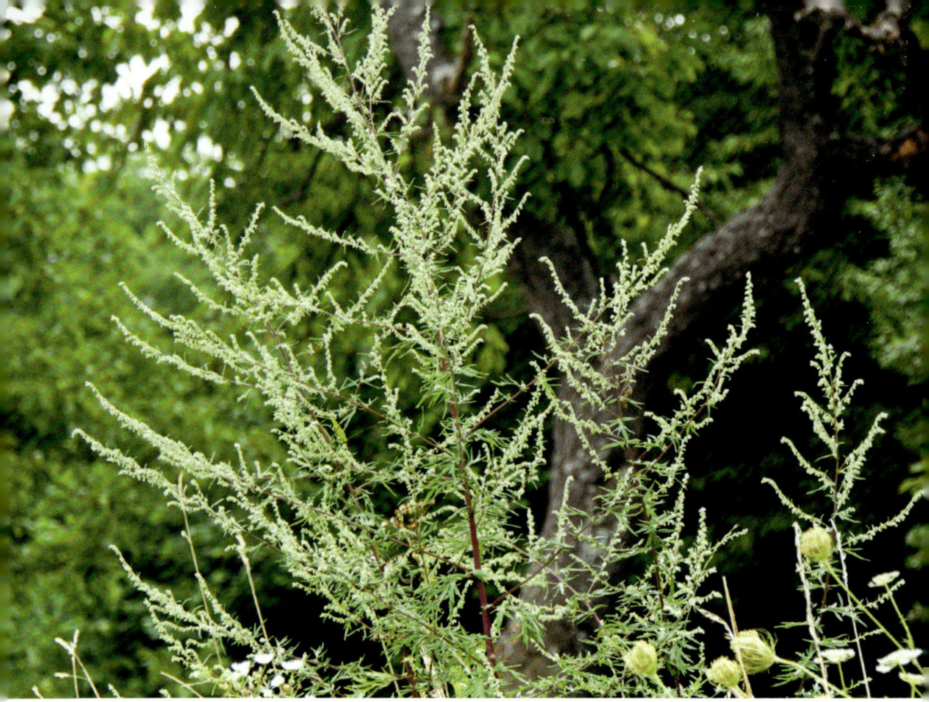

Gewöhnlicher Beifuß

Artemisia vulgaris — Korbblütler — Juli – September — H 50–180 cm

MERKMALE: Staude. Schwach behaart, Stängel aufrecht, starr, kantig, oft braunrot überlaufen. Stängelblätter grob gezähnt bis fiederteilig mit spitzen Zipfeln, Oberseite dunkelgrün, kahl, Unterseite grauweiß behaart. Blütenkörbchen 2–3 mm breit, gelblich braun, zahlreich in langen Rispen, nur Röhrenblüten.
VORKOMMEN: Schuttfluren, Wegränder, Böschungen, Brachen.
VERWECHSLUNG: Wermut (*Artemisia absinthium*). Kleiner, Ober- und Unterseite der Blätter silbrig grau behaart. Blütenkörbchen hellgelb. Alte Heilpflanze.

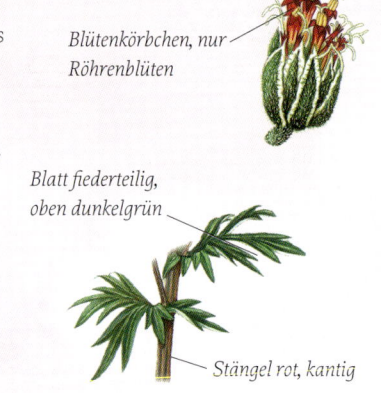

Blütenkörbchen, nur Röhrenblüten

Blatt fiederteilig, oben dunkelgrün

Stängel rot, kantig

Beifuß — B

BEGLEITER DER MENSCHHEIT

Für die einen ist er ein Gewürz im Gänsebraten, für die anderen eine Pflanze voller Heilkraft und Magie. Anhand der Pollen verschiedener Beifuß-Arten lassen sich die Wege der Menschen nachvollziehen: aus der Wiege der Menschheit mitten in Afrika nach Europa, über Sibirien und die Beringstraße nach Alaska, durch Nordamerika bis in die Anden Perus. Immer begleitete Beifuß die Wege, Gewohnheiten und Bräuche der Menschen.

EINE BEWÄHRTE FRAUENPFLANZE

Im Frühling gehören die jungen Blätter des Beifußes zusammen mit acht anderen Kräutern in die magische Kraftspeise des Frühjahrs, die Neunkräutersuppe. Die Wirkstoffe seiner Blätter reinigen das Blut und unterstützen den Körper beim Frühjahrsputz. Beim Verreiben verströmen Blätter und Blüten ein feines Aroma, das Insekten vertreibt und Menschen träumen lässt. Der Tee aus dem blühenden Kraut fördert die Verdauung, bringt Wärme in den Körper und steigert die Abwehrkraft in Grippe- und Erkältungszeiten. Bei unregelmäßiger und schmerzhafter Menstruation wärmt, entspannt und entkrampft er. Eine Tee-Kur fördert die Empfängnisbereitschaft und erleichtert die Geburt.

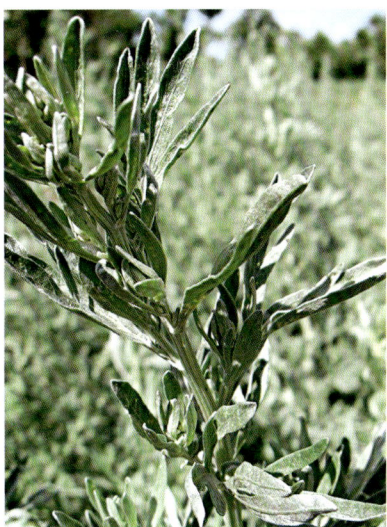

Überall grau behaart sind die Blätter der Wermut-Staude. Sie schmecken richtig bitter.

Ernten Sie die oberen 30 cm des Stängels, kurz bevor sich die ersten Blüten öffnen. Für den Tee übergießen Sie 1 TL getrocknetes oder 2 TL frisches Kraut mit 250 ml heißem Wasser und lassen alles 5 Minuten zugedeckt ziehen.

GESCHENK DER GÖTTIN

Artemisia ist ein Geschenk der Göttin Artemis. Die Göttin der Jagd und des Mondes schützte im antiken Griechenland die wilden Tiere und war Geburtshelferin der Frauen. Sie brachte ihnen dieses *Mutterkraut*. Deswegen wurde Beifuß sehr verehrt und geschätzt – auch wenn er *vulgaris*, also ganz *gewöhnlich* am Wegesrand, *bei Fuß* wächst.

Uralte Räucherpflanze

Das heruntergebrannte Lagerfeuer einer Sommernacht verlockt dazu, wohlriechende Kräuter zu verräuchern. Legen Sie Beifuß in die Glut und atmen Sie den Duft tief ein. Das entspannt, beruhigt und weckt neue Kräfte. Bei wichtigen Weichenstellungen im Leben stärkt er das Selbstvertrauen und schenkt ein Gefühl innerer Sicherheit. Nach dem Aufenthalt an diesem Feuer werden Sie gut schlafen und wunderbar träumen.

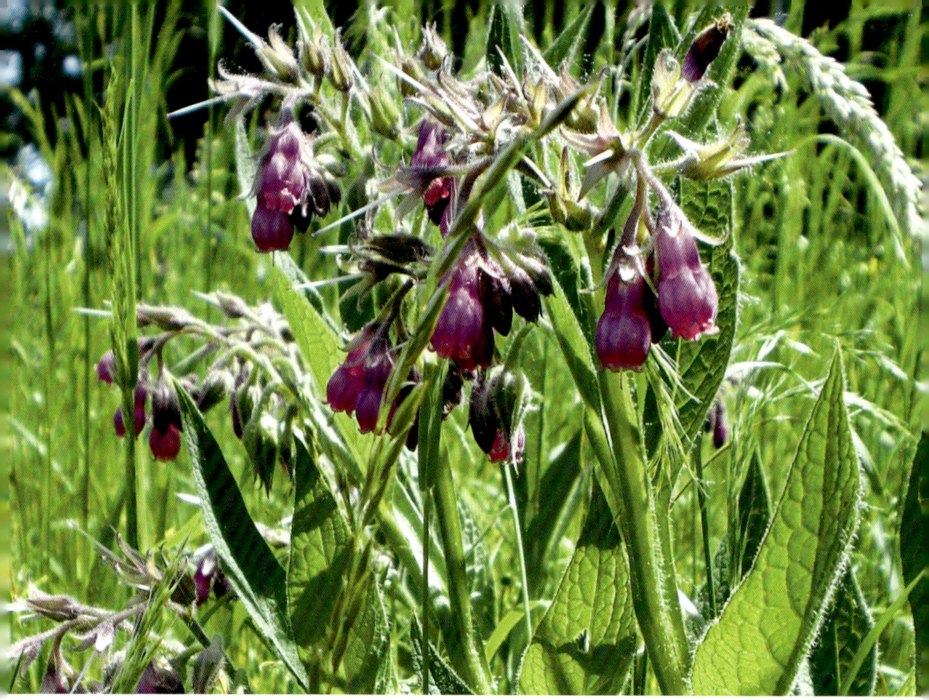

Beinwell

Symphytum officinale — Raublattgewächse — Mai – August — H 30–100 cm

MERKMALE: Staude. Ästig, steifhaarig. Blätter lanzettlich, lang zugespitzt, die unteren bis zu 25 cm lang, laufen in den geflügelten Stiel aus, Flügel am Stängel bis zum nächsten Blatt herablaufend. Blüte rotviolett oder gelbweiß, 1–2 cm lang, glockig, mit einer Einschnürung unter den 5 Blütenblattzipfeln, nur der Griffel ragt heraus.
VORKOMMEN: Feuchte Wiesen, Gräben, Ufer.
VERWECHSLUNG: Rauer Beinwell *(Symphytum asperum)*. Pflanze größer, bis über 150 cm hoch, hakig-stachelborstig. Stängel nicht geflügelt. Blätter eher eiförmig, Blüten erst karminrot, später hellblau, nie weiß. Wächst auf trockenem Boden, an Straßenrändern, auf Schuttplätzen. Früher als Futterpflanze angebaut, dann verwildert. Ähnlich wirksam.

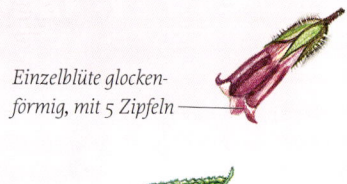

Einzelblüte glockenförmig, mit 5 Zipfeln

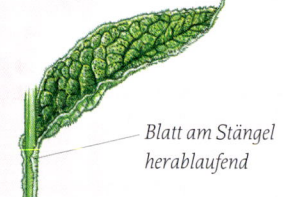

Blatt am Stängel herablaufend

ERFREUT INSEKTEN UND HEILT KNOCHEN UND GELENKE

Bienen aller Arten lieben diese Pflanze, doch nur Insekten mit langen Rüsseln erreichen den Nektar durch die Öffnung der Blüten. Wer einen zu kurzen Saugrüssel hat, beißt seitlich ein Loch in die Blütenkrone.

GEHÖRT IN JEDE SPORTTASCHE

Mit Allantoin, Rosmarinsäure und Schleimstoffen nimmt Beinwell die Entzündung aus Sehnen, Knorpeln und Gelenken und auch aus Venen. Er fördert die Wund- und Knochenheilung und reduziert Schwellungen, auch die von Drüsen. Verwenden Sie Beinwell bei Sportverletzungen wie Verrenkungen, Verstauchungen, Sehnen- und Bänderrissen sowie bei Quetschungen. Auch Bandscheibenschäden, rheumatische und degenerative Prozesse in Gelenken und Knochen, Höckerbildung und Überbeine bessern sich mit Zubereitungen aus Beinwell.

Für ein Wurzel-Öl als Soforthilfe geben Sie etwa 25 g getrocknete Wurzel in ein Schraubdeckelglas und übergießen sie mit 200 ml Oliven-Öl. Das Ganze lassen Sie 4 Wochen bei Zimmertemperatur stehen, schütteln täglich um und filtrieren das Öl nach dieser Zeit durch einen Kaffeefilter ab. Es ist sofort gebrauchsfertig.

DER KNOCHENHEILER

Das aus dem Griechischen stammende Wort *symphein* bedeutet *zusammenwachsen*. Der Beinwell verrät schon mit dem Namen seine Wirkung: *Bein* ist das althochdeutsche Wort für *Knochen* und *wallen* heißt *zusammenheilen*. Wichtig: Beinwell enthält Pyrrolizidin-Alkaloide, die die Leber schädigen können. Da sie von

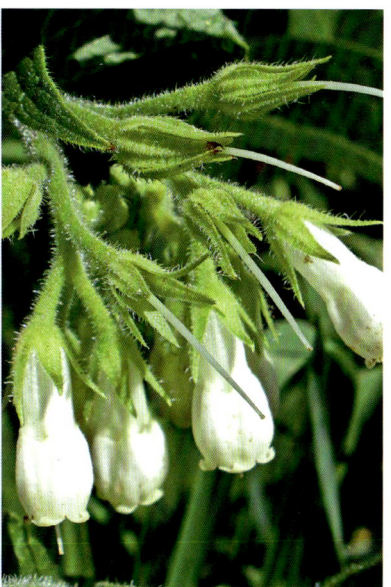

Manchmal blüht der Beinwell auch weiß.

der Haut nicht resorbiert werden, ist die äußere Anwendung ungefährlich. Dennoch wurde vorsichtshalber die Dauer der Anwendung vom Gesetzgeber auf 4–6 Wochen pro Jahr begrenzt. Im Handel sind von Pyrrolizidin-Alkaloiden freie Sorten.

Wurzel-Tinktur

Graben Sie die Wurzeln im Februar/ März, dann enthalten sie die meisten Heilkräfte. Für eine Tinktur säubern und zerschneiden Sie sie, übergießen sie mit Doppelkorn und lassen sie 4 Wochen lang ausziehen. Danach filtrieren Sie die Tinktur ab und füllen sie in eine dunkle Flasche. Bei Bedarf machen Sie Umschläge mit der Tinktur. Verdünnen Sie sie dazu im Verhältnis 1:5 mit Wasser.

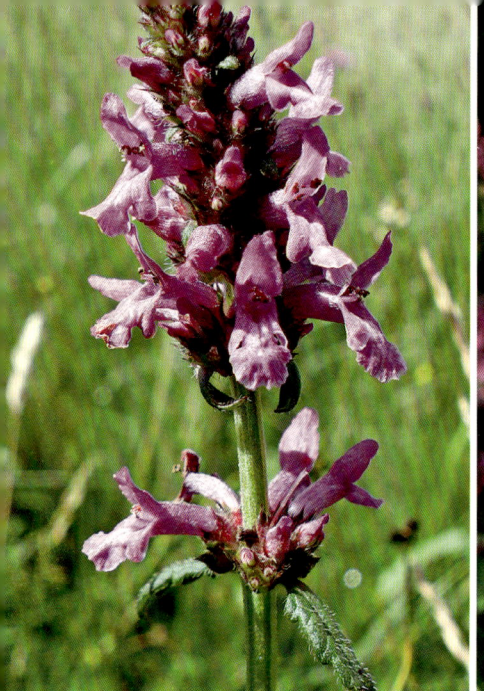
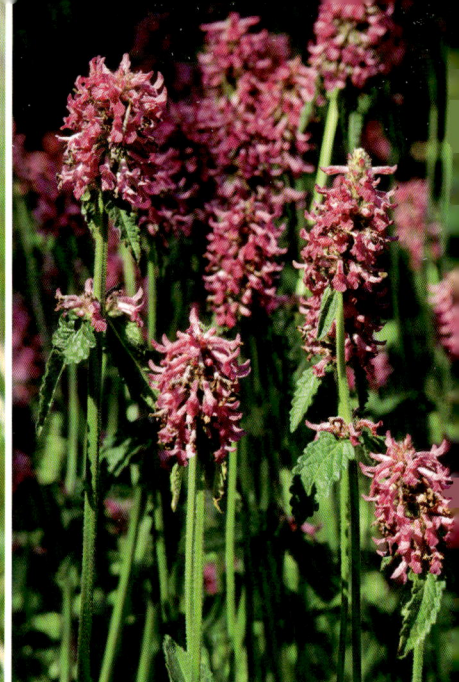

Betonie, Heil-Ziest

Stachys officinalis — Lippenblütler — Juni – August — H 40–70 cm

MERKMALE: Staude. Stängel aufrecht, kerzengerade, unverzweigt, 4-kantig, etwas gerillt, dünn borstig behaart. Grundblätter rosettig, länglich herzförmig, Stängelblätter gegenständig, länglich oval, gekerbt, Stängel nur mit 1–3 voneinander entfernt stehenden Blattpaaren besetzt. Blüten 8–15 mm lang, in endständiger Ähre, rosa bis purpurrot. Kelch mit 5 gleichmäßigen, stacheligen Zipfeln.
VORKOMMEN: Bergwiesen an sonnigen Abhängen, lichte Wälder.
VERWECHSLUNG: Sumpf-Ziest *(Stachys palustris).* Ufer und Sumpf, Höhe 100 cm, Blätter glatter, schmaler, länger, Blüten größer, rosa gezeichnet. Wenig wirksam.

Oberlippe der Blüte nicht gewölbt

Teilblütenstände in Quirlen angeordnet

Betonie — B

EINE SCHÖNHEIT, DIE REINIGT UND DIE NERVEN STÄRKT

Eine Betonie kommt selten allein: Meist wächst sie in großen Gemeinschaften, hüllt eine Sommerwiese in apartes Violett und lädt zum Verweilen ein. Ihr Duft entspannt und öffnet die Augen für die Schönheit dieser Welt.

EIN VERSUCH BEI ALLERGIEN LOHNT SICH

Die Betonie enthält Gerbstoffe, Bitterstoffe und Stachydrin, eine blutstillende Komponente. Alle zusammen entschlacken den Körper und helfen bei Magen- und Darmbeschwerden. Eine ungenügende Verdauung ist oft die Ursache für Symptome, die schwer in den Griff zu bekommen sind. Dazu gehören auch Allergien.
Sammeln Sie das blühende Kraut mit Stängeln und Blättern. Für einen Tee übergießen Sie 1 TL des getrockneten Krautes mit 250 ml heißem Wasser und lassen ihn 5 Minuten lang zugedeckt ziehen. Trinken

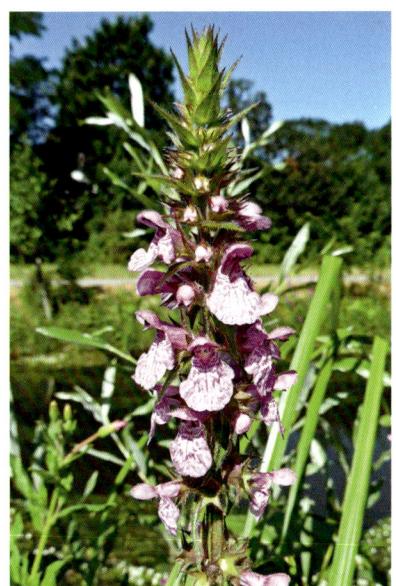

Sumpf-Ziest wächst oft zwischen Binsen am Ufer.

Sie den Tee vor dem Schlafengehen. Das reinigt den Körper über Nacht und beruhigt gereizte und geschwollene Schleimhäute. Gerötete Augen, verstopfte Nasen und auch Atembeschwerden klingen ab. Diesen Tee können Sie auch bei Kopfschmerzen und Migräne trinken. Wenn in aufgeregten Zeiten die Nerven blank liegen, stärkt er Sie und bringt Gelassenheit und Lebenskräfte zurück.

FAST VERGESSEN

Betonie leitet sich von den keltischen Wörtern *bew* für Kopf und *tonic* für gut ab und weist auf ihre Verwendung bei Beschwerden des Kopfes hin. Der Beiname *officinalis* erzählt von der alten Verwendung als Apothekerpflanze. Paracelsus schätze sie als *Bruchkraut* bei Knochenbrüchen und Verwundungen. Heute ist sie jedoch fast ganz vergessen.

Kleines Entspannungs-Wunder

Entdecken Sie die Wirkung der Betonie für sich selbst neu, indem Sie ein Entspannungskissen fertigen. Es hilft bei Überanstrengung, Nervosität, Stress und Kopfschmerzen. Ernten Sie das blühende Kraut im August und trocknen Sie es. Zerbröseln Sie es, entfernen Sie die harten Stängelteile und füllen Sie das Material in ein etwa 20 × 30 cm großes Baumwoll-Säckchen. Nähen Sie das Säckchen gut zu, damit Sie Ihren Kopf darauf betten und ausruhen können. Ein solches Säckchen bringt auch schöne Träume.

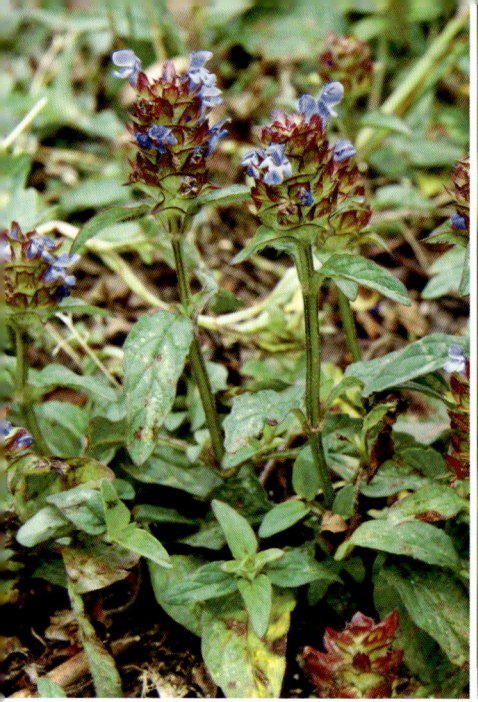
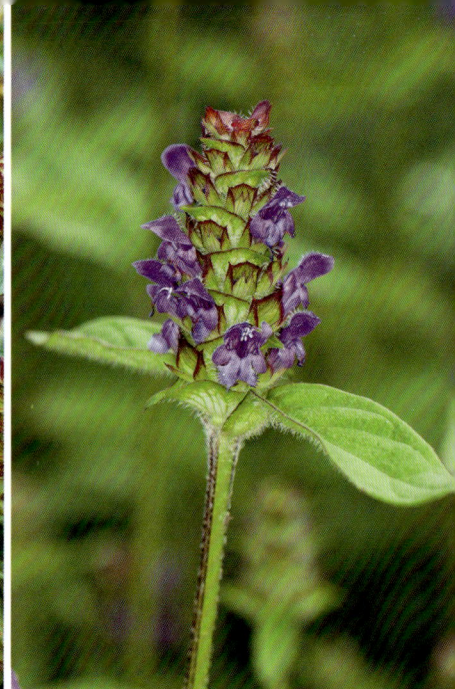

Kleine Braunelle

Prunella vulgaris — Lippenblütler — Mai – Oktober — H 5–20 cm

MERKMALE: Staude. Stängel verzweigt, aufrecht, bildet kriechende Ausläufer. Blätter gegenständig, länglich oval, meist glattrandig. Blüten blauviolett, 0,7–1,6 cm lang, in kopfiger Scheinähre direkt oberhalb des obersten Blattpaares.

VORKOMMEN: Fettweiden, Wiesen, Wegränder, lichte Wälder.

VERWECHSLUNG: Große Braunelle (*Prunella grandiflora*). Ohne Ausläufer. Pflanze nur wenig größer, einzelne Blüten deutlich größer, Krone bis zu 2,5 cm lang, Blütenstand 1–5 cm über dem letzten Blattpaar. Genauso wirksam.

Blüte mit helmförmiger Oberlippe

Unterlippe mit großem Mittellappen

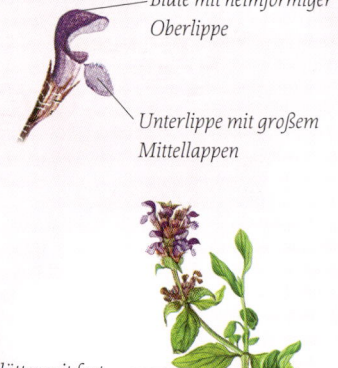

Blätter mit fast glattem Rand

Braunelle — B

KLEIN UND SELBSTBEWUSST

Tief versteckt im Gras, lockt das Violett ihrer Blüten die Hummeln zur Bestäubung an. Diese unauffällige Pflanze wird selten beachtet und fast überall mehr geschätzt als bei uns. Dabei schmeckt ihr Tee sehr lecker und überträgt das Selbstbewusstsein dieser kleinen Pflanze auf den Trinkenden. Ernten Sie die Blüten zusammen mit dem oberen Blattpaar und trocknen Sie sie vorsichtig im Schatten.

MACHT DEN HALS GESUND

Die Braunelle war früher als Heilpflanze bei allen Halsentzündungen und Lymphdrüsenschwellungen sehr geschätzt. In den Zeiten, als es noch keine Antibiotika gab, wurde sie auch bei Diphtherie eingesetzt. Ätherische Öle, Flavonoide, Triterpensaponine, Bitter- und Gerbstoffe entziehen Entzündungen den Boden und stärken die Abwehrkräfte. In der Traditionellen Chinesischen Medizin setzt man sie noch heute innerlich zur Entgiftung ein. Nicht nur bei Erkältungsgefahr und in Ansteckungszeiten wird in China an jeder Straßenecke für wenig Geld aus großen Behältern der Tee aus der Kleinen Braunelle angeboten. Die Chinesen geben sie außerdem frisch als Vitaminspender in Suppen und Salate.

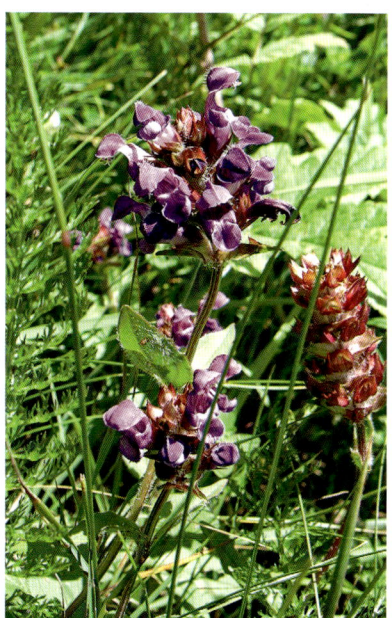

Die Große Braunelle wird bis zu 40 cm hoch.

> ### Braunellen-Balsam für kleine Verletzungen
>
> Erhitzen Sie 100 ml Oliven-Öl auf etwa 80 °C und geben Sie 1 Handvoll blühende Braunellen hinein. Halten Sie das Öl auf dieser Temperatur, rühren Sie vorsichtig um und sieben Sie die Pflanzenteile nach 15 Minuten ab. Schmelzen Sie in dem heißen Öl etwa 15 g Bienenwachs. Die noch flüssige Mischung gießen Sie in kleine Salbendöschen und verschließen sie erst, wenn der Balsam fest und gut ausgekühlt ist. Er hilft bei kleinen Verletzungen und Infektionen mit Herpes-Viren.

KRAFTSPENDER IM GARTEN

Bei der Braunelle wurde der alte deutschsprachige Name latinisiert und so entstand die Bezeichnung *Prunella*. Der Name Braunelle wiederum spricht davon, dass diese Pflanze einst gegen Halsbräune – eine alte Bezeichnung für Diphtherie und Halsentzündungen – eingesetzt wurde. In Großbritannien heißt sie *Self-Heal*, also *Selbstheilung*. Sie galt dort als eines der besten Hausmittel und wurde im Garten angepflanzt: »Wer Selbstheil hat, braucht keinen Arzt.«

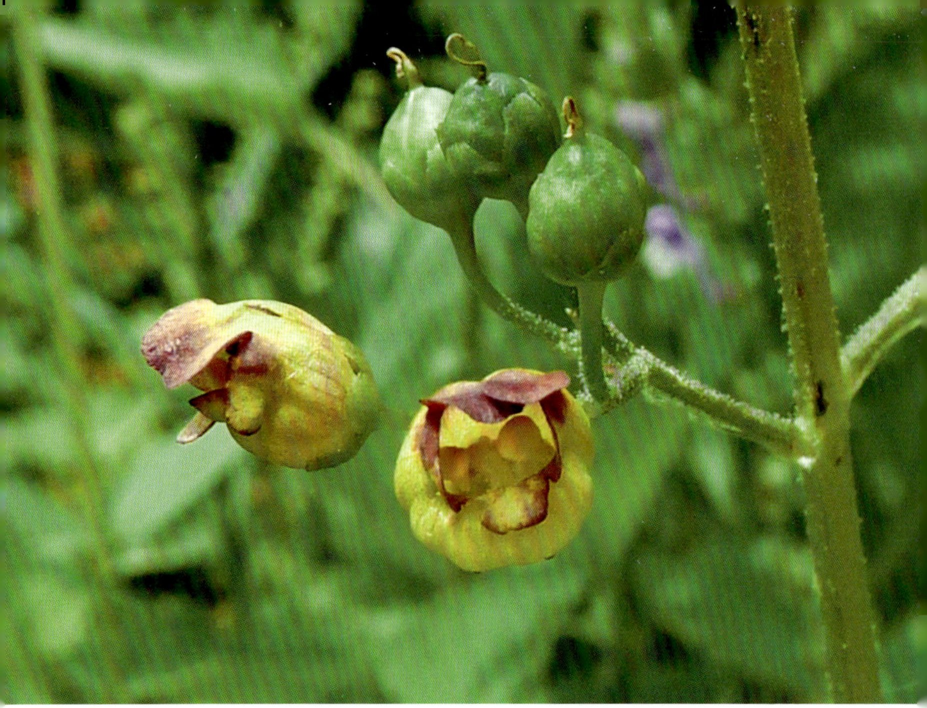

Knotige Braunwurz

Scrophularia nodosa — Sommerwurzgewächse (Braunwurzgewächse) — Juni – August — H 40–100 cm

MERKMALE: Staude. Hohe, aufrechte Pflanze mit knotigem Wurzelstock. Stängel 4-kantig, unverzweigt, ungeflügelt. Blätter gegenständig, gestielt, oval, grob gezähnt, kahl, riechen erdig. Blüten bauchig gewölbt, an der Basis grün, sonst braunrot, Staubgefäße gelb, Krone 7–9 mm lang, in endständiger lockerer Rispe. Fruchtkapsel tropfenförmig.
VORKOMMEN: Mischwälder, Wegränder, am liebsten schattig und feucht.
VERWECHSLUNG: Geflügelte Braunwurz *(Scrophularia umbrosa)*. Stängel durch herablaufende Blattenden breit und wellig geflügelt. Wächst an Bächen und Gräben. Unwirksam.

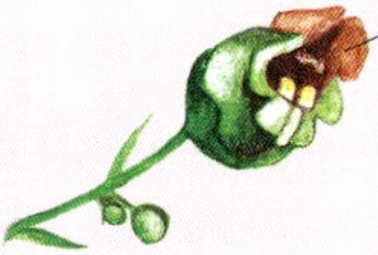

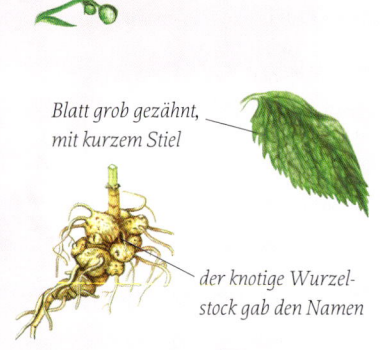

Blüten braunrot und grün, bauchig geformt

Blatt grob gezähnt, mit kurzem Stiel

der knotige Wurzelstock gab den Namen

Braunwurz — B

AM WEGESRAND, DOCH OFT ÜBERSEHEN

Obwohl von stattlicher Größe, wird die Knotige Braunwurz am Wegrand wegen ihrer grün-braunen Tarnfarbe oft überhaupt nicht wahrgenommen. Dabei ist sie gar nicht so selten, und wer genau hinschaut, entdeckt die Schönheit ihrer Blüten. Sie verströmen einen dunklen, erdigen Duft, mit dem sie Wespen zum Bestäuben anlocken.

EINE SALBE AUS DER WURZEL GEGEN EKZEME

Eine Braunwurz-Salbe hemmt Entzündungen, kühlt und hilft bei Lymphstauungen oder Ekzemen an Gesicht, Hals, Achselhöhlen oder Leiste. Graben Sie eine Wurzel der Braunwurz im November und reinigen Sie sie gründlich, denn zwischen den verschlungenen Knoten hält sich sehr viel Erde. Dann schneiden Sie sie in kleine Scheiben und übergießen sie in einem Schraubdeckelglas mit 150 ml Oliven-Öl. Lassen Sie diesen Ansatz unter regelmäßigem Schütteln etwa 4 Wochen lang bei Zimmertemperatur reifen. Anschließend sieben Sie ihn in einen kleinen Topf und erhitzen ihn auf etwa

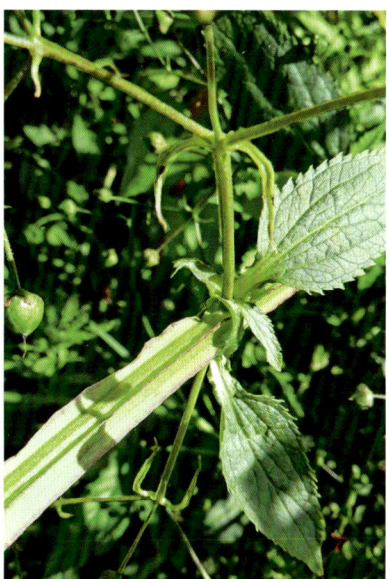

Gut zu erkennen: der geflügelte Stängel, von dem die Geflügelte Braunwurz ihren Namen bekam

70 °C. In diesem warmen Öl schmelzen Sie etwa 20 g Bienenwachs. Wenn alles gelöst ist, gießen Sie die heiße Flüssigkeit in kleine Salbendöschen. Decken Sie sie mit einem Küchentuch ab und verschließen Sie sie erst am nächsten Morgen – so verhindern Sie, dass sich am Deckel Kondenswasser bildet und die Salbe zu schnell verdirbt. Nicht vergessen: ein schönes Etikett, auf dem Sie Namen und Datum notieren.

SPEZIALIST BEI KNOTEN ALLER ART

Braune Blüten und ein knotiger – *nodosa* – Wurzelstock standen Pate bei der Namensgebung. *Scrofulae* sind *Halsdrüsen*, *Halsgeschwülste*. *Scrofularia* zeugt davon, dass diese Pflanze in alten Zeiten als *Kropfwurz* auch gegen eine vergrößerte Schilddrüse verwendet wurde.

Reinigung für die Lymphe

Seit der Antike wurde die zerkleinerte frische Pflanze bei Geschwülsten und geschwollenen Drüsen als warmer Umschlag aufgelegt. Bei lang dauernden Entzündungen aktiviert ein Tee aus der blühenden Pflanze die Reinigung über Blut und Lymphe. Er sollte nur schwach dosiert werden, um eine Nierenreizung zu vermeiden – ½ TL auf 250 ml Wasser reicht. 1 Tasse pro Tag schluckweise trinken.

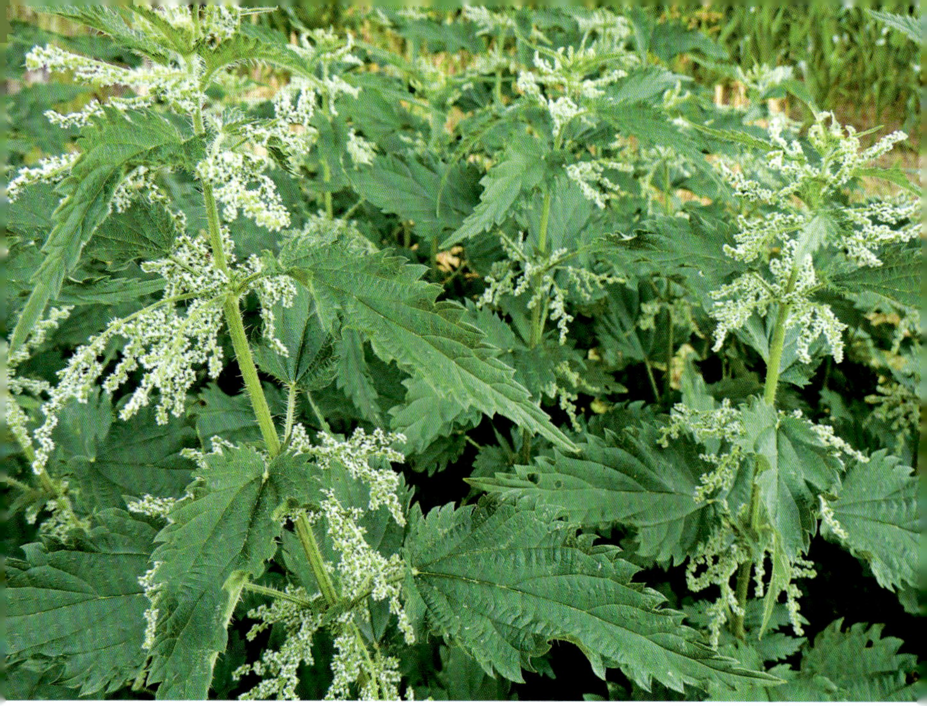

Große Brennnessel

Urtica dioica — Brennnesselgewächse — Juni – Oktober — H 30–150 cm

MERKMALE: Staude. Stängel aufrecht, unverzweigt, 4-kantig. Blätter gegenständig, mit Brenn- und Borstenhaaren, länglich eiförmig, gesägt, am Grund herzförmig. Blüten grün, zahlreich in Rispen, männliche Blütenstände hängend, weibliche abstehend. Zweihäusig, d. h. männliche und weibliche Blüten sitzen auf verschiedenen Pflanzen. Frucht ein linsenförmiges Nüsschen.

VORKOMMEN: Stickstoffreiche, meist feuchte Standorte, Wegränder, Siedlungen, Kulturbegleiter.

VERWECHSLUNG: Kleine Brennnessel (*Urtica urens*), einjährig, 20–50 cm hoch, Blätter runder, kürzer als 4 cm, Blütenstände in Blattachseln sitzend. Genauso wirksam.

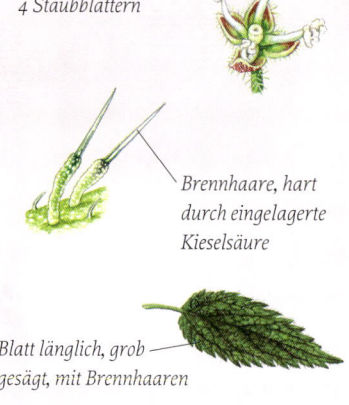

Männliche Blüte mit 4 Staubblättern

Brennhaare, hart durch eingelagerte Kieselsäure

Blatt länglich, grob gesägt, mit Brennhaaren

Brennnessel — B

JEDERZEIT GUT AM GRIFF ZU ERKENNEN ...

Wer hat nicht schon Bekanntschaft mit dem brennenden Temperament dieser Pflanze gemacht und nähert sich ihr seither mit Respekt und Aufmerksamkeit? Und das ist gut so. Denn aus der Ferne und im Gegenlicht betrachtet können Sie das leuchtende Grün ihrer Blätter in seinen vielen Schattierungen viel besser bewundern.

UNIVERSAL-ENTGIFTER

Im Frühjahr sind frische Brennnessel-Blätter wichtig für Frühjahrs- und Fastenkuren zur Blutreinigung und Entschlackung. Sie liefern Mineralsalze und Vitamine, die die Gesundheit wie auch die Schönheit fördern, das Blut regenerieren und den ganzen Organismus stärken.

Für den Vorrat in der Hausapotheke ernten Sie die oberen Triebspitzen am besten kurz bevor sie anfangen zu blühen, und trocknen sie schonend im Schatten. Brennnesseln helfen bei Entzündungen von Blase, Niere und Harnwegen. Sie sind bei Rheuma genauso wirksam wie schwer verträgliche synthetische Rheumamittel. Die Wurzeln enthalten Phytosterole und Beta-Sitosterin und sind die erste Wahl bei gutartiger Vergrößerung der Prostata mit erhöhter Restharnmenge. Sie leisten auch bei Blasenproblemen wertvolle Dienste.

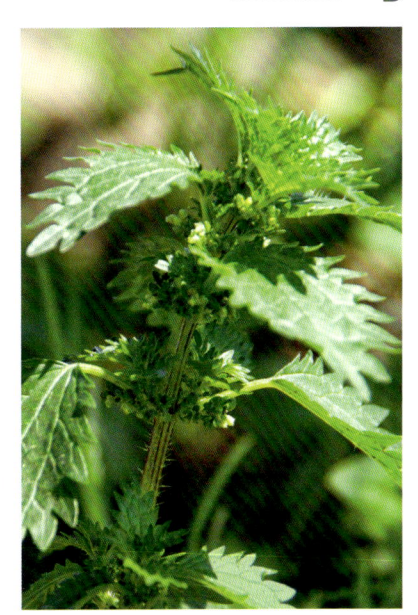

Die Kleine Brennnessel sieht aus wie die kleinere Version der Großen Brennnessel.

URALTE FASERPFLANZE

Urere heißt *brennen*, *dioicus* bedeutet *zweihäusig*. Das heißt, männliche und weibliche Brennnessel-Pflanzen leben getrennt *in zwei Häusern*. *Nessel* gehört zu dem Wortstamm *ned* und bedeutet so viel wie *zusammendrehen, zusammenknüpfen*. Es erzählt von der uralten Verwendung als Faserpflanze für Seile, Netze und Stoffe.

Das beste Aphrodisiakum der Welt

So nannte Ovid die Brennnessel-Samen. Streifen Sie diese von den Stängeln ab, sobald sie braun sind – das ist meist im August –, und trocknen Sie sie gut, zum Beispiel auf einem Küchentuch. Streuen Sie sie auf ein Butterbrot, über Müsli oder geben Sie sie in den Salat. Sie stecken voll pflanzlicher Hormone, Mineralien und Vitamine und helfen bei Erschöpfung und Leistungsschwäche. Besonders ältere Menschen schätzen die Samen, weil sie das Gedächtnis verbessern und »das Feuer in die Lenden« bringen.

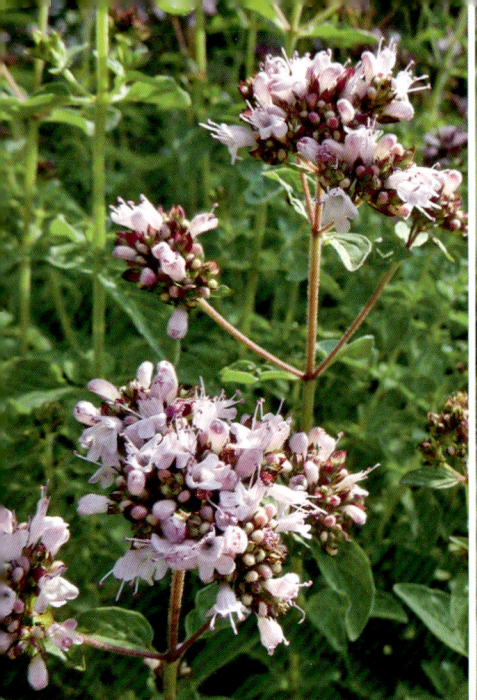

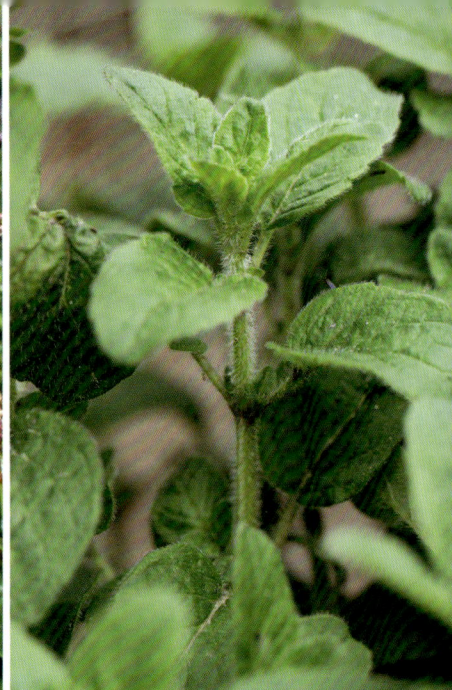

Dost, Oregano

Origanum vulgare — Lippenblütler — Juli – September — H 20–60 cm

MERKMALE: Staude. Stängel rot überlaufen, nach oben hin verzweigt, wie auch die Blätter weich behaart. Blätter eiförmig, oben kleiner als unten. Rosa Blütenbüschel am Ende der Zweige, Kelch purpurfarben. Riecht sehr würzig, aromatisch, ein wenig wie Thymian, schmeckt leicht bitteraromatisch und zusammenziehend.
VORKOMMEN: Wegränder, Trockenrasen, bevorzugt volle Sonne.
VERWECHSLUNG: Majoran *(Origanum majorana)*. Kleinere, zartere, rundere Blätter, grünlich weiße Blüten in kugeligen Blütenständen, süßlich-aromatischer Geruch. Heimat Mittelmeergebiet, nur wenig frosthart. Schmeckt ebenfalls lecker.

Staubgefäße der Blüte länger als Ober- und Unterlippe

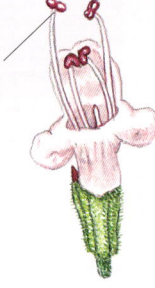

MEHR ALS NUR EIN PIZZA-GEWÜRZ

Die Pizza hat ihn erst so richtig berühmt gemacht: Dost wird in der Küche sehr geschätzt, macht er doch auch Wurst und Fleisch länger haltbar, hält Fäulnisbakterien fern und fördert obendrein die Verdauung.

MULTITALENT MIT WOHLGERUCH

Ernten Sie das blühende Kraut, streifen Sie Blätter und Blüten von den Stängeln und trocknen Sie sie an einem schattigen Ort. Ätherisches Öl, Gerbstoffe, Bitterstoffe und Flavonoide regen in konzertierter Aktion den Appetit an und verhindern Blähungen. Tee aus Dost ist ein altes Hustenmittel, das Krämpfe in den Bronchien löst und hilft, den zähen Schleim abzuhusten. Übergießen Sie dafür 1 TL getrocknetes Kraut mit 250 ml heißem Wasser und lassen Sie den Tee 5 Minuten ziehen. Bei schmerzhafter Menstruation bringt er sanfte Wärme ins Becken, entkrampft die Muskeln und stärkt die Nerven. Bei Akne, Pusteln, Hautentzündungen und Ekzemen reinigt der erkaltete Tee als Gesichtswasser oder Kompresse die Haut und aktiviert den Hautstoffwechsel. Das ätherische Öl des im Mittelmeergebiet gewachsenen Oregano ist noch in einer Verdünnung von 1:50000 gegen Schimmelpilze aktiv. Es vertreibt den Nagelpilz, wenn es längere Zeit konsequent aufgetragen wird.

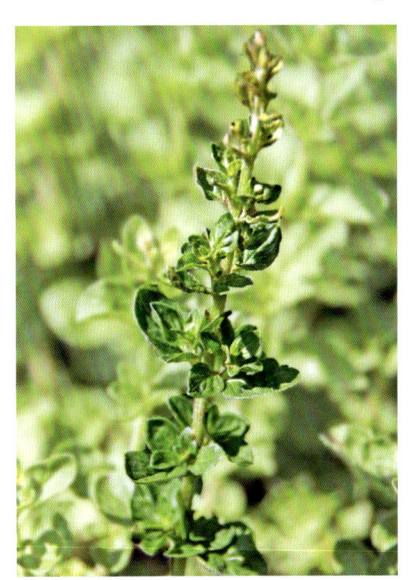

Majoran-Blätter sind kleiner und runder als die des Dosts.

Wonne in der Wanne

Für ein Wohlfühlbad übergießen Sie etwa 100 g Oregano-Kraut mit 2 Liter heißem Wasser, lassen es zugedeckt 20 Minuten ziehen und sieben den Extrakt in das Badewasser. Nach einem anstrengenden Arbeitstag ist so ein Bad eine aromatische Atempause. Es löst Anspannung und Kopfschmerzen, klärt die Gedanken und den Stress des Tages. In Erkältungszeiten bekämpft es Viren und Bakterien, aktiviert die lymphatische Entschlackung und unterstützt die Abwehrkräfte.

TUT RUNDUM GUT

Origanum bedeutet im Altgriechischen *Bergzierde*. Selbst wenn am Ende des Sommers andere Pflanzen verdorrt sind, erfreuen die rosafarbenen Blüten des Dosts noch unser Herz. *Dost* ist ein altes Wort für *Strauß* und beschreibt das Blütenbüschel am Ende des Stängels. Der Name *Badekraut* erzählt davon, dass Schwitzbäder in einem Absud aus Dost Hautjucken bessern. *Wohlgemuth* wurde er genannt, weil er *Freude und Muth* erweckt.

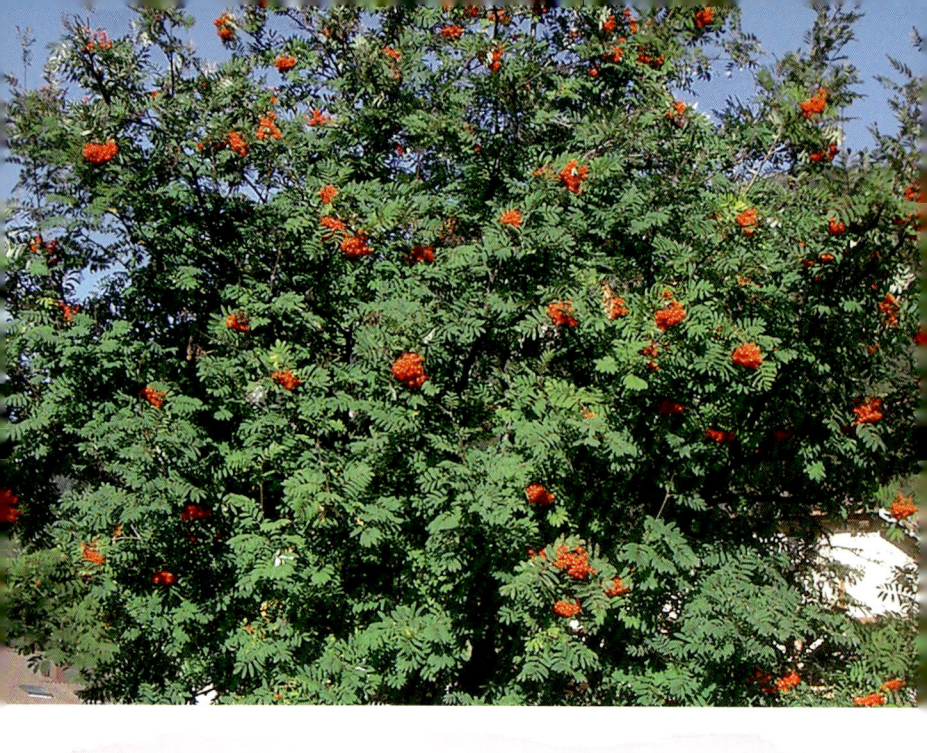

Eberesche, Vogelbeere

Sorbus aucuparia — Rosengewächse — Mai – Juni — H 200–600 cm

MERKMALE: Strauch oder Baum. Glatte Borke, Krone unregelmäßig, offen, rundlich oder oval. Blätter unpaarig gefiedert mit 5–9 Paaren von Teilblättchen, scharf gezähnt. Blüte cremefarben, in reichblütigen, doldigen Blütenständen. Früchte (Mini-Äpfel) leuchtend korallenrot, kugelig, bis 1 cm, mit 2–4 Kernen.
VORKOMMEN: Waldränder, lichte Laubwälder, Pionierholz auf Kahlschlägen, Straßenränder.
VERWECHSLUNG: Speierling *(Sorbus domestica)*. Blätter mit bis zu 21 Fiederblättchen, aber Teilblätter im unteren Drittel nicht gezähnt, Blüten weiß oder rötlich, Frucht birnenförmig oder kugelig, bis zu 3 cm groß. Mit den Früchten wurde Apfelsaft haltbar gemacht (Gerbstoffe). Schmeckt nur nach langem Kochen.

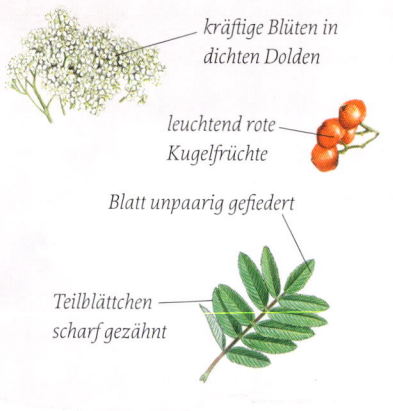

kräftige Blüten in dichten Dolden

leuchtend rote Kugelfrüchte

Blatt unpaarig gefiedert

Teilblättchen scharf gezähnt

Eberesche — **E**

NICHT GIFTIG

Vogelbeeren sind nicht giftig. Nur wer von den rohen Beeren mehr als 500 g isst, bekommt Bauchweh und Durchfall. Aber dazu kommt es kaum, weil schon einige wenige frische Beeren den Mund empfindungslos machen und der Appetit auf mehr vergeht.

MACHT EINE KLARE STIMME

Die frischen Beeren sind unsere einheimische Vitamin-C-Quelle für den Winter und stärken das Immunsystem. Sie enthalten bis zu 100 mg Vitamin C pro 100 g. Auch Provitamin A, organische Säuren, Gerbstoffe, Bitterstoffe, Parasorbinsäure und Sorbit sind Wirkstoffe der Vogelbeere. Sorbit ist ein Zucker, den auch Diabetiker vertragen. Die Sorbinsäure wurde zum Konservierungsmittel für Lebensmittel. Beim Kochen, Trocknen oder Einfrieren wird Parasorbinsäure zu Sorbinsäure abgebaut. Diese ist gut verträglich. Mus aus den Beeren (siehe unten) stärkt bei Appetitlosigkeit und Magenverstimmung. Wer frische

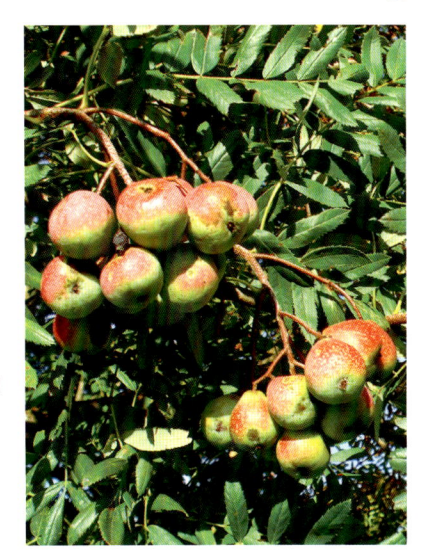

Wer Speierling-Früchte roh probiert, versteht den Namen – sie sind so herb, dass man sie wieder ausspuckt.

oder getrocknete Beeren einfach lutscht, pflegt seine Stimmbänder und hält sie geschmeidig. Ein Tipp für Redner und Sänger: Bereiten Sie bei Heiserkeit und Halsschmerzen eine Gurgellösung zu. Lassen Sie 1 Handvoll frische oder getrocknete Vogelbeeren in 500 ml Wasser 30 Minuten leicht sieden und gurgeln Sie mit diesem Absud dreimal täglich.

MIT HERBEN BEEREN VÖGEL FANGEN

Sorbus bedeutet so viel wie *herb* – wer in eine Vogelbeere beißt, versteht die Namensgebung sofort. *Aucupari* leitet sich ab von dem Lateinischen *avis capere* und bedeutet *Vögel fangen*. Denn Vögel lieben die Beeren so sehr, dass man sie damit in Fallen locken konnte. Eine Eberesche sieht zwar aus wie eine Esche – aber sie ist keine und deswegen heißt sie *Aberesche* oder *Eberesche*.

Kulinarische Besonderheit

Wilde Vogelbeeren verlieren erst nach dem Frost, durch Kochen oder Trocknen ihren herben Geschmack. Kochen Sie 250 g Vogelbeeren und 250 g Äpfel in wenig Wasser weich und passieren Sie alles durch ein Sieb. Zu diesem Brei geben Sie die gleiche Menge Zucker, 1 TL Zimt, etwas Kardamom und einen Schuss Weißwein. Kochen Sie alles, bis es eine musige Konsistenz hat. Schmeckt auf Brot, im Joghurt oder – ganz apart – mit Sekt aufgegossen.

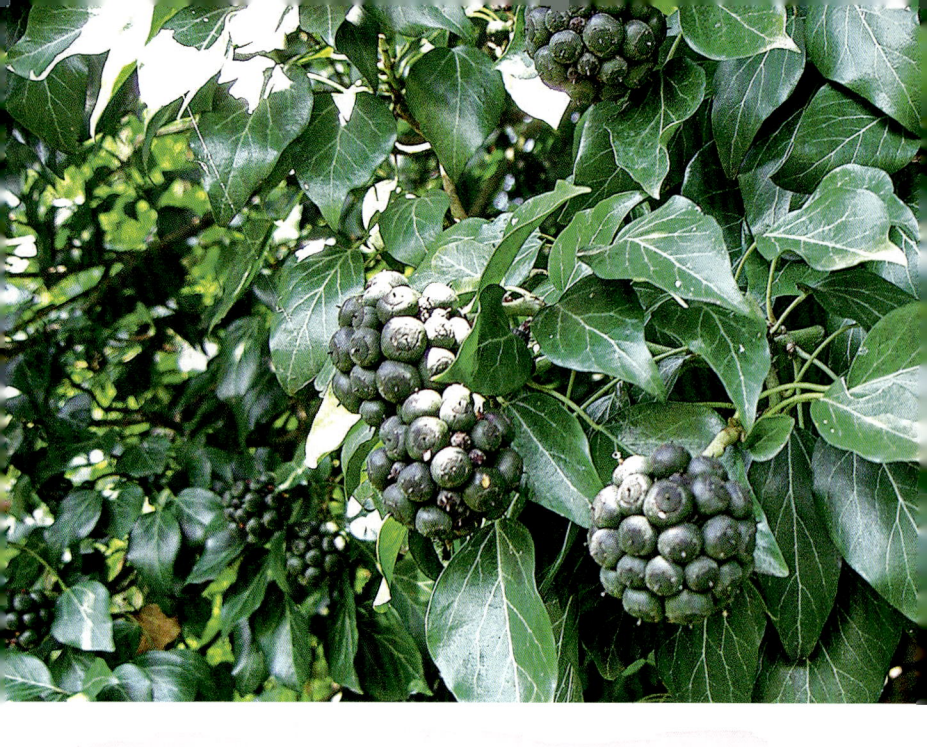

Efeu

Hedera helix — Araliengewächse — September – November — H bis zu 20 m

MERKMALE: Strauch. Immergrün, mit Haftwurzeln an Bäumen und Mauern kletternd. Blätter an nicht blühenden Teilen 3- bis 5-lappig, am Grund herzförmig, an blühenden Trieben länglich oval, ungeteilt, Oberseite glänzend dunkelgrün mit oder ohne weißliche Zeichnung. Blüten gelbgrün mit gelben Staubbeuteln in einfacher Dolde. Beeren blauschwarz, reifen von Februar bis April.
VORKOMMEN: Feuchte, schattige Wälder, Steinbrüche, Mauern, überall.
VERWECHSLUNG: Keine.

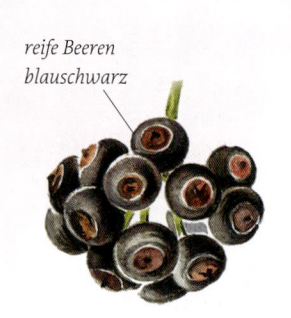

reife Beeren blauschwarz

Efeu — E

GUT BEI HUSTEN UND EIN SYMBOL FÜR LANGES LEBEN

Dieser beeindruckende Kletterer ist insgesamt schwach giftig. Besonders die Beeren enthalten Saponine, deren Wirkung sich in Übelkeit, Erbrechen und Kopfschmerzen zeigt. Da sie bitter schmecken und kratzen, besteht kaum Vergiftungsgefahr. Auch die Blätter schmecken gar nicht gut, eher fade, ein wenig bitter, leicht schleimig und kratzen ebenfalls im Hals.

FRIEDEN FÜR DIE BRONCHIEN

Die Saponine im Efeu machen ihn zu einer Hustenpflanze. Sie lösen den zähen Schleim in der Lunge und helfen, ihn abzuhusten. Zusammen mit Flavonoiden und Glykosiden lösen sie Krämpfe bei Asthma und Keuchhusten. Reizhusten verliert seinen Reiz und Entzündungen klingen ab. Efeutropfen sollten Sie wegen der leichten Giftigkeit der Blätter in der Apotheke kaufen. Ungewöhnlich für Landpflanzen ist, dass Efeu auch Jod enthält. Deswegen wird er in der Homöopathie bei einer leichten Unterfunktion der Schilddrüse verwendet.

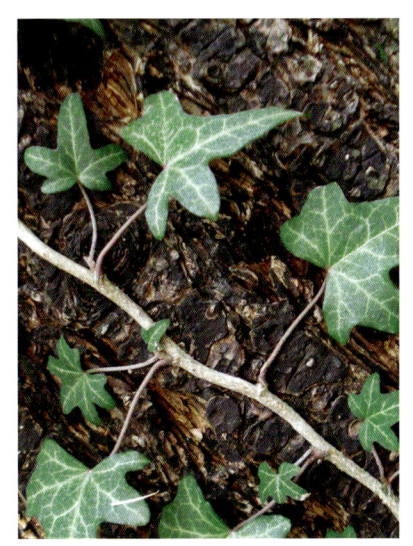

Für diesen »Haftkletterer« gibt es keinerlei Hindernisse.

Efeu-Extrakt gegen Cellulite

Efeu-Blätter können Sie zu jeder Jahreszeit pflücken. Nehmen Sie nur so viele, wie Sie gerade brauchen. Kochen Sie 1 Handvoll davon in 300 ml Wasser 10 Minuten lang. In diesen Absud tauchen Sie eine Kompresse oder Mullwindel, drücken sie aus und legen sie als Umschlag auf die von Cellulite betroffenen Hautpartien. Decken Sie alles mit einem warmen, trockenen Handtuch ab. 10–20 Minuten Einwirkzeit genügen. Diese Packung entspannt, entschlackt die Haut und macht sie geschmeidig.

SYMBOL EWIGER LEBENSKRAFT

Hedera kommt aus dem Griechischen und bezieht sich auf das Festsitzen auf einer Unterlage. *Helix* bedeutet *Spirale*. Auf Deutsch nannte man ihn auch *Baumwürger* und *Mauerwurz*, weil er in Bäume klettert und Mauern begrünt. Wegen des immergrünen Laubs und der langen Lebensdauer wurde die Pflanze zum Symbol für die ewige Liebe, die Hochzeit wie Tod überdauert. Hippokrates, der berühmte Arzt des Altertums, sah in der Pflanze die ewige Lebenskraft. Efeu symbolisiert auch Geselligkeit, Heiterkeit und Freundschaft. Die Griechen trugen Efeukränze auf dem Kopf und glaubten, so den Wein des Efeugottes Dionysos besser zu vertragen.

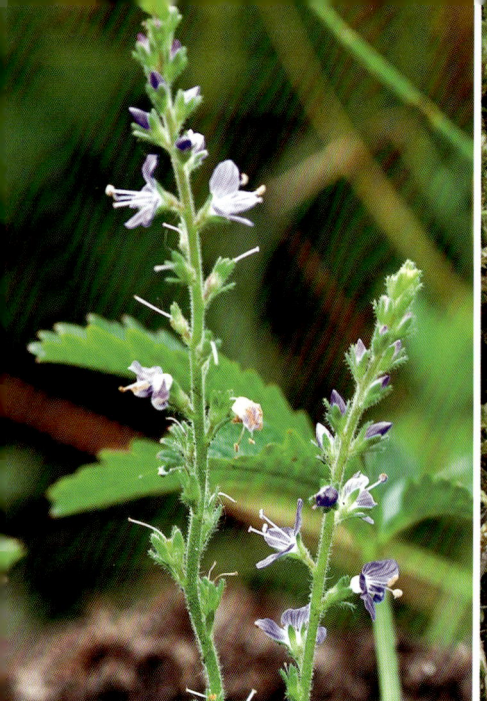

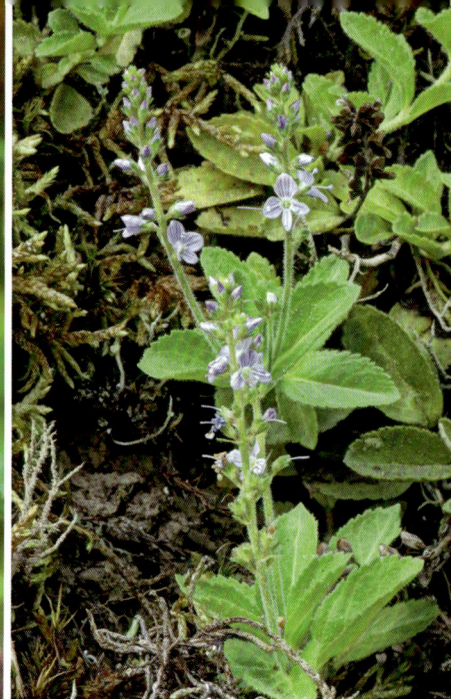

Echter Ehrenpreis

Veronica officinalis — Wegerichgewächse (Rachenblütler) — Mai – Juli — H 10–20 cm

MERKMALE: Staude. Stängel niederliegend, fast holzig, behaart. Blütenstände aufrecht. Blätter eiförmig, fein gezähnt, kurz gestielt. Blüten blassblau, 6–7 mm breit, in langen, gestielten, dichten Blütenkerzen, dunkel geädert.

VORKOMMEN: Magerweiden, Wegböschungen, Heiden, Laub- und Nadelwälder.

VERWECHSLUNG: Gamander-Ehrenpreis *(Veronica chamaedrys)*. Wächst meist in Wiesen, bis zu 30 cm hoch, Blätter größer, Blüten tiefblau, an langen Stielen in Trauben in den oberen Blattachseln. Ergibt einen wohlschmeckenden Tee, der die Nerven stärkt. Jung essbar.

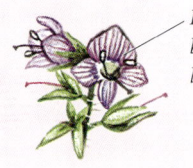

Blüten symmetrisch, blasslila mit dunklen, lilafarbenen Streifen

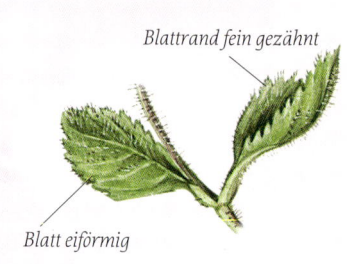

Blattrand fein gezähnt

Blatt eiförmig

Ehrenpreis — E

BLAUE AUGEN AUF DEM WALDBODEN

Diese Ehrenpreis-Art ist in unseren Wäldern selten geworden. Und gerade deswegen hat sie etwas Besonderes, wenn sie mit ihren fröhlichen blauen Blütenaugen aus dem sonst kargen Waldboden emporblickt. Dabei ist sie zäh und so ausdauernd, dass sogar im Winter ihre Blätter grün bleiben.

WIR SOLLTEN SIE EHREN UND PREISEN

Sammeln Sie das blühende Kraut ohne Wurzeln und trocknen Sie es im Schatten. Für einen Tee verwenden Sie $^1/_2$ TL des getrockneten Krauts, übergießen es mit 250 ml heißem Wasser und lassen es 5 Minuten ziehen. Dieser Tee wurde in vergangenen Jahrhunderten für seine blut- und leberreinigende Wirkung sehr geschätzt. Er galt als Allheilmittel bei Magen-Darm-Störungen, Beschwerden der Atemwege, bei Nervosität und geistiger Überanstrengung. Bisher konnten diese Wirkungen nicht belegt werden. Dennoch können »Kopfarbeiter« und Menschen, die ihren Tag vor dem Computer zugebracht haben, diesen Tee am Abend trinken. Er hilft abzuschalten und den Tag hinter sich zu lassen. Sie können ihn auch bei allen Arten von Hautleiden, Juckreiz, Akne und kleinen Wunden verwenden. Waschen Sie die betroffenen Stellen mit dem Tee oder machen Sie Umschläge – und trinken zusätzlich 2–3 Tassen Tee pro Tag. Und wer mag, kann es ausprobieren: Früher glaubte man, Ehrenpreis mache berauschte Leute wieder nüchtern.

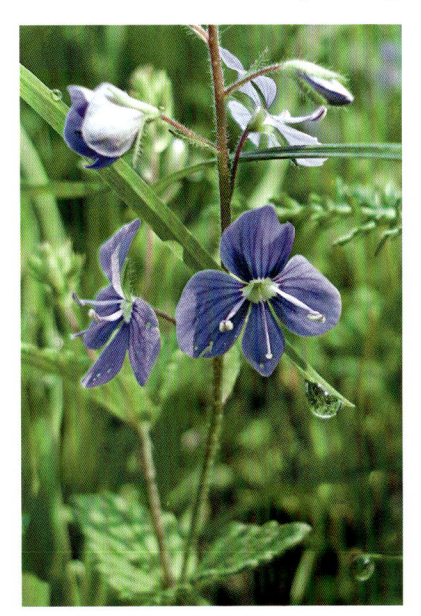

Dunkelblaue Blüten mit dunklen Streifen und weißem Schlund schmücken den Gamander-Ehrenpreis.

EHRENPREIS – DIE »EINZIG WAHRE HEILPFLANZE«

Vera unica – die *einzig wahre Heilpflanze* wurde sie genannt. *Officinalis* erzählt davon, dass sie eine alte Apothekerpflanze ist. Den *Ehrenpreis* erhielt sie, weil sie – auf Empfehlung eines Schäfers – einen französischen König von lästigen Hautausschlägen befreite, dessen Ärzte keine Lösung mehr wussten. Die Holsteiner nannten sie *Sta up un ga weg (Steh auf und gehe weg)* – weil sie vielen Gichtkranken die Bewegungsfähigkeit zurückgegeben hatte.

Hautkur gegen Akne

Übergießen Sie 1 Handvoll Ehrenpreis-Kraut mit 500 ml Wasser und lassen Sie alles 20 Minuten lang zugedeckt ziehen. Mit diesem Extrakt reinigen Sie das Gesicht und massieren die Flüssigkeit immer wieder in die Haut ein.

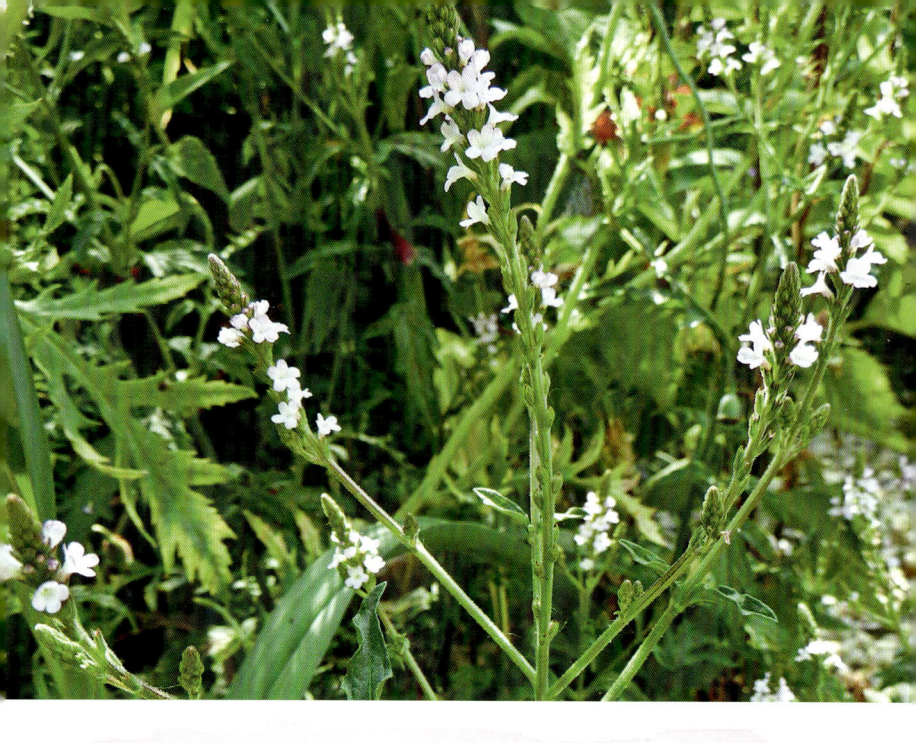

Echtes Eisenkraut

Verbena officinalis — Eisenkrautgewächse — Juli – Oktober — H 20–70 cm

MERKMALE: Staude. Stängel hart, steil, rau, 4-kantig, nach oben offen verästelt. Blätter und Stängel behaart. Blätter gegenständig, unten kurz gestielt, oben sitzend, mit gesägten Zipfeln. Blüten 5 mm groß, blassblau bis rötlich, in Ähren am Ende des Stängels. Kelch 4- bis 5-zählig. Fruchtknoten zerfällt in 4 Samen. Fortpflanzung über Wurzelausläufer.

VORKOMMEN: Hecken, Wegränder, Schuttplätze mit verdichtetem Lehmboden.

VERWECHSLUNG: Begriffsverwirrung entsteht durch die Namen: *Verveine* oder *Verbene* ist in Frankreich und der Schweiz ein Tee aus dem duftenden Zitronenstrauch *(Aloysia citriodora)*. Dessen Blätter sind länglich lanzettlich und glatt. Die Pflanze ist nicht winterhart. Ihre Blätter ergeben einen sehr erfrischenden Tee.

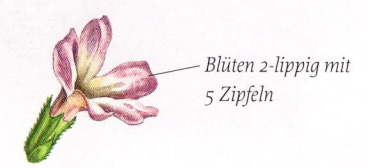

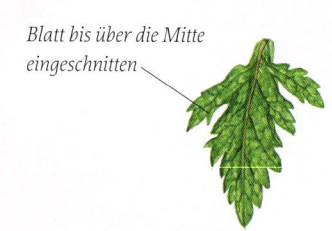

Blüten 2-lippig mit 5 Zipfeln

Blatt bis über die Mitte eingeschnitten

Eisenkraut — E

FÖRDERT DIE LIEBE UND HILFT BEI DER GEBURT

Eisenkraut regt die Produktion des Hormons Oxytocin im Hypophysenhinterlappen an. Oxytocin ist das »Kuschelhormon« und spielt eine Rolle im Sexualverhalten. Die Pflanze hilft auch bei der Einleitung der Geburt und fördert die Bildung der Muttermilch in der Stillzeit. Vorsichtshalber sollte man sie nicht in der Schwangerschaft verwenden.

STÄRKUNG FÜR HAUT UND SCHLEIMHAUT

Schneiden Sie die Pflanze zu Beginn der Blütezeit eine Handbreit über dem Boden ab und trocknen Sie sie in hängenden Büscheln. Da die Stängel hart »wie Eisen« sind, dauert es fast 3 Wochen, bis sie richtig gut durchgetrocknet sind. Für den Tee übergießen Sie 1 TL getrocknete Pflanze mit 250 ml kochendem Wasser und lassen ihn 5 Minuten ziehen. Der Tee löst zähen Schleim bei Bronchitis, hilft bei lästigem Räuspern und Problemen mit den Nebenhöhlen. Kompressen mit kaltem Tee helfen bei bakteriellen Entzündungen der Haut, Ekzemen und Sonnenbrand sowie bei Windeldermatitis. Bei Cellulite massieren Sie konzentrierten Eisenkraut-Tee regelmäßig

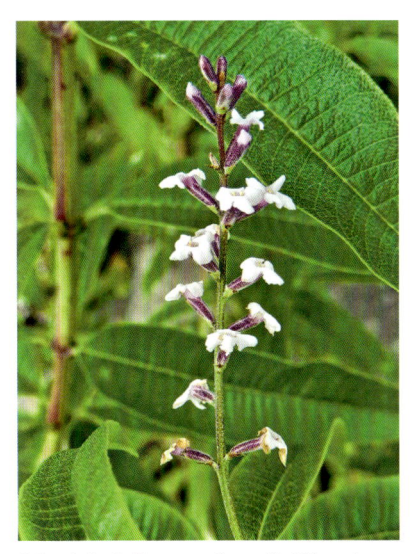

Schon beim Reiben verströmen die Blätter des Zitronenstrauchs einen erfrischenden Duft.

in die Haut ein – das entwässert und strafft das Gewebe. Eine Komposition aus Iridoiden, Flavonoiden, Kaffeesäure-Derivaten, Gerbstoffen, Bitterstoffen, Triterpenen und Beta-Sitosterol ist für die Wirkung dieser Heilpflanze verantwortlich.

SORGT FÜR EINEN FRÖHLICHEN ABEND

Verbena bedeutet *Altarsteinfeger*. Die Druiden säuberten mit der Pflanze Altar- und Opfersteine und trugen Kränze aus diesem *Druidenkraut*. Die Römer fegten damit die Altäre Jupiters. Als *Wundkraut* heilte es Verletzungen, die durch Eisenwaffen verursacht worden waren. Liebe, Zuneigung, Geld und Glück waren demjenigen sicher, der sich mit dem *Wunschkraut* einrieb. Als *Diplomatenkraut* hilft es, Konflikte friedlich zu lösen. Werden Tische und Bänke mit Eisenkraut-Wasser besprengt, wird es für alle Gäste ein vergnügter Abend.

Vom Tun zum Sein

Vervain heißt die Essenz aus dem Eisenkraut bei den Bach-Blüten. Sie hilft all denjenigen, die über ihre Kräfte hinweggehen und sich im Übereifer für eine gute Sache verausgaben. Edward Bach: »Vervain lehrt uns, dass die großen Dinge eher durch das Sein als durch das Tun erreicht werden.«

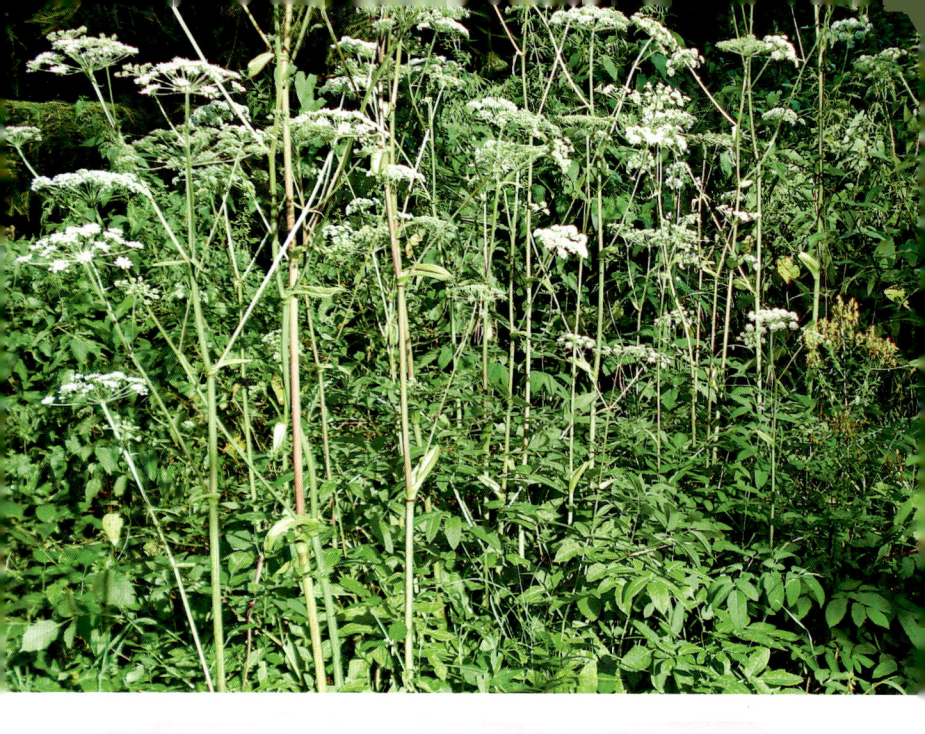

Wald-Engelwurz

Angelica sylvestris — Doldenblütler — Juli – September — H 50–200 cm

MERKMALE: Staude. Stängel hohl, rund, weiß bereift. Blätter 2- bis 3-fach fiederteilig, Blättchen breit, gezähnt, Blattscheiden bauchig aufgeblasen. Blüten weiß oder rötlich, Hüllblätter 1–3 oder fehlend, Hüllchenblätter borstenähnlich, in halbkugeliger Dolde. Samen elliptisch, mit flügelförmigen Randrippen.
VORKOMMEN: Berg- und Auenwälder, Nasswiesen, Ufer, Wegränder.
VERWECHSLUNG: Wiesen-Bärenklau (*Heracleum sphondylium*). Stängel steif borstig behaart, kantig gefurcht. Blätter buchtig gelappt, grob gezähnt, oberseits steif behaart. Blüten weiß, gelbgrün oder rosa, Randblüten nach außen stark vergrößert. Samen oval, kahl, ringsum breit geflügelt. Die Pflanze kann bei empfindlichen Menschen Hautirritationen verursachen.

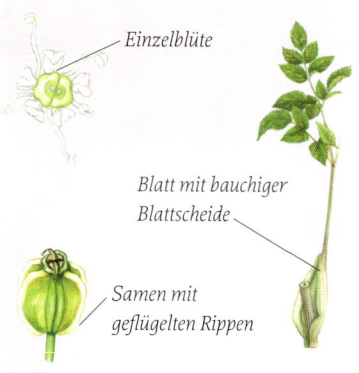

Einzelblüte

Blatt mit bauchiger Blattscheide

Samen mit geflügelten Rippen

Engelwurz — **E**

EINE HEILPFLANZE AUS DEM HOHEN NORDEN

Wie die noch stattlichere Arznei- oder Erz-Engelwurz *(A. archangelica)* zählt sie zu den ältesten Heilpflanzen Nordeuropas. In Skandinavien wurden beide im 12. und 13. Jahrhundert angebaut. Wild wachsende Pflanzen stehen unter Naturschutz. Die Lappländer wussten es noch: Besonders hoch ist der Anteil an ätherischen Ölen, wenn Engelwurz und Brennnesseln zusammen wachsen.

STÄRKT DEN GANZEN MENSCHEN

Ätherische Öle, Bitterstoffe, Flavone, Cumarine, Gerbstoffe, Harze und Zucker sind die Wirkstoffkombination in der Wurzel. Gemeinsam fördern sie die Verdauung, aktivieren Magen, Galle und Bauchspeicheldrüse und steigern die Durchblutung der inneren Organe. Engelwurz stärkt die Abwehrkräfte bei Fieber und Grippe, befreit Lunge und Bronchien von Husten, sorgt für freie Nasen und gut belüftete Nasennebenhöhlen. Sie ist eine Wohltat für Menschen, die leicht frieren. Bereiten Sie sich ein Wurzel-Bad in Zeiten erhöhter Ansteckungsgefahr oder bei rheumatischen

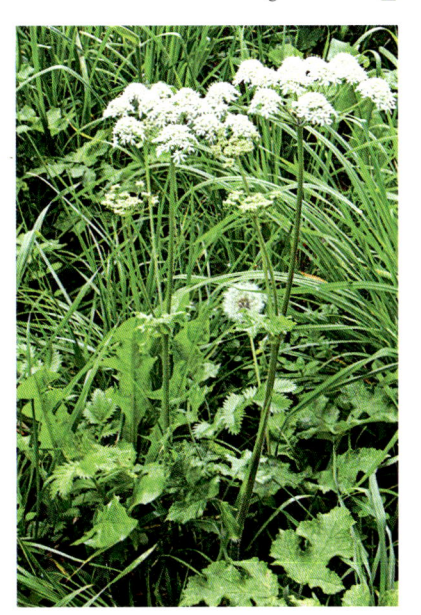

Der Wiesen-Bärenklau ist behaart, der Stängel gerillt und seine Blätter sind gebuchtet.

Schmerzen. Bringen Sie 2 Handvoll der getrockneten Wurzel in 2 Liter Wasser zum Kochen und lassen Sie alles 10 Minuten zugedeckt ziehen. In der Zwischenzeit lassen Sie das Badewasser ein und gießen dann den Absud durch ein Sieb dazu. Ruhen Sie mindestens 30 Minuten nach. Da die Engelwurz die verspätete Menstruation in Gang bringen kann, sollten Sie sie in der Schwangerschaft nicht verwenden.

DIE WILDE WURZEL DER ENGEL

Angelica ist die *Engelhafte*. *Sylvestris* ist die *im Wald* oder *wild wachsende* Pflanze. Einer Legende nach hat der Erzengel Michael die heilende Wirkung dieser Pflanze einem Eremiten verraten. Sie wurde auch *Heiligenbitter* und *Heiliggeistwurzel* genannt. *Brustwurz* erinnert an die wohltuende Wirkung auf die Atemwege.

Für eine entspannte Autofahrt

Die Blüten vermitteln Sommer, Sonne und Leichtigkeit, beleben und inspirieren gleichzeitig und verführen zum tiefen Durchatmen. Zerstoßene Blätter wirken über ihren Duft gleich zweifach: Im Auto sorgen sie für gute, frische Luft, zum Beispiel im Stau auf der Fahrt in die Sommerferien. Gleichzeitig wirken sie gegen die Reisekrankheit.

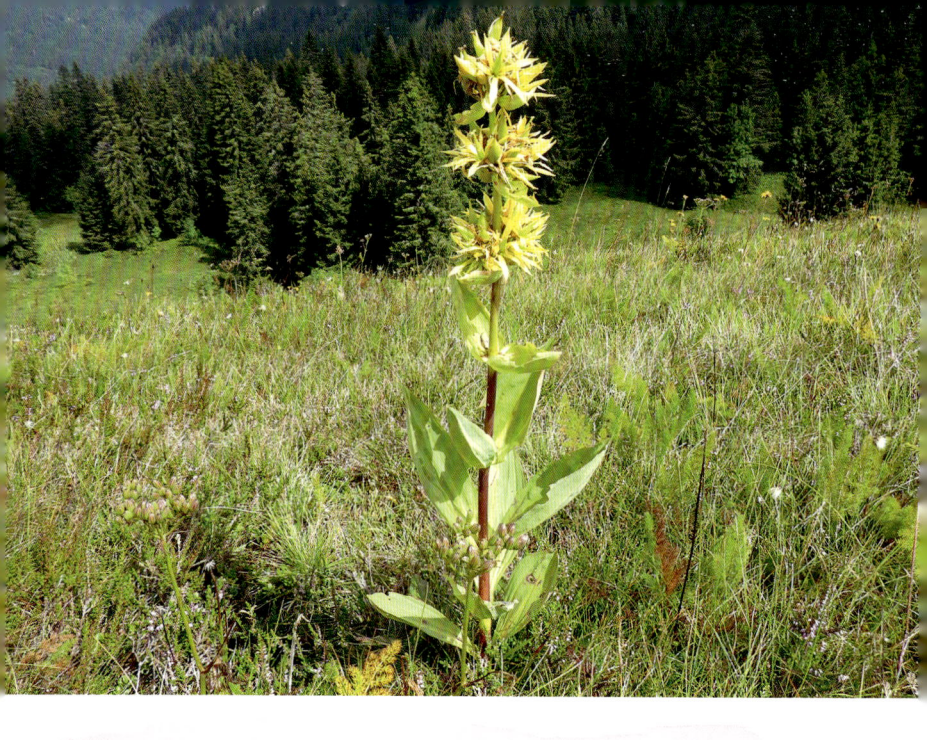

Gelber Enzian

Gentiana lutea — Enziangewächse — Juni – August — H 50–120 cm

MERKMALE: Staude. Stängel rund, aufrecht, unverzweigt, hohl. Blätter breit lanzettlich, gegenständig, bis zu 30 cm lang, bläulich grün, untere gestielt, obere stängelumfassend. Blüten gelb, zu 3–10 in den Achseln der oberen Blattpaare, 5–7 Kronblätter. Frucht eine Kapsel.

VORKOMMEN: Alpweiden, Latschen- und Trockengebüsche, im Gebirge.

VERWECHSLUNG: Weißer Germer (*Veratrum album*). Bis zu 180 cm hoch, Blätter unterseits flaumig behaart, schraubig angeordnet, entlang der parallelen Nerven in Längsrichtung gefaltet. Blüten gelblich grün, Blütenstand eine dichte, endständige Rispe. Die Pflanze ist in allen Teilen giftig.

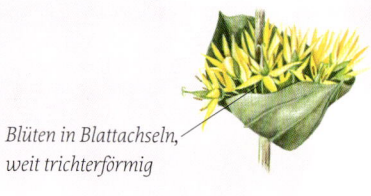

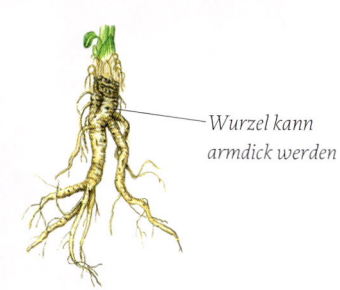

Blüten in Blattachseln, weit trichterförmig

Wurzel kann armdick werden

Enzian — E

EIN FALL FÜR WURZELGRÄBER

In den etwa 70 Jahren eines Enzian-Lebens wird die Wurzel dieser Pflanze so dick wie ein kräftiger Arm und bis zu 1 m lang. Sie wiegt dann mehrere Kilogramm. Sie ist leicht zu ernten und durch übermäßiges Sammeln relativ schnell auszurotten. Deswegen steht Enzian mittlerweile unter Naturschutz. Für die Schnapsbrennerei und zu arzneilichen Zwecken wird er heute angebaut. Nur der gelb blühende Enzian wird medizinisch verwendet.

BITTER – FÜR EINE GUTE VERDAUUNG

Enzian ist die bitterste unter allen einheimischen Heilpflanzen. Einige seiner Bitterstoffe schmecken noch in einer Verdünnung von 1:58 Millionen bitter. Sie regen den gesamten Stoffwechsel an, fördern die Produktion von Speichel- und Magensaft und sorgen für eine bessere Durchblutung des gesamten Verdauungstraktes. Auch als Tee entfaltet der Enzian seine Wirkung. Besorgen Sie sich Enzian-Wurzel in kleinen Stücken im Kräuterhandel und kauen Sie sie wie Kaugummi. Das schmeckt zuerst ein bisschen bitter, aber Sie werden das Bittere lieb gewinnen. Für den Tee nehmen Sie so viel – oder besser so wenig – Wurzel, wie Sie mögen, und übergießen sie mit 250 ml kaltem Wasser. Diesen Ansatz lassen Sie etwa 8 Stunden, am besten über Nacht, stehen. Dann sieben Sie ihn ab, erwärmen ihn auf Trinktemperatur und trinken den Tee ungesüßt 15–30 Minuten vor dem Essen. Ein wenig Kardamom oder Ingwer geben dem Bitteren etwas Würze. Der Tee regt die Funktion von Magen, Leber, Galle und Bauchspeicheldrüse an. Er stärkt auch das Immunsystem bei entzündlichen Magen-Darm-Erkrankungen.

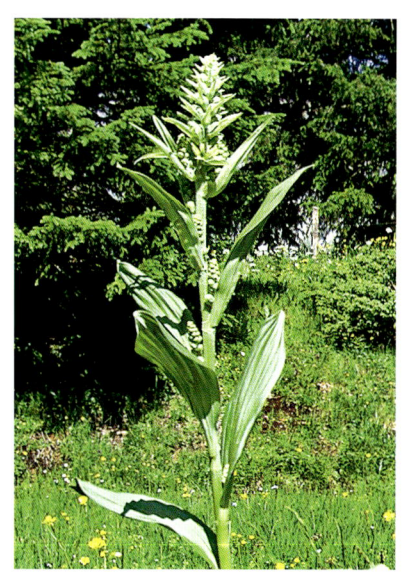

Der Weiße Germer ist sehr giftig und findet nur homöopathische Anwendung.

LEUCHTENDES GELB GEGEN ALLE KRANKHEITEN

Ein König mit Namen *Gentius* aus der Gegend des heutigen Albanien soll als Erster die Enzian-Wurzel gegen die Pest verwendet haben. *Luteus* heißt *gelb*. Enzian wurde aus dem botanischen Gattungsnamen *Gentiana* eingedeutscht.

Eine Essenz, die optimistisch stimmt

Für die Bach-Blütenessenz *Gentian* verwendete Edward Bach eine andere Enzian-Art, den rötlich violett blühenden Bitteren Fransen-Enzian *(Gentiana amarella)*. *Gentian* ist die Essenz für alle, die das Glas eher halb leer als halb voll sehen. Sie schenkt Vertrauen in die konstruktiven Kräfte im Leben.

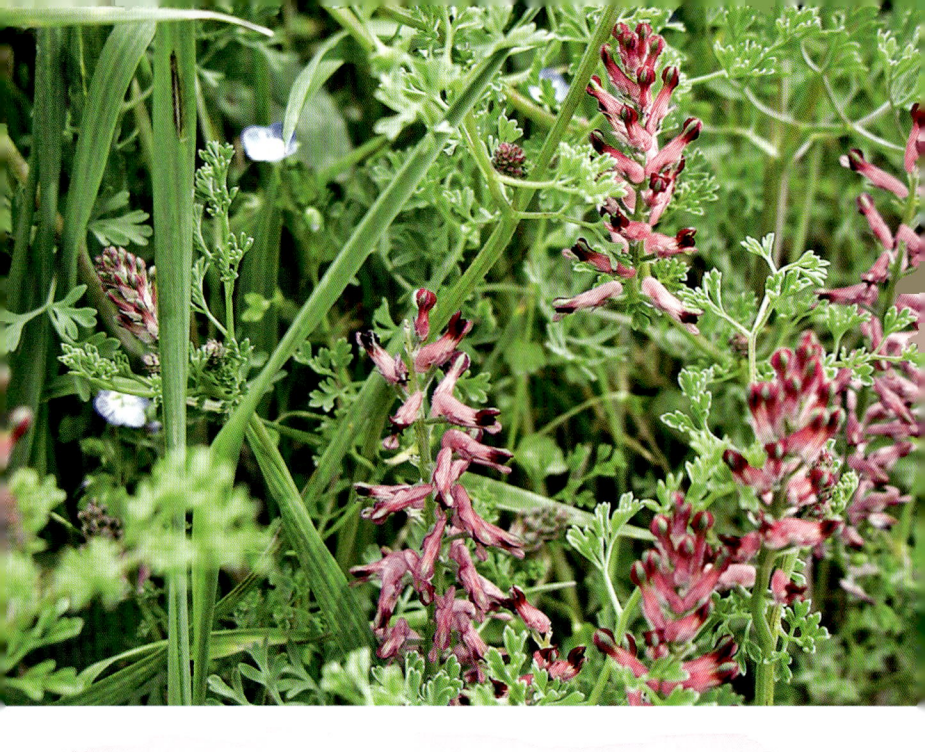

Gewöhnlicher Erdrauch

Fumaria officinalis — Erdrauchgewächse — April – Oktober — H 10–30 cm

MERKMALE: Einjährig. Zierliche, kahle Pflanze ohne Milchsaft. Stängel aufrecht bis aufsteigend. Blätter blaugrün bereift, doppelt fein gefiedert. Blüten purpurrot mit fast schwarzer Spitze und grünem Kiel, Krone 6–9 mm lang, oberes Kronblatt gespornt, in aufrechten Trauben zu 20–40, Kelchblätter schnell abfallend. Früchte kugelig, trocken, runzlig.
VORKOMMEN: Nährstoffreiche, lehmige Böden, Äcker, Weinberge, Wege, Schuttplätze.
VERWECHSLUNG: Keine.

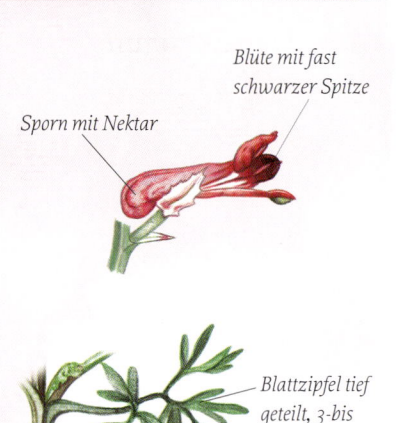

Blüte mit fast schwarzer Spitze

Sporn mit Nektar

Blattzipfel tief geteilt, 3- bis 4-mal so lang wie breit

Erdrauch — E

EINE RARITÄT

Der Erdrauch ist selten geworden auf unseren überdüngten Äckern. Noch vor wenigen Jahrzehnten überzog er die abgeernteten Stoppelfelder so dicht mit seinen blaugrüngrauen Blättern, dass es aussah, als würde nach einer feuchten Nacht Rauch aus ihnen aufsteigen.

REGULIERT DEN GALLEFLUSS

Erdrauch ist verwandt mit den Mohngewächsen und enthält in geringen Mengen (0,1 %) das Alkaloid Fumarin. Dieses reguliert den Gallefluss, indem es die zu geringe Ausscheidung von Galleflüssigkeit fördert und eine zu hohe Ausscheidung bremst. Gleichzeitig entkrampft es die Gallenwege und den gesamten Magen-Darm-Trakt. Die Pflanze wird gerne bei Migräne verwendet, deren Ursache in einer gestörten Leber- und Gallenfunktion liegt. Außerdem enthält sie Fumarsäure, die den Hautstoffwechsel bei Schuppenflechte (Psoriasis) und Ekzemen fördert. Da Erdrauch eine anerkannte Arzneipflanze ist, können Sie verschiedene Präparate in der Apotheke kaufen.

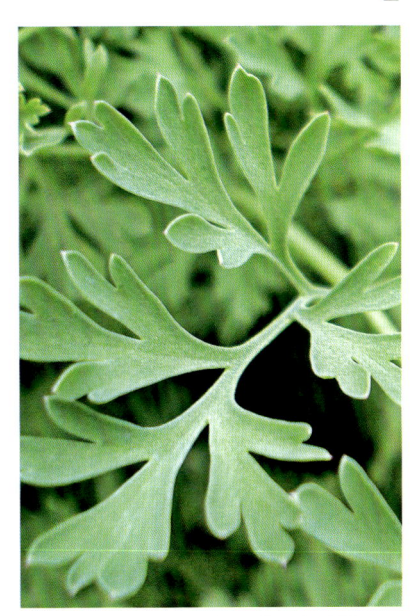

Die blaugrünen Blätter des Erdrauchs fühlen sich sehr glatt an.

Tee zur Blutreinigung

Ernten Sie das blühende Kraut und trocknen Sie es vorsichtig im Schatten. Setzen Sie 1 TL getrocknetes oder 2 TL frisches Erdrauch-Kraut in ½ Liter kaltem Wasser an und lassen Sie es über Nacht stehen. Trinken Sie den Kaltansatz schluckweise über den Tag verteilt. Er schmeckt nach Rauch und hilft bei krampfartigen Beschwerden der Gallenblase und des Verdauungstraktes. Trinken Sie ihn auch bei Ekzemen oder Schuppenflechte, waschen Sie damit die Haut und machen Sie Kompressen.

REINIGENDER RAUCH

Fumaria leitet sich vom lateinischen *fumus* – Rauch – ab. Erdrauch regt offensichtlich die Fantasie an, denn es gibt für diesen Namen viele verschiedene Interpretationsvorschläge. Einer besagt, dass die schwarzen Spitzen der Blüten wie angebrannt aussehen. Ein anderer wird darauf zurückgeführt, dass der Rauch der Pflanze auf brennenden Stoppelfeldern die Augen reizt. Mit diesem Erd-Rauch soll man sich unsichtbar machen können, von schädlichen Einflüssen reinigen und drohendes Unheil abwenden. *Officinalis* zeigt an, dass wir einer alten Apothekerpflanze begegnet sind.

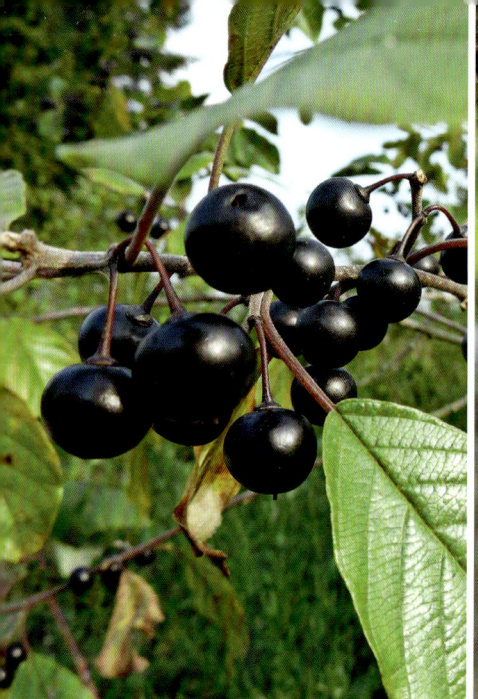

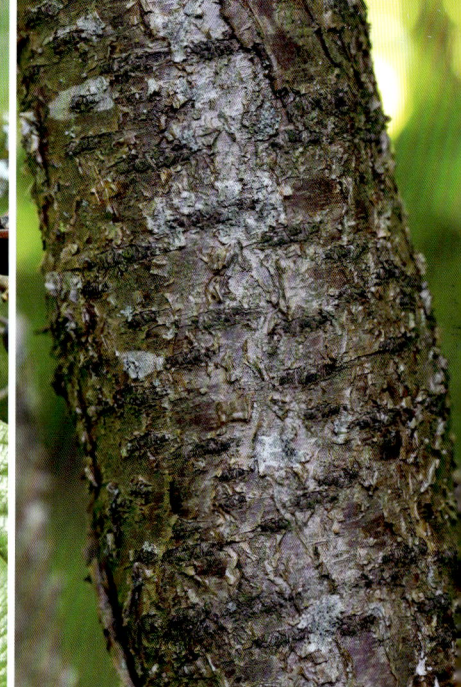

Faulbaum

Frangula alnus — Kreuzdorngewächse — Mai – Juni — H 100–300 cm

MERKMALE: Strauch. Aufrecht, dornenlos. Rinde graubraun, mit kleinen, länglichen grauen Korkwarzen übersät. Blätter wechselständig, oval bis elliptisch, ganzrandig. Blattnerven enden am Blattrand. Blüten klein, 5-zählig, grünlich weiß, zu 3–7 in den Blattachseln. Steinfrucht erbsengroß, erst rot, reif schwarz.
VORKOMMEN: Brüche, Moore und feuchte Wälder.
VERWECHSLUNG: Purgier-Kreuzdorn (*Rhamnus cathartica*), Strauch mit Dornen, Zweige fast rechtwinklig abstehend, Blattnerven enden in Blattspitze, Blüten 4- bis 5-zählig, grün. Medizinisch nicht verwendbar.

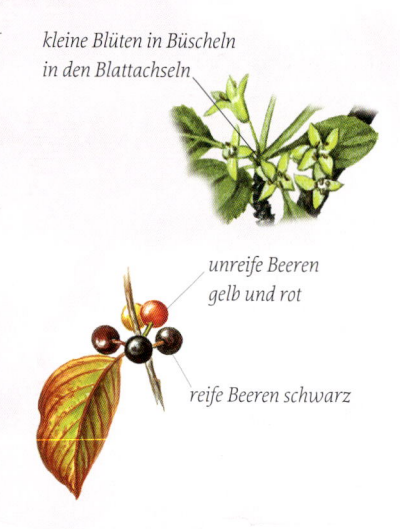

kleine Blüten in Büscheln in den Blattachseln

unreife Beeren gelb und rot

reife Beeren schwarz

Faulbaum — **F**

PURGIERMITTEL AM WEGES-RAND

»Purgieren« war im Mittelalter in Mode. Es war eine sehr drastische Methode, den Körper durch Abführen und Erbrechen zu reinigen. Dabei half dieser unscheinbare Busch vom Wegesrand. Besonders heftig wirken ungenügend gelagerte Rinde und die Beeren. Vor allem Kinder probieren immer wieder die gelb bis roten, später schwarzen Beeren und leiden dann unter Übelkeit, heftigem Erbrechen und Durchfall.

RÄUMT DEN DARM AUF

Für die arzneiliche Verwendung zieht man die Rinde der jungen Zweige im Frühjahr ab und trocknet sie. Erst durch diese Trocknung wird sie verträglich. Sie muss ein ganzes Jahr lang gelagert oder unter Luftzufuhr 2 Stunden auf 200 °C erhitzt werden, damit sich die abführend wirkenden Stoffe (Anthranoide) bilden und die Giftwirkung verschwindet. So aufbereitet oder »gereift« wirkt sie bei Verstopfung und Darmträgheit mild bis mittelstark abführend. Die Wirkung von Faulbaum-Rinde hält mehrere Tage an, erschöpft aber nicht – wie andere Abführmittel – die Darmmuskulatur. Die Rinde wird heute nur noch kurzfristig bei Verstopfung angewandt und ist nicht für den Dauergebrauch zu empfehlen.

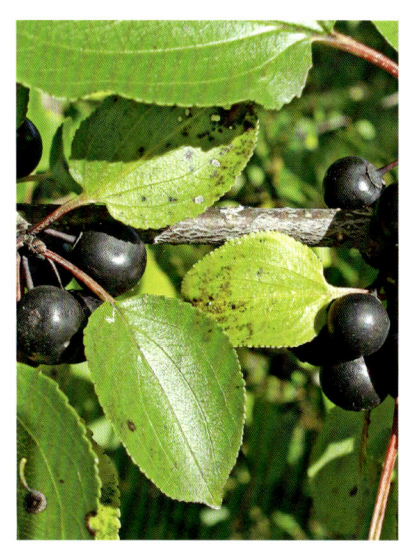

Der Purgier-Kreuzdorn ist an den Dornen und den fast parallelen Blattnerven zu erkennen.

Kaltauszug mit milder Wirkung

Wer die Wirkung des Faulbaums ausprobieren möchte, macht sich aus gereifter Rinde (siehe oben) einen Kaltauszug. Übergießen Sie morgens 1 TL voll davon mit 250 ml kaltem Wasser und lassen Sie alles bei Zimmertemperatur tagsüber stehen. Am Abend filtrieren Sie es ab und trinken den Tee schluckweise vor dem Schlafengehen. Die Wirkung tritt etwa 8 Stunden später ein. Eine Kombination mit Kümmel oder Pfeffer-Minze beruhigt die Darmwand.

BRÜCHIGES HOLZ MIT ERLEN-ÄHNLICHEN BLÄTTERN

Frangula kommt aus dem Lateinischen, bedeutet *brechen*. Gemeint ist damit das spröde Holz. *Alnus* bezieht sich auf die Blätter, die denen der Erle *(Alnus)* ähnlich sehen. *Faulbaum* beschreibt den fauligen Geruch der jungen Rinde. *Pulverholz* hieß dieser Busch auch, weil seine trockenen Zweige früher zur Herstellung von Schießpulver verwendet wurden. Um das Jahr 1300 bestand Schießpulver aus 75 % Salpeter, 15 % Holzkohle (gewonnen aus den Zweigen des Faulbaums) und 10 % Schwefel.

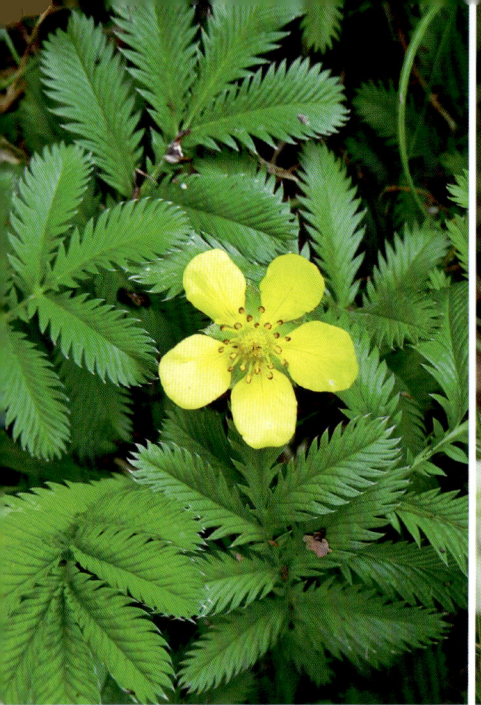

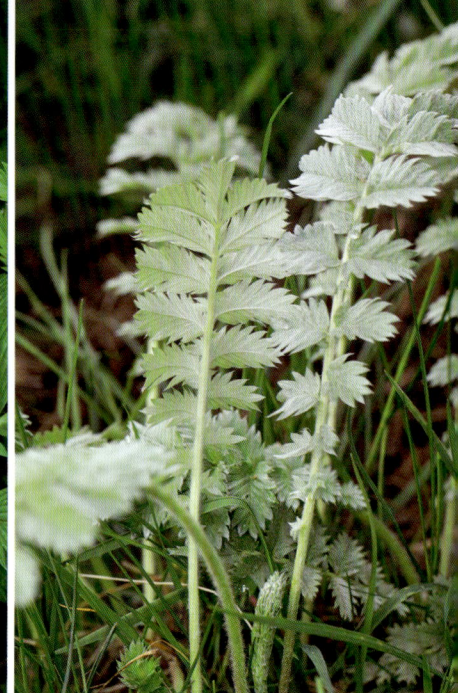

Gänse-Fingerkraut

Potentilla anserina — Rosengewächse — Mai – August — H 10–30 cm

MERKMALE: Stängel kriechend, an den Knoten wurzelnd. Bildet grundständige Blattrosetten. Blätter unpaarig gefiedert, aus 6–10 Teilblättchen, die Unterseite silbrig-seidig behaart, Oberseite weniger behaart, dunkelgrün, Blättchen gezähnt, Zwischenblättchen klein, oft auf 1 Zahn reduziert. Blüten 2–3 cm breit, Kronblätter gelb, doppelt so lang wie die Kelchblätter, einzeln auf bis zu 10 cm langen Stielen.
VORKOMMEN: Wege, Gräben, Weiden.
VERWECHSLUNG: Kriechendes Fingerkraut *(Potentilla reptans)*. Blätter 5-zählig, tief geteilt, beiderseits dunkelgrün, Teilblätter verkehrt eiförmig, lang gestielt. Enthält Gerbstoffe. Unwirksam.

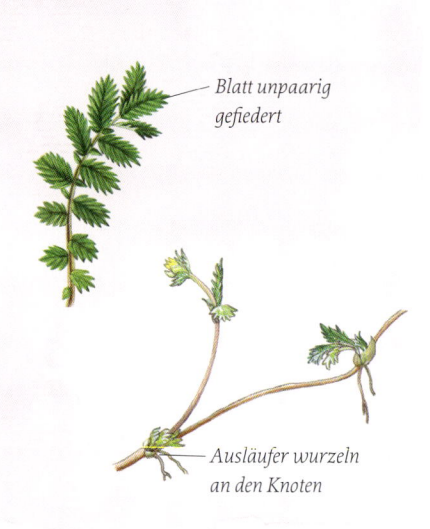

Blatt unpaarig gefiedert

Ausläufer wurzeln an den Knoten

Fingerkraut — **F**

EIN »UNTYPISCHES« FINGER-KRAUT

Auf den ersten Blick können Sie bei dieser Pflanze nicht erkennen, dass vor Ihren Füßen ein Fingerkraut wächst. Denn die Blättchen entwachsen nicht wie bei anderen Fingerkraut-Arten einer Basis – wie die Finger einer Hand – sondern sie stehen in Reih und Glied an einem aufstrebenden Stängel. Die Blüte zeigt mit ihren 5 Blütenblättern eindeutig, dass sie zu den Rosengewächsen gehört.

GEGEN VERKRAMPFUNGEN ALLER ART

Wenn es möglich ist, bereiten Sie Tee immer aus dem frischen Kraut zu. Je frischer die Pflanze, je gelber die Blüten, umso wirksamer ist er. Für einen Wintervorrat können Sie das blühende Kraut sammeln und sorgfältig trocknen. Kochen Sie 1–2 EL Gänse-Fingerkraut 10 Minuten in 500 ml einer Mischung aus Milch und Wasser (50:50), denn die krampflösenden Stoffe lösen sich leichter im Fett der Milch. Die Pflanze hat den Beinamen *Krampfkraut* und erweist diesem Namen alle Ehre. Gerbstoffe, Bitterstoffe, Flavonoide und

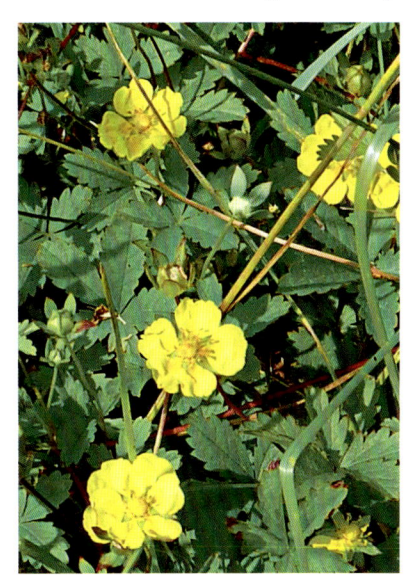

Die Blätter des Kriechenden Fingerkrauts sind tief geteilt wie die fünf Finger einer Hand.

eben dieser krampflösende Bestandteil sind verantwortlich für die Wirkung bei Krämpfen aller Art: schmerzhafter Menstruation, Migräne, Husten, Asthma, Gallenkoliken, Blähungen, Muskel- und nächtlichen Wadenkrämpfen. Bei Regelbeschwerden trinken Sie den Tee schon einige Tage vor dem Einsetzen der Menstruation.

Gesund im Mund

Für einen wässrigen Auszug übergießen Sie 1 TL getrocknete Blätter mit 250 ml heißem Wasser und lassen alles 5 Minuten ziehen. Dieser Auszug hilft auch bei Erkrankungen in der Mundhöhle. Gurgeln Sie mit diesem erkalteten Tee bei Zahnfleischbluten und Parodontose. Selbst lockere Zähne können sich wieder festigen, wenn Sie regelmäßig gurgeln.

GEFEIT GEGEN GÄNSE

Die meisten Blätter der Fingerkräuter sind 5-zählig. Da die Alten darin die Form einer Hand gesehen haben und sich in ihr die Kraft (lateinisch *potentia*) eines Menschen zeigen sollte, erhielt die ganze Pflanzengattung den Namen *Potentilla*. *Anser* bedeutet *Gans*. Der Name erzählt davon, dass Gänse alles kahl fressen, was vor ihre Schnäbel kommt. Nur das Gänse-Fingerkraut bekommen sie nicht klein – es treibt immer wieder von Neuem aus.

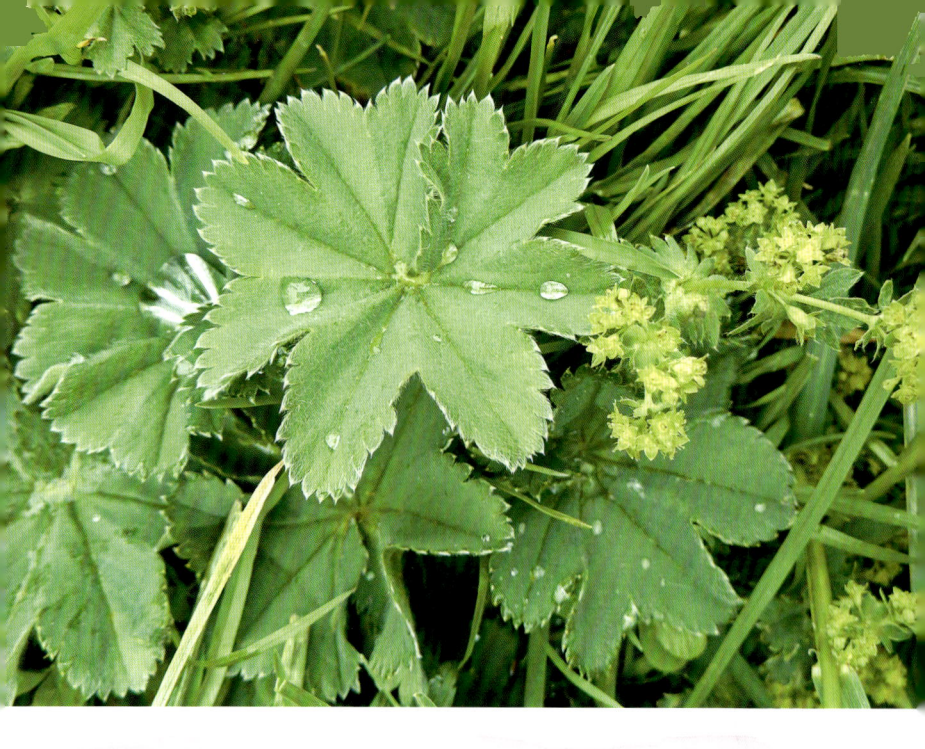

Frauenmantel

Alchemilla xanthochlora — Rosengewächse — Mai – September — H 10–50 cm

MERKMALE: Staude. Besitzt Wurzelstock. Grundblätter rund, unverkennbar tief gefaltet, 7–11 gezähnte Abschnitte, Oberseite mehr oder weniger kahl, Unterseite behaart, dennoch grün. Blüten unscheinbar, gelbgrün, gebündelt in verzweigten Blütenständen.
VORKOMMEN: Wiesen, trockene Gräben höher gelegener Regionen nördlich der Alpen.
VERWECHSLUNG: Wilde Malve (*Malva sylvestris*, S. 124). Blätter ähnlich rund, aber nicht so tief gefaltet, 3- bis 7-lappig. Blüten zu 2–6 in den Blattachseln, rosafarben. Auch eine Heilpflanze – sie pflegt die Schleimhäute.

Blüte mit 4 äußeren, 4 inneren Kelchblättern und 4 Staubgefäßen, ohne Krone

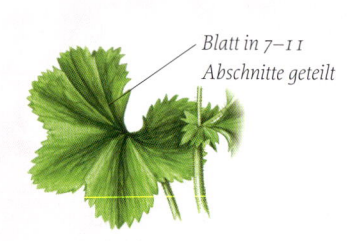

Blatt in 7–11 Abschnitte geteilt

Frauenmantel — **F**

JUNGFERNZEUGUNG MÖGLICH

Frauenmantel vermehrt sich ungeschlechtlich, d. h. er kann ohne Befruchtung keimfähige Samen bilden (Parthenogenese oder Jungfernzeugung). Weil keine Vermischung der Erbanlagen stattfindet, sehen alle Nachkommen ganz genauso aus wie die Mutterpflanze.

BEWÄHRTES FRAUENKRAUT

Ernten Sie den Frauenmantel, sobald er blüht. Das ist oft schon im Mai. Die Gerbstoffe dieser Pflanze stillen Blutungen, heilen Wunden, bremsen Durchfall und unterstützen den Körper bei der Ausscheidung von Schwermetallen. Für die Anwendung gegen Durchfall bereiten Sie einen starken Tee aus 3 TL getrockneten Blättern pro Tasse, übergießen sie mit 250 ml heißem Wasser und lassen sie nur 2 Minuten ziehen. Zur Anwendung bei allen Hormonstörungen der Frauen von der Pubertät bis zu den Wechseljahren ist ein weniger konzentrierter Tee besser geeignet. Hierzu gießen Sie nur 1 TL Blätter mit 250 ml heißem Wasser auf und lassen ihn höchstens 5 Minuten ziehen. Probieren Sie, wie Ihnen die-

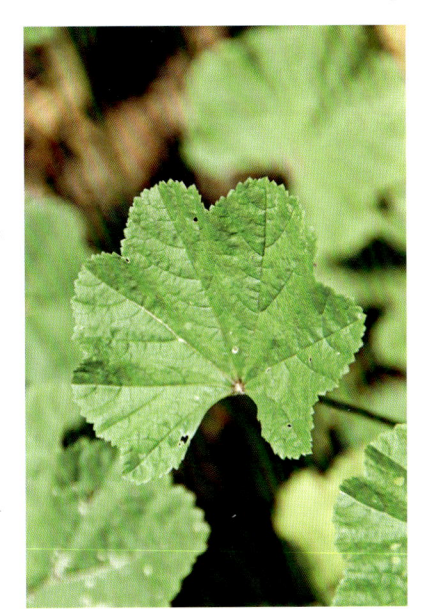

Die Blätter der Wilden Malve sind dünner und rauer als die des Frauenmantels.

ser Tee am besten schmeckt – dann hilft er auch am besten. Die Hilfe reicht von zu starker oder unregelmäßiger Menstruation mit Krämpfen bis hin zur Geburt und der Zeit danach. Bei chronischen Unterleibsbeschwerden, Pilzbefall oder unerfülltem Kinderwunsch hilft ein Sitzbad.

Urweibliches Wissen

Die Blätter lassen sich gut pressen und später auf kleine Grußpostkarten kleben. Damit können Sie einer Freundin – oder sich selbst – einen Gruß der germanischen Göttin Freya zukommen lassen. Freya ist zuständig für Glück, Liebe, Familie und Ehe und das urweibliche Wissen. Denn ursprünglich hieß der Frauenmantel Freyas Mantel. Und jede Frau, die ihn sich umlegte, begab sich in Schutz und Obhut dieser Göttin.

IM FOKUS DER ALCHEMISTEN

Alchemilla spricht noch heute von der Liebe der Alchemisten zu diesem Pflänzchen. Sie wollten das Geheimnis ergründen, wie die Pflanze selbst nach einer trockenen Sommernacht am Morgen jedes ihrer Blattzähnchen mit einem glitzernden Diamanten aus Wasser schmückt. Wer das kann, so mutmaßten sie, kenne das Geheimnis der Verwandlung von Blei zu Gold. *Xanthochlora* bedeutet *gelbgrünlich* und beschreibt die Blütenfarbe.

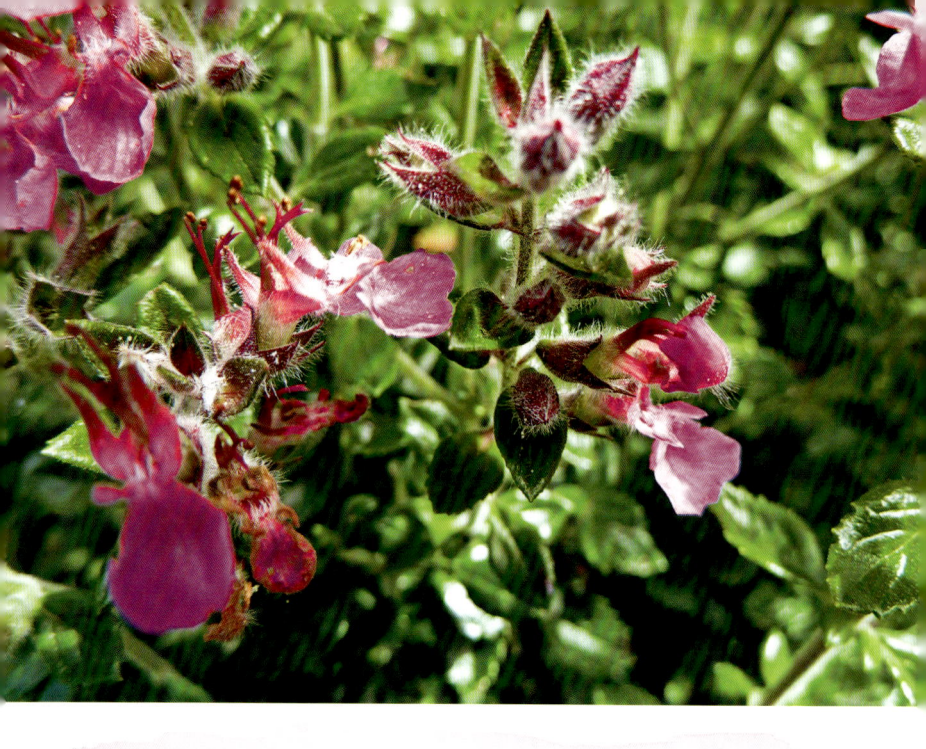

Edel-Gamander

Teucrium chamaedrys — Lippenblütler — Juni – September — H 10–30 cm

MERKMALE: Halbstrauch. Aromatisch, immergrün. Blätter gekreuzt gegenständig, eiförmig, am Rand gekerbt, sehen aus wie kleine Eichenblätter. Blüten karminrot mit starker Unterlippe, Kelch 5-zipflig, länglicher Blütenstand mit verholztem Stängel. 4 ovale Schließfrüchte.

VORKOMMEN: Heimat Mittelmeergebiet. Trockene, sonnige Standorte, Geröll, Kalkböden, Felsen, Schutthalden.

VERWECHSLUNG: Katzen-Gamander (*Teucrium marum*). Stängel behaart, Blattunterseite grau, Blüten in kugeligem Kelch, schwächer rosa, kleiner, in lockerer Ähre. Katzen lieben ihn. Hilft bei chronischem Schnupfen.

Oberlippe der Blüte klein, mit Hörnchen

Unterlippe breit

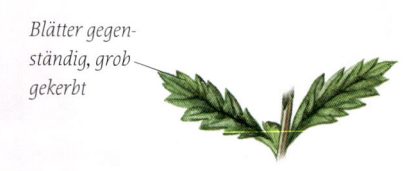

Blätter gegenständig, grob gekerbt

Edel-Gamander — G

PROBLEMATISCHER TEE

Früher empfahlen Kräuterkundige das duftende Kraut bei Verdauungsschwäche. Damals tranken Übergewichtige den Edel-Gamander in Entfettungs-Tees. Zu viel davon führte jedoch zu Leberschäden und brachte den Gamander in Verruf.

ZUM GURGELN BEI ENTZÜNDUNGEN IM MUND

Gamander ist selten geworden und steht unter Naturschutz. Freuen Sie sich, wenn Sie ihn entdecken, aber sammeln Sie ihn nicht in der Natur. Ätherisches Öl, Gerbstoffe, Bitterstoffe, Flavonoide, Cholin, Teucrein und Triterpensäuren können die Arbeit der Galle unterstützen und die Fettverdauung aktivieren. Diese Pflanze ist jedoch noch zu wenig erforscht. Um die Leber zu schonen, sollten Sie keinen aus ihr zubereiteten Tee trinken. Bei Entzündungen des Zahnfleischs, Bläschen im Mund oder Aphten können Sie jedoch mit einem dünnen Aufguss gurgeln. Dazu übergießen Sie 1 TL getrocknetes Kraut mit 250 ml kochendem Wasser und lassen den Aufguss 5 Minuten ziehen. Wer von Rheuma oder schmerzenden Gelenken geplagt ist, kann einen Essig aus frischem, blühendem Gamander zubereiten. Dafür geben Sie 1 Handvoll Kraut in 500 ml Obstessig, lassen den Ansatz unter regelmäßigem Umschütteln 14 Tage lang stehen und filtrieren dann ab. Reiben Sie morgens und abends die Gelenke mit diesem Essig ein.

VERBORGENE KRÄFTE

Es heißt, der trojanische König *Teukros* habe die Wirksamkeit des Gamanders entdeckt. *Chamaedrys* bedeutet *niedrige Eiche* und beschreibt die Form der Blätter. *Gamander* ist aus *chamaedrys* hervorgegangen. *Frauenbiss* ist ein alter Name. Maria soll hineingebissen haben – deswegen hat die Blüte fast keine Oberlippe mehr. Bei Gewitter wurde Gamander aus dem Fenster in das Freie geworfen und sollte den Blitz entmachten.

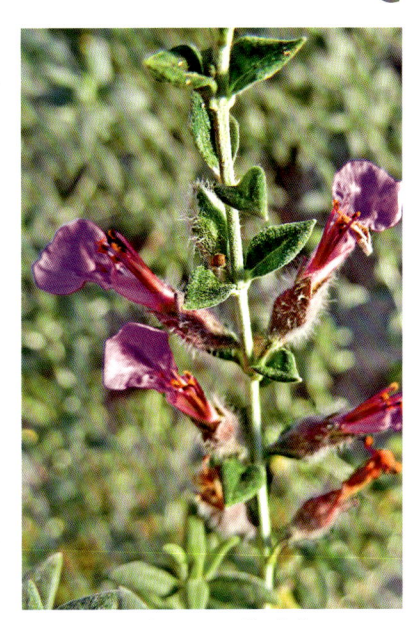

Katzen-Gamander ist grau-filzig behaart.

Balsamischer Raumduft

Blühender Gamander ist ein wunderbarer Raumbedufter. Pflanzen Sie ihn im Garten an und pflücken Sie immer wieder einige Zweige. Zerreiben Sie sie ein wenig zwischen den Händen und legen Sie sie in eine schöne Schale. Durch das Aufbrechen der Zellen verbreitet sich ein balsamisch-würziger Duft im Raum. Er bringt Zufriedenheit und Wohlgefühl.

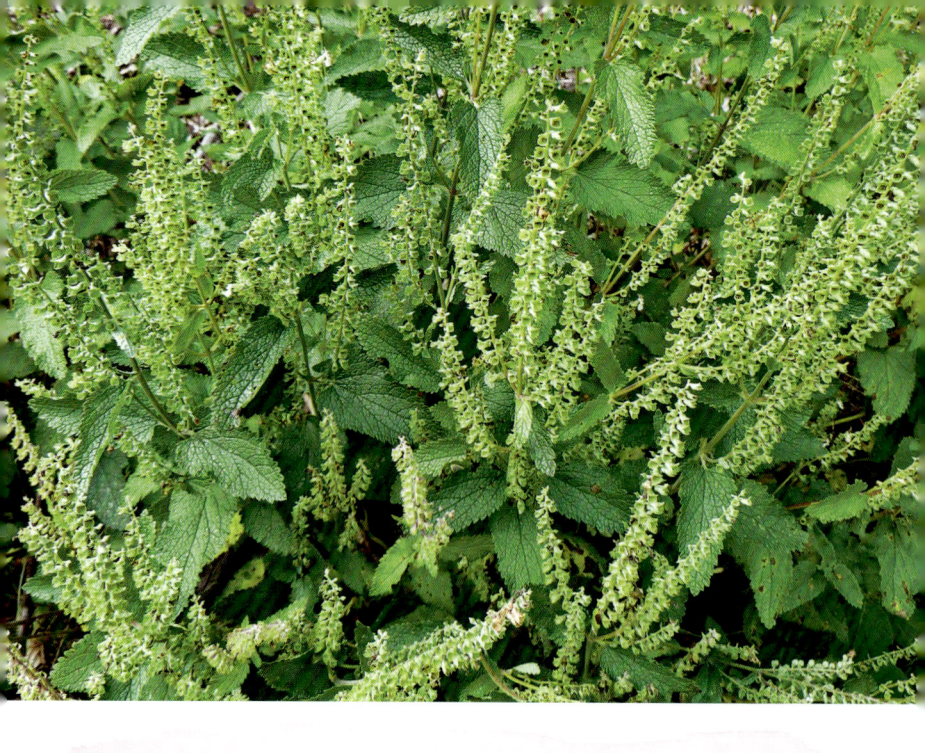

Salbei-Gamander

Teucrium scorodonia — Lippenblütler — Juni – September — H 30–70 cm

MERKMALE: Staude. Unterirdisch kriechende Ausläufer sorgen für dichte Bestände. Stängel 4-kantig, aufrecht, oben verzweigt. Blätter gegenständig, gestielt, länglich herzförmig, unregelmäßig gekerbt, runzlig, behaart. Blüten zu 1–2 in den Achseln kleiner Blättchen, blass grünlich gelb, in einseitswendigen Scheinähren, Krone 8–12 mm lang, die Oberlippe fehlt, Unterlippe 5-zipfelig.
VORKOMMEN: Ränder von Laub- und Nadelwäldern, kalkarmer Boden.
VERWECHSLUNG: Wiesen-Salbei (*Salvia pratensis*, S. 156). Blätter grundständig in einer Rosette, länglicher, eiförmig. Stängelblätter kleiner. Blüte blauviolett.

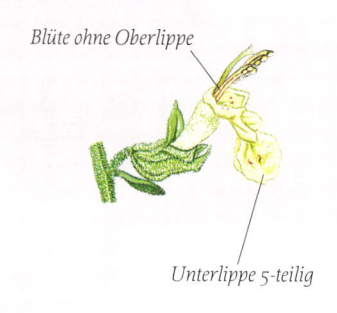

Blüte ohne Oberlippe

Unterlippe 5-teilig

Blätter gegenständig, am 4-kantigen Stängel

Salbei-Gamander — **G**

ZARTES PFLÄNZCHEN MIT AUSDAUER

Zarte gelbgrüne Blüten laden den Spaziergänger ein, diese Pflanze zu bewundern. Das ganze Jahr hindurch macht sie beim Waldspaziergang auf sich aufmerksam, denn sie ist so zäh, dass sie selbst im Winter ihre grünen Blätter behält und die leeren Samenstände keck über den Schnee herausstreckt. Dieses Durchhaltevermögen zeigt sie auch beim Vertreiben chronischer Erkrankungen.

GEHEIMMITTEL GEGEN LUNGENTUBERKULOSE IN ALTEN ZEITEN

Wer einen Tee aus Salbei-Gamander trinken will, muss ein Fan für Bitteres sein. Schneiden Sie das blühende Kraut eine Handbreit über dem Boden ab und hängen Sie es kopfüber zum Trocknen auf. Zerkleinern Sie die Pflanzenteile erst kurz vor dem Gebrauch. Übergießen Sie 1 TL des getrockneten Krauts mit 500 ml Wasser und lassen Sie den Tee 5 Minuten ziehen. Seine Bitterstoffe regen den gesamten Stoffwechsel und ganz besonders die Milz an. Zusammen mit Gerbstoffen, Polyphenolen, Flavonoiden, Saponinen und ätherischem Öl bringen sie einen nach einer schweren Grippe wieder auf die Beine und

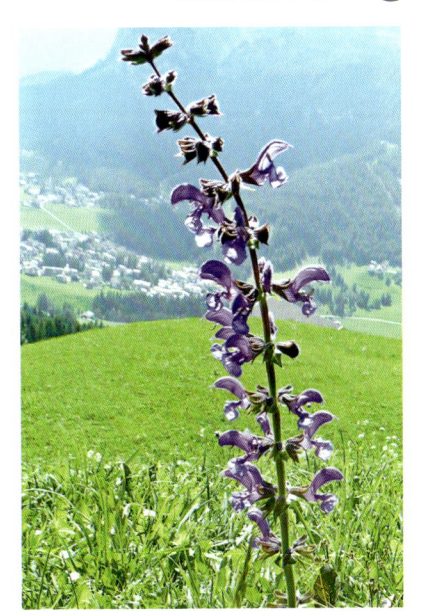

Wiesen-Salbei besticht durch seine blauen Blüten.

bessern Schwäche und Mattigkeit. Hauptwirkbereich ist die Lunge mit Bronchitis und Asthma. Im 19. Jahrhundert wurde der Salbei-Gamander bei der Behandlung der Tuberkulose sehr geschätzt. Aktuelle Forschungen testen seine Anwendung bei Krebserkrankungen.

STÄRKUNG FÜR DIE MILZ

Teukros war ein trojanischer König, der die Wirkung auf die Milz entdeckt hatte. *Scorodonia* leitet sich ab von dem griechischen Wort für Knoblauch. *Wilder Salbei* heißt die Pflanze auch, weil ihre Blätter dem Wiesen-Salbei ähneln, *Wald-Gamander* nach seinem Wuchsort. *Fieberchrut* und *Schissertee* lassen auf alte Anwendungen schließen. *Hindlauf* geht zurück auf die Beobachtung, dass die Pflanze an jenen Waldwegen wächst, auf denen auch Hirschkühe (Hinde) gerne laufen.

Tee für die Liebhaber von Bitterem

Ein Kaltauszug schmeckt nicht ganz so bitter wie der heiße Aufguss. Setzen Sie abends 1 TL getrocknetes Kraut in 250 ml kaltem Wasser an, lassen Sie es über Nacht ziehen und erwärmen Sie es morgens auf Trinktemperatur. Trinken Sie 2–3 Tassen pro Tag.

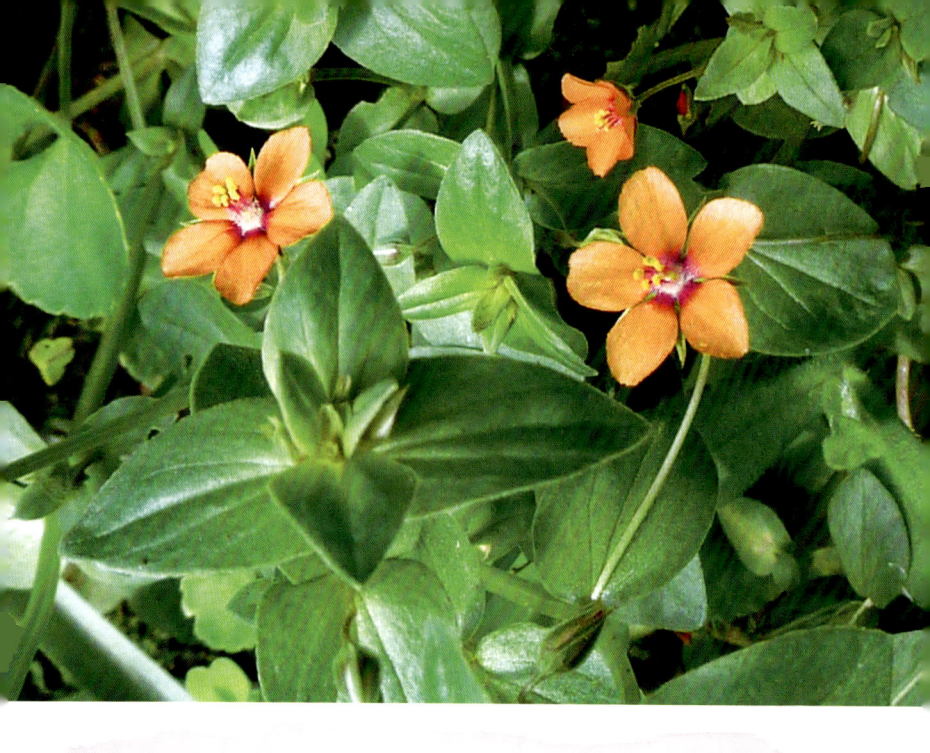

Acker-Gauchheil

Anagallis arvensis — Myrsinengewächse (Primelgewächse) — Juni – Oktober — H 10–30 cm

MERKMALE: Einjährig. Niederliegend, fast kahl, Stängel verzweigt, 4-kantig. Blätter gegenständig, eiförmig, sitzend, auf der Unterseite mit schwarzen Drüsenpunkten. Blüten einzeln, lang gestielt, orange oder – selten – blau, rund, 10–15 mm Durchmesser, 5 Blütenblätter, ungeteilt. Die Wurzel ist leicht giftig.
VORKOMMEN: Äcker, Brachen, Schuttplätze, Weinberge; liebt nährstoffreiche, kalkhaltige Lehmböden.
VERWECHSLUNG: Nicht blühende Pflanze mit der Vogelmiere (*Stellaria media*, S. 194). Kleiner, Stängel mit linienförmiger Haarleiste, Blätter wasserhaltiger, ohne schwarze Drüsenpunkte auf der Unterseite. Blüten weiß, 5 Blütenblätter tief geteilt. Schmeckt besser und reinigt die Lymphe.

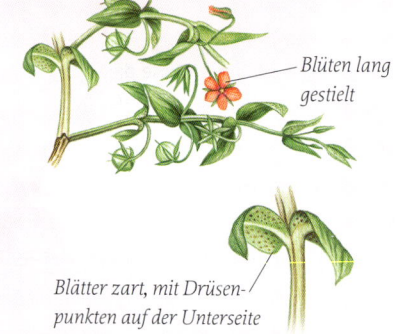

Blüten lang gestielt

Blätter zart, mit Drüsenpunkten auf der Unterseite

Gauchheil — G

PFEILGIFT UND HOMÖOPATHIEMITTEL

Einige Indianerstämme Nordamerikas bestrichen ihre Pfeilspitzen mit dem Saft dieser Pflanze. Sie hatten beobachtet, dass er für Tiere giftig ist. Hunde, Pferde und auch Hühner fangen an zu zittern, wenn dieses Gift in ihren Körper gelangt. Wilde Tiere wurden so eine leichte Beute.

NUR NOCH HOMÖOPATHISCH VERWENDET

Trotz seiner leichten Giftwirkung hat man den Acker-Gauchheil früher in der Volksheilkunde gegen Husten und zur Anregung der Nieren eingesetzt. Die griechischen Ärzte der Antike verwendeten ihn wie ein Psychopharmakon bei Melancholie und Tobsuchtsanfällen. Wegen seiner Toxizität ist er aber mittlerweile aus der Phytotherapie verschwunden. Er wird jedoch noch homöopathisch bei der Behandlung von Ekzemen, Warzen und Entzündungen der Harnwege genutzt.

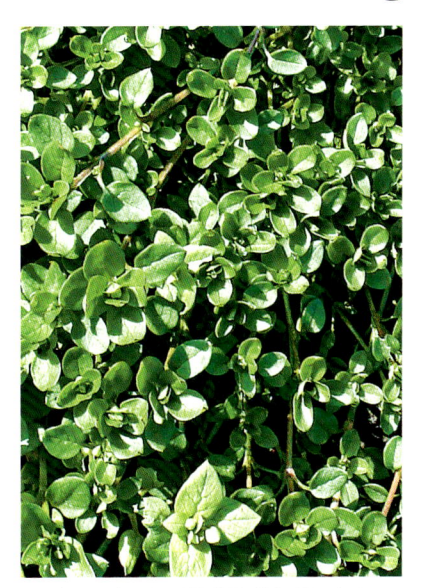

Die dem Acker-Gauchheil ähnliche Vogelmiere steckt voller Mineralstoffe und schmeckt lecker im Salat.

Blütenessenz für gute Stimmung

Für eine Essenz aus Gauchheil-Blüten können Sie sowohl orangefarbene als auch blaue Blüten verwenden. Eine solche Blütenessenz ist völlig ungiftig und Sie können auf diese Weise die Wirkung und Qualität des Acker-Gauchheils gefahrlos ausprobieren. Er vertreibt Melancholie und Traurigkeit und hilft bei körperlichen Problemen, die eine psychische Ursache haben. Geben Sie bei Bedarf 1 Tropfen der Blütenessenz auf 1 Glas Wasser und trinken Sie es langsam über den Tag verteilt.

DER SCHMUCK VOM ACKER

Anagallis kommt aus dem Griechischen und erzählt von der Fähigkeit der Pflanze, Traurigkeit zu vertreiben. *Aná* bedeutet *wieder*, *agállein* heißt *schmücken* – ein Hinweis darauf, dass die Pflanze sich immer wieder mit neuen Blüten schmückt. Das lateinische *arvensis* heißt *auf Äckern wachsend*. In Zeiten, bevor der Einsatz von Herbiziden üblich war, fand man dieses Pflänzchen als häufiges Ackerunkraut.
Gauch bedeutet *Narr*, *Tor* und zeugt davon, dass die Pflanze im Mittelalter als Heilmittel für Geisteskranke verwendet wurde. *Neunuhrblümli* hieß sie, weil ihre Blüten sich erst gegen 9 Uhr öffnen und schon früh am Nachmittag wieder schließen. *Regenblume* ist ein anderer Name, denn die Blüten schließen sich, sobald Regenwolken heranziehen.

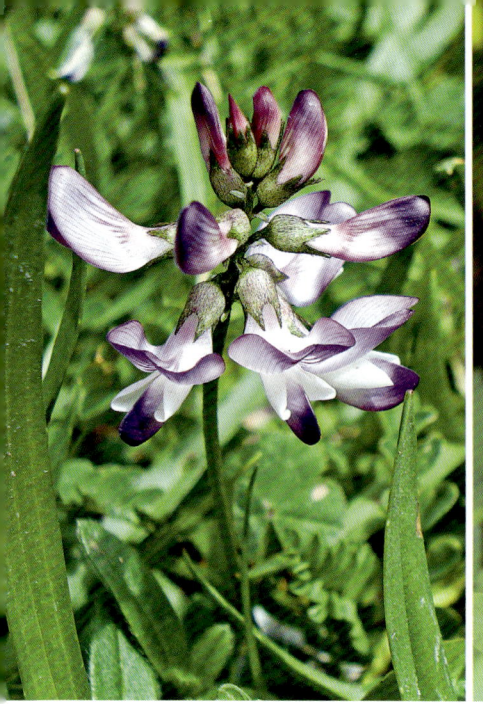

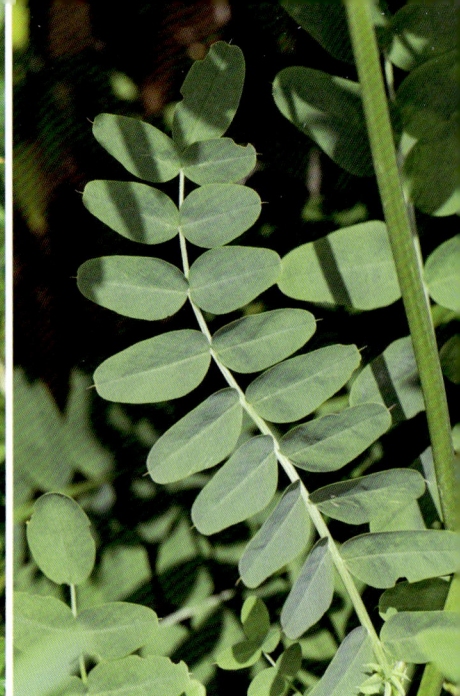

Geißraute

Galega officinalis — Schmetterlingsblütler — Juni – Oktober — H 30–100 cm

MERKMALE: Staude. Stängel hohl, Blätter unpaarig gefiedert, kurz gestielt, mit 5–8 Fiederpaaren, Teilblätter schmal lanzettlich, ganzrandig. Blüten etwa 12 mm lang, hell-lila, in Blattachseln sitzend, lockere aufrechte Blütentrauben, Fahne, Flügel und Schiffchen etwa gleich lang. Frucht aufrecht stehend, bis zu 3 cm lang, mit vielen Samen.
VORKOMMEN: Sumpfige Wiesen, als Futterpflanze kultiviert und verwildert.
VERWECHSLUNG: Bunte Kronwicke (*Securigera varia*). Niederliegende Staude, Blätter unpaarig gefiedert, aber spärlicher und kleiner. Blüten 12 mm groß, rosa, 10–15 bilden eine Kugel. Wirkt harntreibend, leicht giftig.

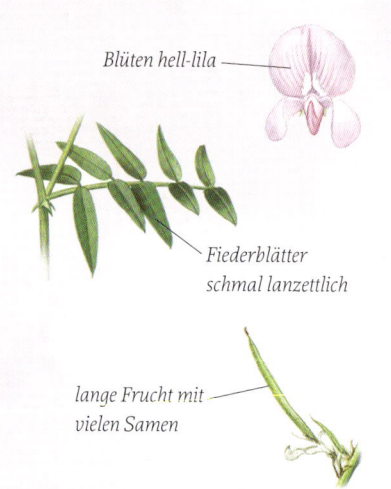

Blüten hell-lila

Fiederblätter schmal lanzettlich

lange Frucht mit vielen Samen

Geißraute — G

DIE ZARTE SCHÖNHEIT DER BLÜTEN LOCKT BIENEN UND MENSCHEN

Für den Menschen ist diese zarte Blüte ein bezaubernder Anblick. Bienen, Wespen und Hummeln laben sich an ihrem Nektar, doch Schafe, Kühe und Ziegen sollten nicht zu viel von dieser Pflanze fressen, sonst drohen ihnen Koliken.

STÄRKT IN DER STILLZEIT

Ernten Sie die Geißraute zur Zeit ihrer Blüte und trocknen Sie sie im Schatten. Ihre Inhaltsstoffe – Saponine, Gerbstoffe, Flavone, Quercetin und das Alkaloid Galegin – unterstützen bei Infektionen die Entgiftung des Körpers und wirken harn- und schweißtreibend. Bereiten Sie den Tee aus 1 TL getrocknetem Kraut mit 250 ml heißem Wasser zu und lassen Sie ihn 5 Minuten ziehen. Bei jungen Müttern fördert der Tee die Milchbildung und stärkt ihr Allgemeinbefinden. Auch Säuglinge sollen ruhiger und vitaler werden.

> ### Den Appetit zügeln
>
> Vor einigen Jahren wurde die Geißraute gegen Heißhungeranfälle empfohlen. Das können Sie ruhig ausprobieren, Sie sollten sich aber schon bei der Tasse Tee vor dem Essen einige Fragen stellen: »Worauf habe ich Hunger? Will ich jetzt wirklich essen? Wie fühle ich mich? Ist mir langweilig, bin ich ängstlich oder einfach nur müde? Will ich einfach nur ungewollte Gefühle hinunterschlucken?« Führen Sie ein Protokoll über die Antworten – so kommen Sie sich selbst auf die Schliche und können ergründen, was zu Heißhungerattacken führt.

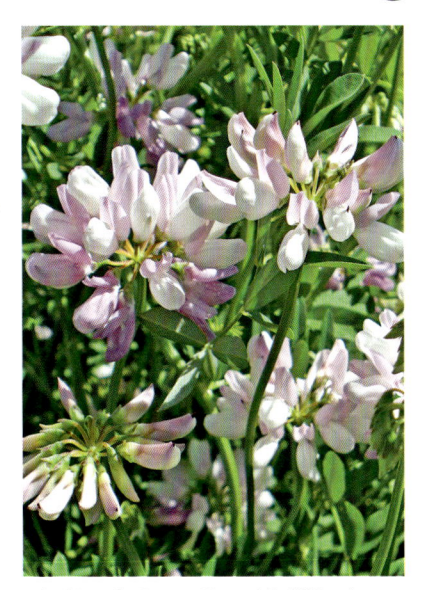

Die Blüten der Bunten Kronwicke bilden einen kugeligen Blütenstand.

Das Kraut und die Samen der Geißraute waren früher in Teemischungen – zusammen mit Bohnen-Schalen und Heidelbeer-Blättern – gegen Altersdiabetes enthalten. Heute kann ein solcher Tee lediglich zur Unterstützung der Therapie dienen: Er kann die Tabletten oder die Insulinspritzen nicht ersetzen.

ZU PESTZEITEN ÄUSSERST GESCHÄTZT

Gala bedeutet *Milch* und *agein* heißt *treiben*. *Ich treibe die Milch*, verrät diese Pflanze also mit ihrem Namen. Der Beiname *officinalis* weist darauf hin, dass diese Pflanze in der Apotheke zu Medizin verarbeitet wurde. Wenn Geißraute im Heu enthalten war, gaben auch die Kühe mehr Milch. Als *Geiß-* oder *Ziegenraute* war sie eine Lieblingsspeise von Ziegen. Im Mittelalter wurde sie als *Pestilenzkraut* geschätzt.

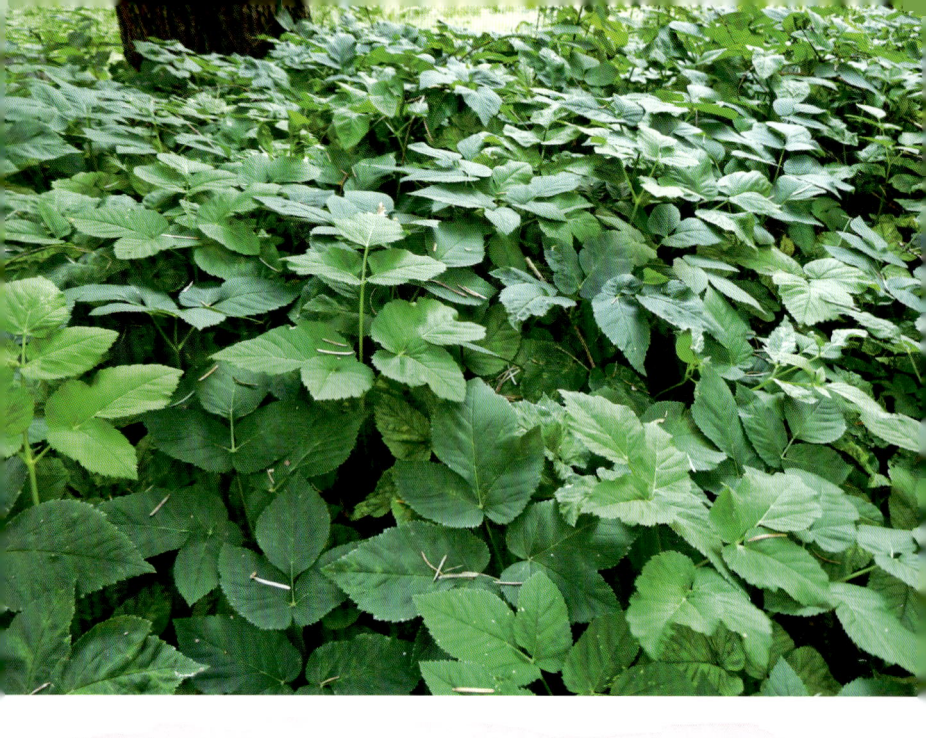

Giersch

Aegopodium podagraria — Doldenblütler — Mai – September — H 50–100 cm

MERKMALE: Staude. Lange unterirdische Ausläufer, kahl. Stängel kantig. Blätter doppelt 3-zählig gefiedert, Stängelblätter wechselständig, mit Scheiden am Stängel sitzend. Blüten weiß, in zusammengesetzten Dolden ohne Hülle und Hüllchen. Frucht länglich eiförmig, glatt, Rippen fadenförmig.
VORKOMMEN: Waldränder, Gebüsche, Gärten, fast überall.
VERWECHSLUNG: Wald-Engelwurz (*Angelica sylvestris*, S. 50). Stängel gefurcht. Blätter 2- bis 3-fach gefiedert, in jungem Zustand sehr ähnlich, Stängel aber viel kräftiger, oberseits mit zentraler Rinne, entwachsen einer Pfahlwurzel. Alte Heilpflanze.

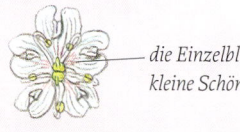

die Einzelblüte – eine kleine Schönheit in Weiß

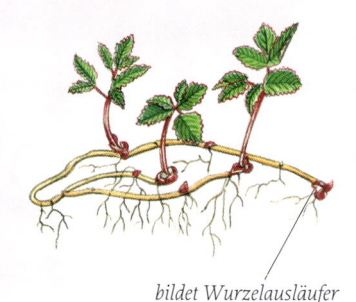

bildet Wurzelausläufer

Giersch — G

BIOGEMÜSE ZUM NULLTARIF

Unausrottbar – das ist der Giersch. Und das ist auch gut so. Im Handumdrehen hat er sich als guter Bodendecker den Garten erobert. Bis zu 3 Quadratmeter kann er sich pro Jahr ausbreiten. Seine Wurzeln brechen beim Herausreißen wie Glas, und aus jedem noch so kleinen Bruchstück treibt er neu aus. Da hilft nur fleißiges Ernten und Aufessen. Besonders die jungen hellgrünen Blätter sind sehr schmackhaft und erinnern ein bisschen an Karotte. Probieren Sie Giersch einmal auf dem Butterbrot, gemischt mit anderen Kräutern im Quark, als Suppe oder in Oliven-Öl angebraten.

ENTSÄUERUNG DES KÖRPERS

Als ein Kraut des Frühlings enthält der Giersch sehr viel Vitamin C, Karotinoide und wertvolle Mineralien wie Eisen und Mangan. Er unterstützt den Stoffwechsel dabei, saure Ablagerungen zu lösen und auszuscheiden. Das macht die Gelenke wieder beweglich und bereit für den Frühling. Aus den Wurzeln, die Sie im Garten jäten, können Sie auch einen Tee kochen.

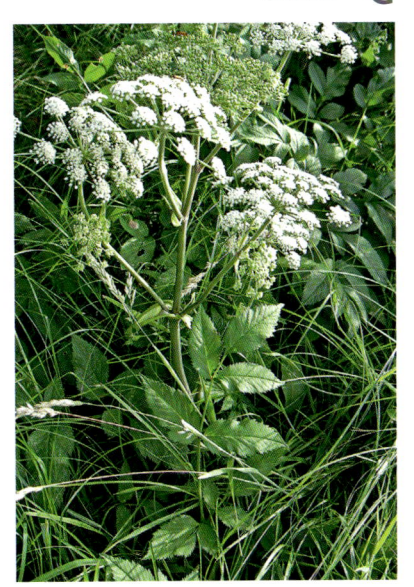

Die jungen Blätter der Wald-Engelwurz sehen Giersch-Blättern sehr ähnlich.

Dieser Tee wirkt harntreibend und entsäuert ebenfalls den Körper. Bei schmerzenden Füßen baden Sie die Füße in einem Fußbad aus den Wurzeln. Kochen Sie dafür 100 g frische Wurzeln in 2 Liter Wasser auf, lassen Sie alles 15 Minuten ziehen und geben Sie den Sud in eine Fußbadewanne. Fügen Sie so viel Wasser hinzu, dass die Temperatur für die Füße angenehm ist.

ZIEGENFUSS HILFT BEI GICHT

Aegopodium leitet sich aus dem Griechischen von *aigos, die Ziege,* und *podos, der Fuß,* ab. Die Blätter erinnern tatsächlich an den Fußabdruck einer Ziege. Deswegen wird er bei uns auch *Geißfuß* genannt. *Podagra* ist ein alter Name für *Gicht*, jene Krankheit, die viele Menschen im Alter unbeweglich macht. *Podagraria* bedeutet *die Gicht heilend*. Mönche pflanzten ihn deshalb in ihrem Klostergarten an.

Giersch mag keine Bohnen

Wenn Ihnen der Giersch in Ihrem Garten doch zu viel wird, probieren Sie den Tipp eines Gärtnermeisters aus: Graben Sie das Beet um, auf dem Giersch wächst, oder hacken es durch. Dann säen Sie Buschbohnen in Reihen aus, etwas enger als üblich. Ernten Sie diese Bohnen und säen Sie direkt danach noch einmal frische Bohnen aus. Nach der zweiten Bohnen-Ernte gibt es auf dem Beet keinen Giersch mehr.

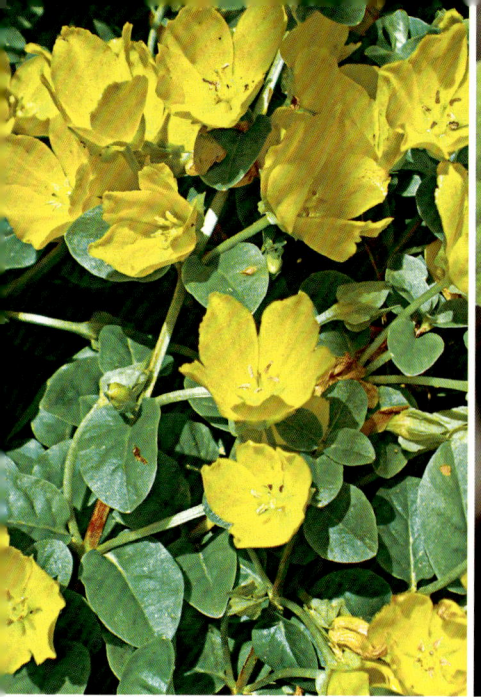

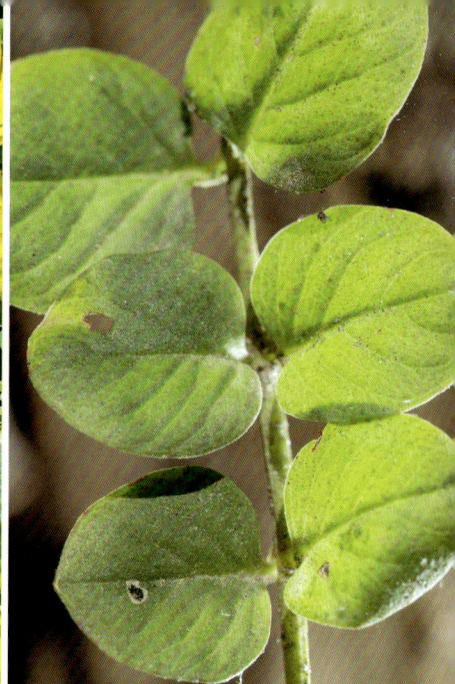

Pfennig-Gilbweiderich

Lysimachia nummaria — Myrsinengewächse (Primelgewächse) — Juni – Juli — H 10–50 cm

---

MERKMALE: Staude. Niederliegende, kriechende Stängel. Blätter gegenständig, rundlich, kahl. Blüten gelb, 9–16 mm lang, fast bis zum Grund geteilt, innen oft rot punktiert, lang gestielt, einzeln in Blattachseln. Kelchblätter zerstreut rot punktiert.

VORKOMMEN: Feuchte, nährstoffreiche Ton- und Lehmböden, Feuchtwiesen.

VERWECHSLUNG: Gewöhnlicher Gilbweiderich *(Lysimachia vulgaris)*. Stängel aber aufrecht, bis zu 1 m hoch, Blattunterseite dicht behaart, Blüten in endständigen Rispen, Bruchwälder, Ufer, Feuchtwiesen. Früher gegen Durchfälle und zur Wundheilung verwendet.

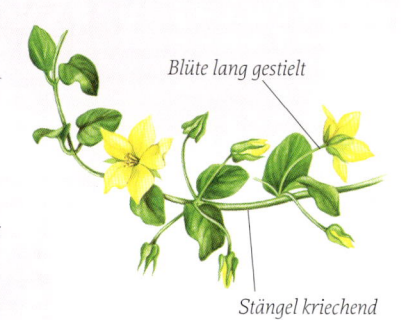

Blüte lang gestielt

Stängel kriechend

Gilbweiderich — G

UNVERWÜSTLICHE LEBENS- UND BLÜHKRAFT

Im Garten ist diese Pflanze ein Bodendecker, der alle Winkel erobert und in einen gelben Teppich verwandelt. Unermüdlich ist der Drang, sich auszubreiten, erstaunlich die Fähigkeit, aus jedem noch so kleinen Wurzelrest wieder neue Pflänzchen wachsen zu lassen.

FÜR LUNGE UND HAUT

Blüten, Blätter und Stängel des Pfennig-Gilbweiderichs ergeben – frisch oder getrocknet – einen schmackhaften Tee. Ernten Sie das Kraut zur Zeit der Blüte und trocknen Sie es an einem luftigen, schattigen Plätzchen. Übergießen Sie 2 TL frisches oder 1 TL getrocknetes Kraut mit 250 ml heißem Wasser und lassen Sie es 10 Minuten ziehen. Dieser Tee reinigt bei festsitzendem Husten die Atemwege von zähem Schleim. Kieselsäure, Saponine und Gerbstoffe führen zu dieser Wirkung. Bei akuten und chronischen Ekzemen, besonders bei Kindern, können Sie auch Umschläge mit diesem Tee machen. Besonders

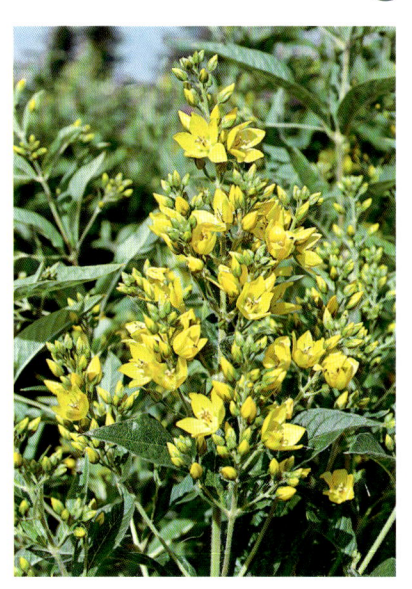

Der Gewöhnliche Gilbweiderich wächst aufrecht und überragt das Gras der Wiesen.

zart schmeckt ein Tee aus den frischen gelben Blüten. Geben Sie 1 TL davon auf 250 ml etwa 60 °C heißes Wasser und lassen Sie ihn 5 Minuten ziehen. In einer Teekanne aus Glas ist das besonders schön.

DAS »GOLD DER WIESE«

Ein Feldherr Alexanders des Großen mit Namen *Lysimachos* empfahl seinen Militärärzten, diese Pflanze zur Heilung von Wunden und gegen Wundfieber anzuwenden. Ihm zu Ehren wurde sie später *Lysimachia* genannt. *Lysimachos* bedeutet *Schlichter im Streit*. Bis zum Mittelalter war dieses Pflänzchen wichtig für die Wundpflege, bei schlechter Wundheilung und Geschwüren. *Nummularia* leitet sich ab von *nummus* und bedeutet *Münze, Geld*. Es bezieht sich auf die unzähligen runden Blätter. Nach der Farbe seiner Blüten hieß die Pflanze früher auch *Wiesengold*.

Heilbad für juckende Haut

Wenn die Haut so juckt, dass man am liebsten aus ihr herausfahren möchte, baden Sie im Pfennig-Gilbweiderich. Übergießen Sie 100 g frisches Kraut mit 2 Liter kochendem Wasser und lassen Sie es es zugedeckt 20 Minuten ziehen. Sieben Sie diesen Extrakt direkt in das Badewasser und baden Sie dann etwa 15 Minuten darin. Danach nicht abtrocknen, sondern im Bademantel ungefähr 1 Stunde nachruhen.

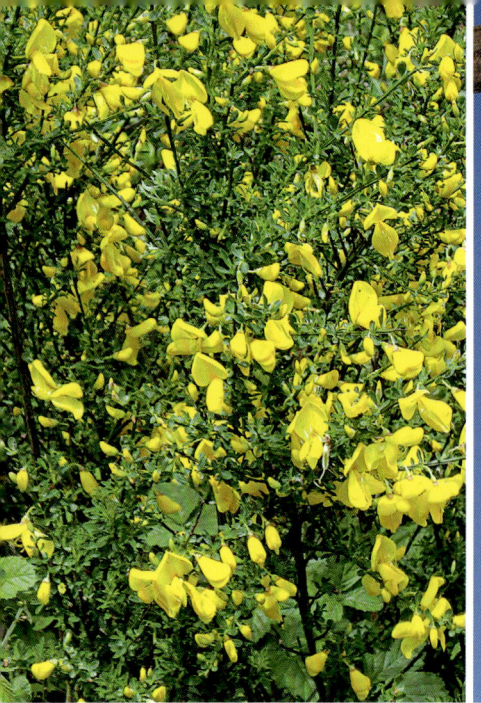

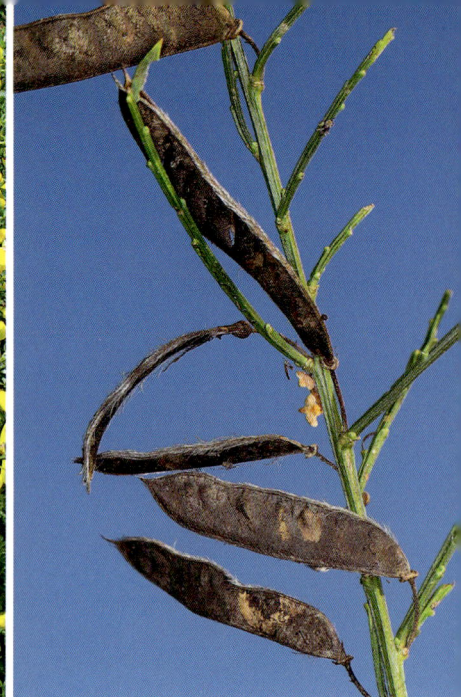

Besen-Ginster

Cytisus scoparius (syn. *Sarothamnus scoparius*) — Schmetterlingsblütler — Mai – Juni — H 50–170 cm

MERKMALE: Strauch. Reichästig, mit kantigen, grünen, rutenförmigen, meist aufrechten Zweigen. Blätter klein, die oberen ungeteilt, die unteren 3-zählig, dunkelgrün. Blüten goldgelb, bis zu 2 cm lang, zu 1–2 in den Blattachseln. Griffel nach der Bestäubung lang und spiralig eingerollt. Samenschoten schwarz, Samen leicht giftig.
VORKOMMEN: Liebt kalkarme, sandige Böden, Straßen- und Wegränder, Heide.
VERWECHSLUNG: Färber-Ginster (*Genista tinctoria*). Strauch bis zu 70 cm hoch, Blätter lanzettlich, ungeteilt. Blüten bis zu 1,5 cm lang, in aufrechter Traube, früher Färbemittel. Leicht harntreibend.

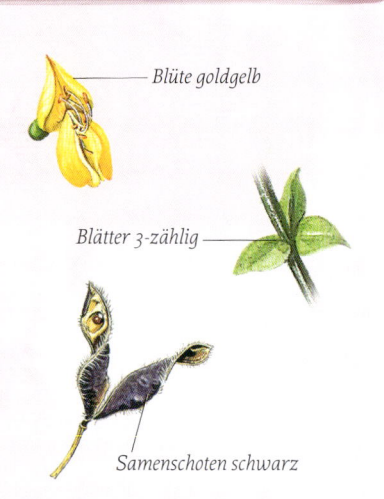

Blüte goldgelb

Blätter 3-zählig

Samenschoten schwarz

Ginster — G

ZIERDE AN AUTOBAHNEN UND STRASSEN

Mit seinen sonnengelben Blüten kündigt er den Sommer an und erfüllt die Ränder der Autobahnen Richtung Süden mit Urlaubsstimmung. Selbst im Winter sind die Zweige des Besen-Ginsters noch grün – der Strauch ist gut an den gebogenen, leeren schwarzen Samenhülsen zu erkennen, die an seinen Ästen schaukeln.

STÄRKT DEN RHYTHMUS DES HERZENS

Wenn der Blutdruck niedrig und der Pulsschlag beschleunigt ist, hilft der Besen-Ginster. Das Alkaloid Spartein schirmt das Herz gegen nervöse Überlastung ab, biogene Amine tonisieren die Venen und normalisieren den zu niedrigen Blutdruck. Ginster wirkt auch auf den Herzrhythmus und stabilisiert ihn. Wenn das Herz bei starker körperlicher Belastung – auch bei Sportlern – anfängt zu stolpern, stabilisiert er das Reizleitungssystem direkt am Herzen. Der Gehalt des Alkaloids Spartein führt dazu, dass die Pflanze leicht giftig wirkt. Je nach Standort und Pflanzenteil kann er sehr stark schwanken. Die jungen Blüten enthalten am wenigsten, die reifen Samen am meisten Spartein. Deswegen ist es nicht ungefährlich, Ginster selbst anzuwenden. Beraten Sie sich unbedingt mit Ihrem Arzt und nutzen Sie besser noch Ginster-Zubereitungen aus der Apotheke. In solchen fertigen Präparaten ist der Wirkstoffgehalt standardisiert.

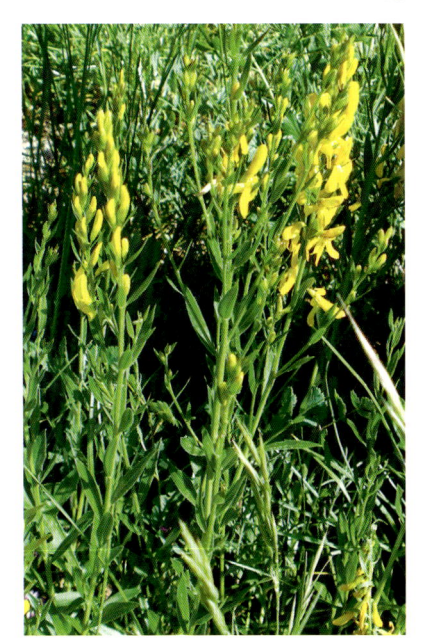

Färber-Ginster ist von schlankem, hohem Wuchs.

Leuchtend sonnengelbe Blüten

Die goldgelben Blüten können Sie sammeln, trocknen und in Teemischungen geben. Sie bringen nicht nur eine schöne gelbe Farbe hinein, sondern unterstützen obendrein den Körper bei der Entwässerung. *Gorse*, die Hoffnungsblüte unter den Bach-Blüten, ist allerdings die Essenz aus dem Europäischen Stech-Ginster *(Ulex europaeus)*.

GINSTER-BESEN KEHREN GUT

Cytisus heißt *Geißklee* und beschreibt die Vorliebe der Ziegen für diese Futterpflanze. *Sarothamnus* kommt aus dem Griechischen und bedeutet *Besenstrauch*. Das lateinische *scoparius* heißt *besenartig*. Auch der deutsche Name spricht von der beliebten Verwendung dieses Strauchs zum Besenbinden. Besonders gern werden im Alemannischen mit diesen Besen zu Faschingszeiten die Geister des Winters ausgetrieben.

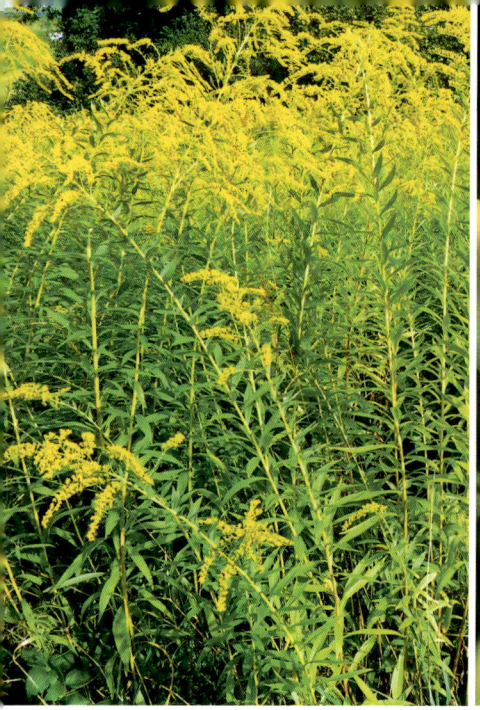

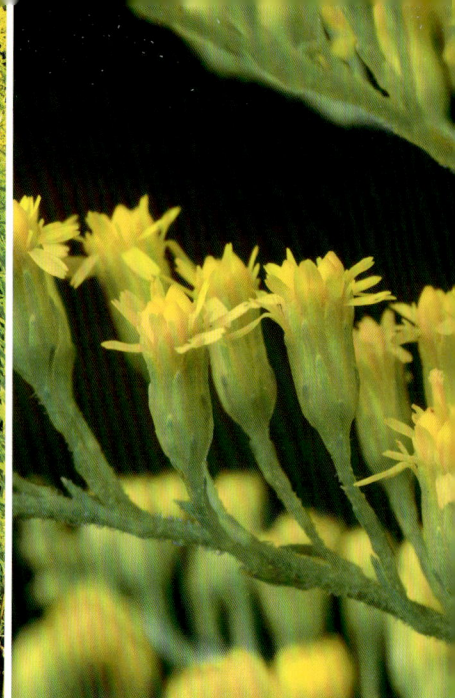

Kanadische Goldrute

Solidago canadensis — Korbblütler — Juli – Oktober — H 50–200 cm

MERKMALE: Staude. Viele harte Stängel, behaart, unverzweigt. Blätter sitzend, lanzettlich, gesägt. Blütenstand rispig, goldgelb, Zungenblüten 3–5 mm lang, genauso lang wie die Röhrenblüten, Blütenstände einseitswendig. Vermehrt sich über unzählige Samen und unterirdische Ausläufer.
VORKOMMEN: Brachland und Unkrautfluren, Bahndämme, Waldränder; liebt feuchte Lehmböden.
VERWECHSLUNG: Echte Goldrute (*S. virgaurea*). Maximal 80 cm hoch, Blätter gesägt, Blüten 6–10 mm lang, Zungenblüten sind hier deutlich länger als die kelchblattähnlichen Hüllblätter, Blütenköpfe in lang gestreckter Pyramide. Magerrasen, lichte Wälder. Genauso wirksam.

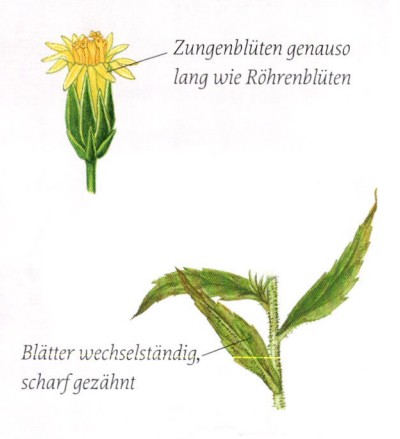

Zungenblüten genauso lang wie Röhrenblüten

Blätter wechselständig, scharf gezähnt

Goldrute — **G**

SANFTE HEILERIN FÜR DIE NIERE

Die Goldrute durchspült die Niere sanft und gründlich und schwemmt Entzündungserreger aus. Allerdings müssen Sie dafür mindestens 2, besser 3 Liter Goldruten-Tee pro Tag trinken. Flavonoide, Saponine, Gerbstoffe, ätherisches Öl und Kaffeesäure-Derivate sind für diese Wirkung verantwortlich.

SCHWEMMT UMWELTGIFTE AUS

Bei allen Harnwegsinfekten, Reizblase und Blasenentzündungen stillt viel warmer Tee aus der Goldrute die Krämpfe, nimmt Schmerzen und hemmt Entzündungen. Dazu gießen Sie 1 TL mit 250 ml heißem Wasser auf und lassen den Tee 5 Minuten ziehen. Häufig erspart dieser Tee die Anwendung eines Antibiotikums. Bei Umwelterkrankungen und Allergien reinigt er den Körper, aktiviert die Lymphe und leitet Schadstoffe aus. Bei Ekzemen, Juckreiz, Neurodermitis und anderen chronischen Hautproblemen regt Goldruten-Tee die Nierentätigkeit an und reinigt so die Haut. Er hemmt das Wachstum von Hautpilzen und schützt die Haut vor Schädigung durch Röntgen- oder andere Strahlen. Bei übersäuertem Stoffwechsel und schmerzenden Gelenken (Gicht, Rheuma) hilft die Pflanze als Tee, Säuren auszuscheiden und erleichtert die Schmerzen. Wer unter Nierengrieß oder Nierensteinen leidet, kann diese Fremdkörper (auch nach Zertrümmerung in der Klinik) gut mit dem Tee ausschwemmen.

REISELUSTIGE PFLANZE

Solidago ist ein alter Name für Pflanzen, die bei Knochenbrüchen helfen, und bedeutet, *ich mache fest und hart (solide)*. Die einheimische Echte Goldrute *(S. virgaurea)* wurde

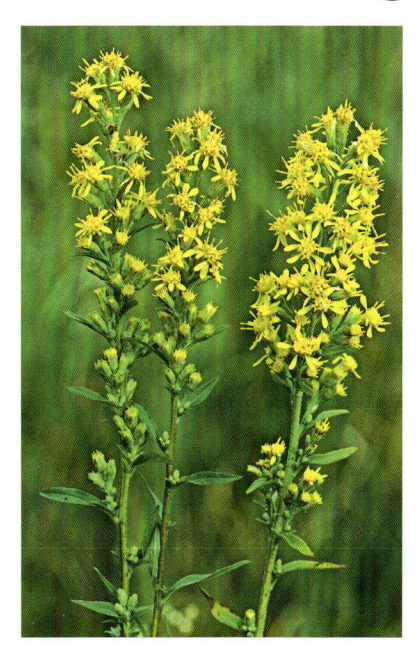

Die Echte Goldrute wächst meist einzeln.

früher bei Knochenbrüchen und Verwundungen sehr geschätzt. *Canadensis* berichtet davon, dass diese Pflanze im 19. Jahrhundert als blinder Passagier auf den Schiffen von Nordamerika nach Europa mitgefahren ist. Mittlerweile fühlt sie sich bei uns überall sehr zu Hause.

Helferin in Krisenzeiten

Nehmen Sie sich die Zeit und trinken Sie den Tee auch, wenn Ihnen etwas seelisch »an die Nieren geht«. Die Goldrute lässt Sie größere Zusammenhänge erkennen und fügt Sie wieder ein in den großen Fluss des Lebens. Sie spült Bedenken weg, löst Kummer und Angst, stärkt Ihr Selbstbewusstsein und macht neugierig auf Neues.

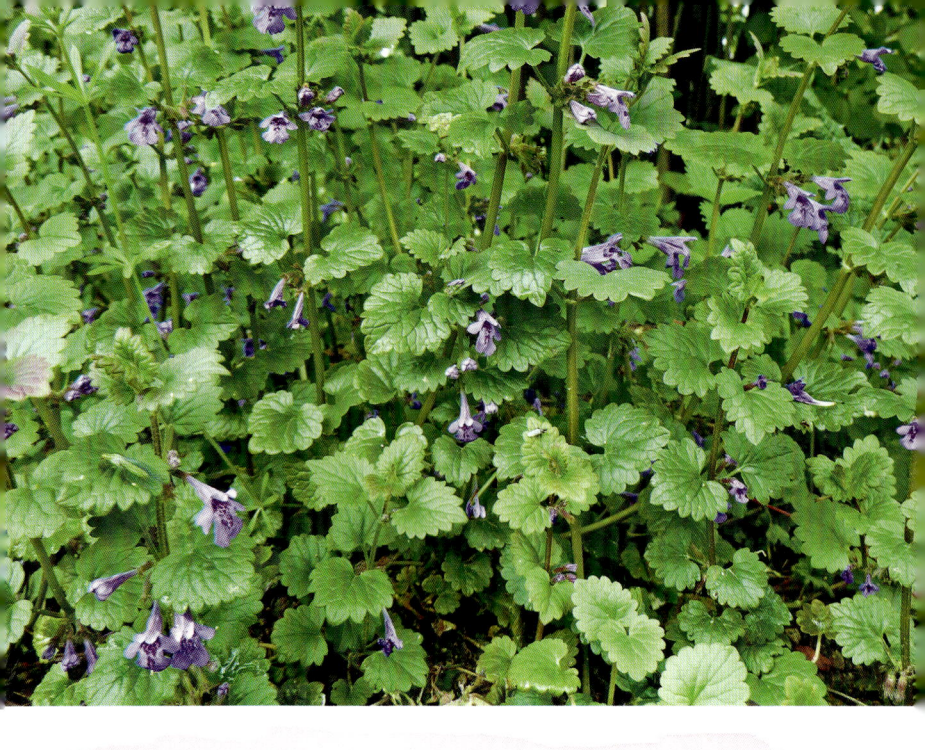

Gundermann, Gundelrebe

Glechoma hederacea — Lippenblütler — April – Juni — H 10–40 cm

MERKMALE: Staude. Lange, kriechende, an den Knoten wurzelnde Stängel, richten sich nur in der Blütenregion auf. Blätter gegenständig, gestielt, rundlich, glänzend, Rand gekerbt. Blüten blauviolett, Krone 10–22 mm lang, zu 1–3 in den Achseln der oberen Blätter, Oberlippe kurz, Unterlippe breit.
VORKOMMEN: Wiesen, Wegränder, Wälder, Gärten, Mauern.
VERWECHSLUNG: Kriechender Günsel (*Ajuga reptans*). Im Gegensatz zum Gundermann aufrechter Stängel, Blätter länglich oval, Grundblätter als Rosette, Blütenkerze mit 2–6 Blüten in den oberen Blattachseln, Blüte 10–15 mm lang, Oberlippe fehlt. Ähnlich verwendbar.

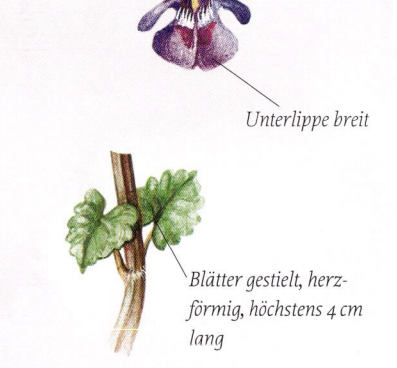

Oberlippe der Blüte schmal und kurz

Unterlippe breit

Blätter gestielt, herzförmig, höchstens 4 cm lang

Gundermann — **G**

GRÜN, DIE KRAFT DER EWIGKEIT

Gundermann-Blätter können Sie das ganze Jahr über finden – selbst unter dem Schnee. Hildegard von Bingen schrieb ein Loblied auf die Kraft dieses Grüns: »Es ist eine Kraft aus der Ewigkeit und diese Kraft ist grün. Grün gibt Vertrauen, Hoffnung in das sich immer wieder Erneuernde, das dem Menschen hilft. Wer Schmerzen oder Geschwüre in der Brust hat, soll gekochte und noch warme Gundelrebe um seine Brust legen …«

PFLEGE VON HAUT UND SCHLEIMHÄUTEN

Ernten Sie die Gundelrebe am besten schon im April. Dann ist das Aroma am feinsten und die Pflanze enthält noch nicht so viele Gerbstoffe. Sobald sie blüht, pflücken Sie etwa 10 cm von der aufrecht stehenden Blütenkerze und trocknen sie sorgfältig im Schatten. Für den Tee nehmen Sie 1 TL getrocknetes oder 2 TL frisches Kraut, gießen es mit 250 ml heißem Wasser auf und lassen es 5 Minuten ziehen. Gundelrebe enthält Saponine, Vitamin C, ätherisches Öl, Bitterstoffe, Gerbstoffe, verschiedene Mineralien (unter anderem Kalium). Sie pflegt alle Schleimhäute im Körper (von der Lunge bis zur Blase) und beseitigt Entzündungen (z. B. auch am Zahnfleisch). Sie reinigt den ganzen Körper, kurbelt die lymphatische Entschlackung an und hilft, Schwermetalle auszuscheiden.

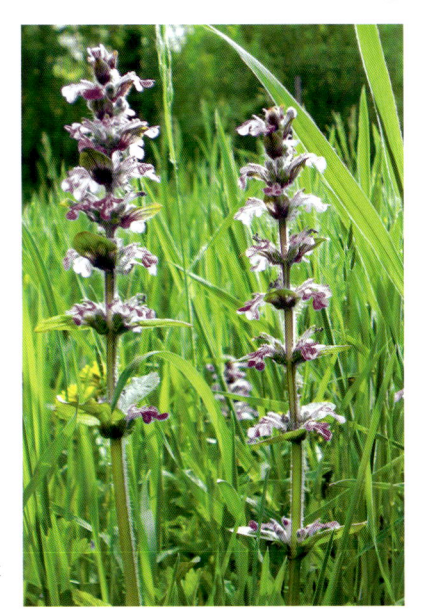

Die Blüten des Kriechenden Günsels stehen in kleinen aufrechten Blütenkerzen.

EIN DUFT NACH MINZE UND BLÄTTER WIE EFEU

Glechon bedeutet im Griechischen etwas *Minzartiges*. Der Duft der Gundelrebe erinnert durchaus an den aromatischen Duft von Minzen. *Hederacea* steht für *efeuartig*. Gemeint ist damit die Form der Blätter. Ein volkstümlicher Name lautet auch *Erdefeu*. *Gund* ist ein altdeutsches Wort für *Eiter* oder *Geschwür*. Mit Gundelrebe wurden eitrige Entzündungen behandelt und auch schlecht heilende Wunden.

Kräftiges Würzkraut

Stängel, Blätter und Blüten passen gut in jeden Frühjahrssalat. Als Würzkraut fördert die *wilde Petersilie* die Verdauung und aktiviert den Stoffwechsel. Dieser Geschmack ist einmalig und charakteristisch. Er bringt frisches Aroma auf eine Frühlingspizza, in Soßen, Suppen, Kräuterbrote oder Quarkspeisen. Das weckt Lebensgeister und Frühlingsfreude.

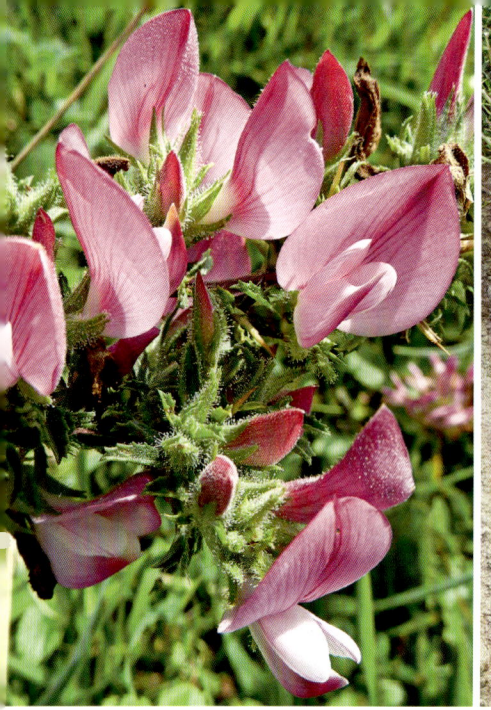

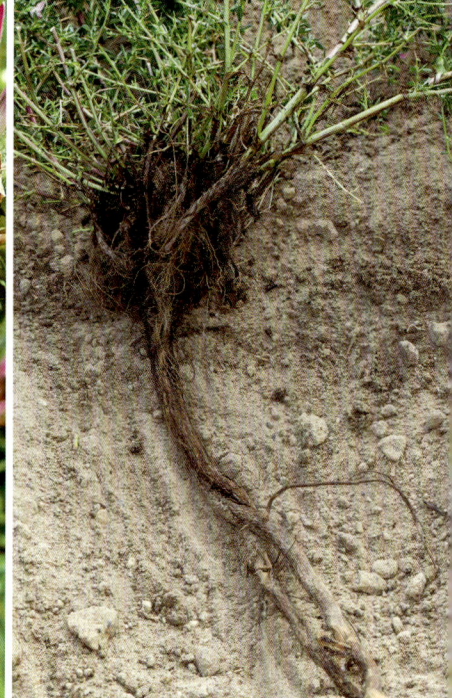

Dornige Hauhechel

Ononis spinosa — Schmetterlingsblütler — Mai – September — H 20–60 cm

MERKMALE: Staude oder Halbstrauch. Strauchig, mit am Grund holzigen Zweigen, sehr dornig, aufsteigende oder aufrechte Stängel, in 1–2 Leisten behaart. Wurzeln zäh, hart und tiefgründig. Untere Blätter 3-zählig, gezähnt, mit spitzen bis abgerundeten mittleren Blättchen, obere einfach. Blüten mit 10–20 mm langer Krone, zart rosafarben, duftend, auf kurzen Stielen. Weichhaarige Hülsen, so lang wie der Kelch oder länger.
VORKOMMEN: Sonnige Trockenrasen, Wegränder, Wiesen und Weiden überall im gemäßigten Europa.
VERWECHSLUNG: Keine.

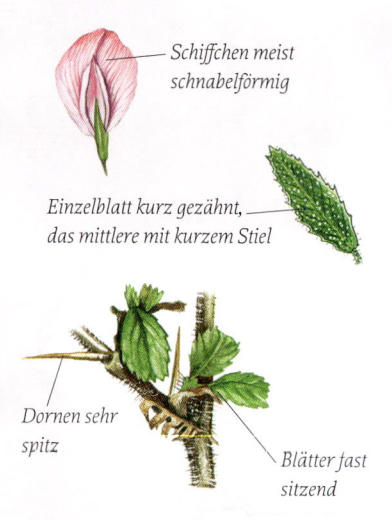

Schiffchen meist schnabelförmig

Einzelblatt kurz gezähnt, das mittlere mit kurzem Stiel

Dornen sehr spitz

Blätter fast sitzend

Hauhechel — H

DORNIGE SCHÖNHEIT

Die zartrosa Schmetterlingsblüte mit ihrer feinen Zeichnung wird durch wirklich sehr spitze Dornen, die auch noch geschickt unter den kleinen grünen Blättern verborgen sind, geschützt. Niemand kommt auf die Idee, sie zu pflücken oder gar zu fressen.

SPÜLT DIE NIEREN DURCH

Der Gesamtkomplex aus Isoflavonoiden, Flavonoiden, ätherischen Ölen und Triterpenen ist verantwortlich für die Steigerung des Harnflusses. Ein Tee aus der Wurzel entwässert den Körper, ohne andere Mineralien und Elektrolyte mit auszuschwemmen. Deswegen wird er gerne verwendet, um Niere, Harnwege und Blase gründlich durchzuspülen und zu reinigen. Das reinigt das Blut und befreit den Körper von überschüssigen Säuren.

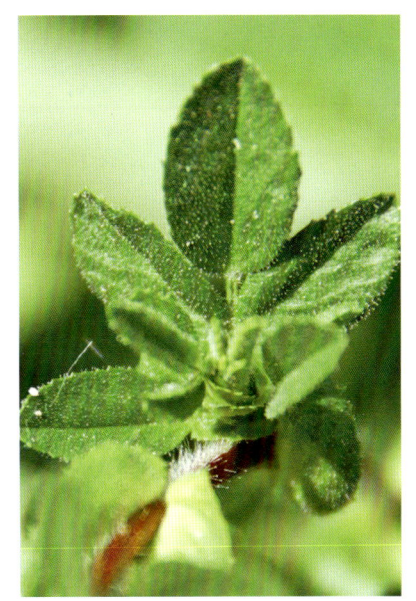

Die Blätter der Dornigen Hauhechel sind klein.

Bei chronischem Gelenkrheuma, besonders wenn die Gelenke schmerzhaft anschwellen, bringt Hauhechel-Tee Erleichterung. Er aktiviert auch einen trägen Darm. Und wenn sich ein alter, hartnäckiger Husten nicht lösen und abheilen will, hilft er ebenfalls.

DORNEN WIE EINE HECHEL

Onos bedeutet auf Griechisch *Esel*, denn die jungen Triebe und die frisch gegrabene Wurzel riechen unangenehm nach diesem Langohr. *Spinosa* bedeutet *dornig*. Hau ist ein altes Wort für *Heu*. Wegen ihrer langen und spitzen Dornen wird diese Pflanze mit einer *Hechel* verglichen. Dies ist ein kammartiges Gerät, durch das geschnittener Flachs (Lein) gezogen wird, um ihn von minderwertigen Fasern zu befreien. Da die Hauhechel auch in Flachsfeldern wuchs und die Frauen bei der Ernte mit ihren Kleidern daran hängen blieben, hieß sie auch *Weiberzorn*. Sicher konnten die Frauen auch ihren Zorn auslassen, wenn sie diese Wurzeln aus dem Acker »hauen« mussten.

Entsäuert den Körper

Machen Sie im Herbst 7 Tage lang eine Entsäuerungskur mit Tee aus der Hauhechel-Wurzel. Übergießen Sie 1 TL Wurzeln mit 250 ml etwa 60 °C heißem Wasser und lassen Sie den Tee zugedeckt 30 Minuten ziehen, damit das wirksame ätherische Öl erhalten bleibt. Trinken Sie davon 3 Tassen pro Tag und zusätzlich noch 2 Liter Wasser. Nach 7 Tagen lässt die Wirkung der Hauhechel nach. Nicht anwenden bei eingeschränkter Herz- und Nierentätigkeit.

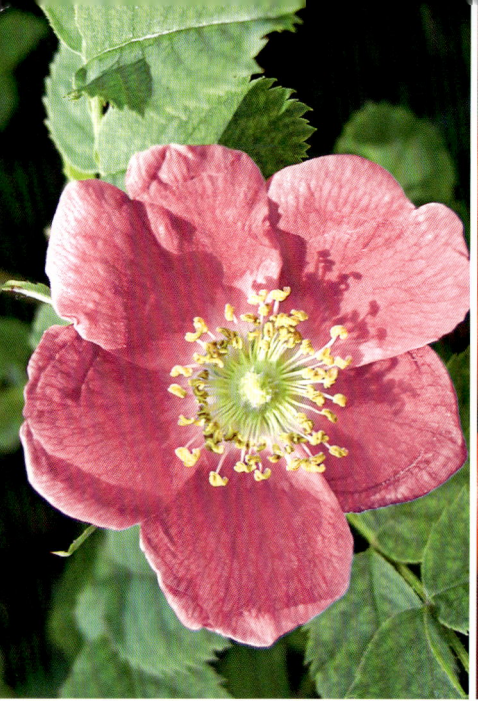

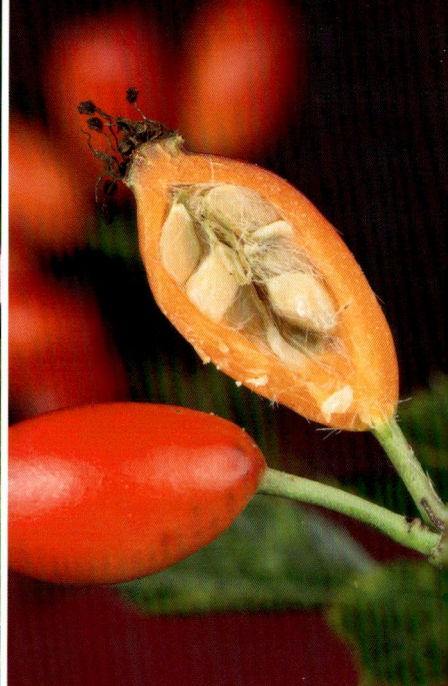

Heckenrose, Hunds-Rose

Rosa canina — Rosengewächse — Juni — H bis zu 3 m

MERKMALE: Strauch. Hoch, mit sichelförmig gekrümmten Stacheln, Äste überhängend. Blätter beiderseits kahl, 5- bis 7-zählig gefiedert, Fiedern 2–4 cm lang, 2 cm breit. Blüten hellrosa, 5–6 cm Durchmesser, an kahlen Stielen, Kelchblätter mit wenigen schmalen Fiedern, nach der Blüte zurückgeschlagen, fallen vor der Fruchtreife ab. Scheinfrucht ist eine Hagebutte, kahl, eiförmig bis kugelig, innen behaart. Die eigentlichen Früchte sind die kantigen Nüsschen darin.
VORKOMMEN: Waldränder, Hecken sowie Gebüsche.
VERWECHSLUNG: Keine.

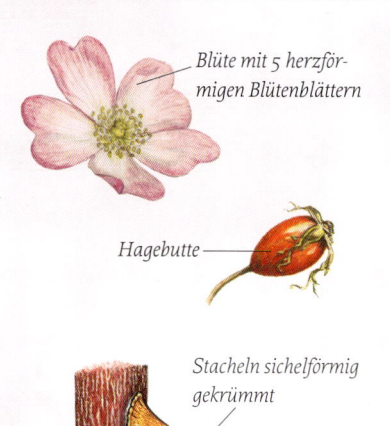

Blüte mit 5 herzförmigen Blütenblättern

Hagebutte

Stacheln sichelförmig gekrümmt

Heckenrose — **H**

GRUSS DER VENUS

Jedes einzelne der 5 Blütenblätter einer Heckenrose hat die Form eines Herzens. Der Planet Venus wandert in 8 Jahren fünfmal um die Erde und zeichnet bei jeder Umkreisung – von der Erde aus gesehen – ein Herz in den Kosmos. Diese Venusbahn spiegelt sich in der Blüte jeder Heckenrose. Kein Wunder, dass ihr Duft direkt mit der Liebesgöttin Venus verbindet.

BEI MAGENKRÄMPFEN ODER STICHEN

Bereiten Sie aus den Blüten einen Tee zu. Dazu muss das Wasser auf 60 °C abgekühlt sein, bevor Sie die Blüten hinzugeben. Lassen Sie sie zugedeckt einige Minuten ziehen und klopfen Sie vor dem Einschenken die am Deckel hängenden Tropfen herunter. Sie enthalten am meisten ätherisches Rosen-Öl. Dieser Tee hilft gut bei Magenkrämpfen und entspannt, besonders an den »Tagen vor den Tagen«.

Die Blüten heilen mit ihren Gerbstoffen kleinere Verletzungen. Zerquetschen Sie einige Blütenblätter zwischen den Handflächen und streichen Sie den austretenden Pflanzensaft zum Beispiel auf Insektenstiche. Sie werden sie nicht mehr spüren.

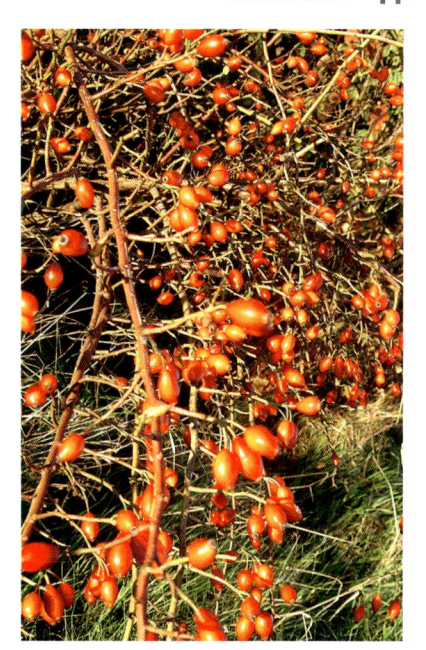

Hagebutten stecken voller Heilkräfte.

Hagebutten sind voller Vitamin- und Mineralkraft. Sie enthalten mehr Vitamin C als Zitrusfrüchte, außerdem reichlich Vitamin A, B1, B2, E und K, Mineralstoffe und Fruchtsäuren. Sie reinigen das Blut, stärken die Abwehrkräfte und verbessern die Sauerstoffversorgung des Körpers. Hagebutten-Pulver bessert Schmerzen und Beweglichkeit bei Arthrose.

Hagebutten-Kerne entsäuern den Körper

Trocknen Sie die kleinen Kerne aus dem Inneren der Hagebutte und mahlen oder zerstoßen Sie sie in einem Mörser. Kochen Sie 1 TL davon in 250 ml Wasser etwa 20 Minuten lang. Dieser Tee erstaunt durch ein leichtes Vanille-Aroma, regt die Nieren an, putzt den Darm durch und entsäuert den Körper.

MUT UND MOTIVATION

In vielen Sprachen klingt der Name dieser Rose ähnlich. *Hunds-Rose* ist ein Sammelbegriff verschiedener Wildrosen und leitet sich aus dem Lateinischen ab – *canina* bedeutet *Hund*. Damals sprach man den Wurzeln der Heckenrosen eine Wirkung gegen die von Hunden übertragene Tollwut zu. *Wild Rose* ist bei den Bach-Blüten die Essenz für Mut und Motivation.

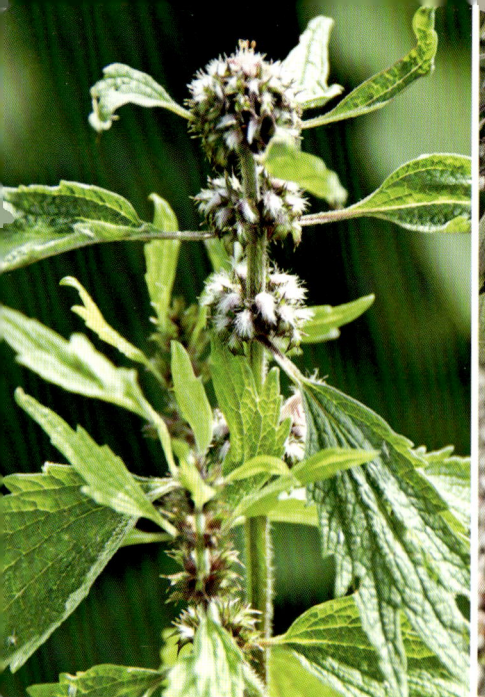

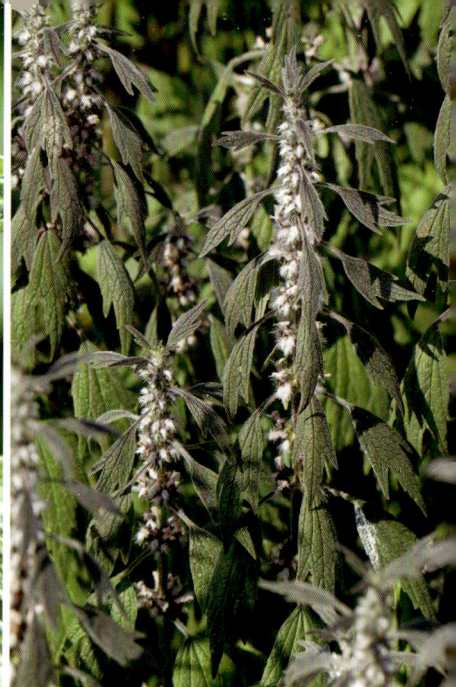

Echtes Herzgespann

Leonurus cardiaca — Lippenblütler — Juni – September — H 30–150 cm

---

MERKMALE: Staude. Stängel 4-kantig, gerillt, hohl, aufrecht, verzweigt. Blätter gegenständig, gestielt, lappig geteilt, grob gezähnt, kurz behaart, nach oben kleiner werdend. Blüten schwach rosa, zu vielen quirlig in den Achseln der oberen Blätter, am Ende der Zweige ährig gehäuft, Krone 8–12 mm lang, außen zottig behaart. Kelch mit 5 stachelig begrannten, später auswärtsgekrümmten Zähnen.
VORKOMMEN: Wegränder, Schuttplätze, Unkrautfluren. Selten.
VERWECHSLUNG: Ufer-Wolfstrapp (*Lycopus europaeus*, S. 214). Pflanze kleiner, bis zu 80 cm hoch, heller grün, wächst im Feuchten, Blätter lanzettlich, grob gesägt. Blüten kleiner, weißer, in den Blattachseln sitzend, 4–6 mm lang. Aktiviert die Schilddrüse.

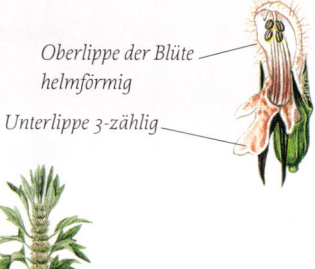

Oberlippe der Blüte helmförmig

Unterlippe 3-zählig

Blätter im Blütenbereich mit weniger Zähnen als unten

Herzgespann — H

KRAFTPFLANZE IM HAUSGARTEN

Das Herzgespann ist fast nur noch in Kräutergärten zu finden. Die Staude liebt tiefgründigen, nährstoffreichen Boden, der nicht zu feucht ist und nicht zu sehr in der Sonne liegt. Sie ist ein pracht- und kraftvoller Anblick, sodass es einen Versuch wert ist, sie wieder im Garten anzusiedeln – und dank ihrer Ausstrahlung jeglicher Hektik des Alltags entgegenzuwirken.

BERUHIGT HERZ UND NERVEN

Herzgespann hilft bei nervösen Herzbeschwerden, hervorgerufen durch Stress, Aufregung oder leichte Schilddrüsenüberfunktion. Es senkt die Pulsfrequenz und den leicht erhöhten Blutdruck. Mit seinen Bitterstoffen unterstützt es Magen und Leber, fördert die Verdauung und beseitigt Blähungen. Dadurch verschwinden oft auch Beklemmungsgefühle um das Herz herum. Herzbeschwerden im Klimakterium beruhigen sich. Manchmal hemmt es auch Viren in ihrem Ausbreitungsdrang und stärkt auf diese Weise das Immunsystem.

Bereiten Sie sich für Ihre Hausapotheke eine Tinktur aus dem frischen Kraut. Übergießen Sie in einem Schraubdeckelglas 20 g frisches Material mit 100 ml Doppelkorn, sodass alle Pflanzenteile gut bedeckt sind. Lassen Sie den Ansatz 3 Wochen lang bei Zimmertemperatur stehen, schütteln Sie ihn täglich um und filtrieren Sie ihn anschließend ab. Von der Tinktur nehmen Sie bei nervösen Beschwerden 3-mal täglich 10–15 Tropfen.

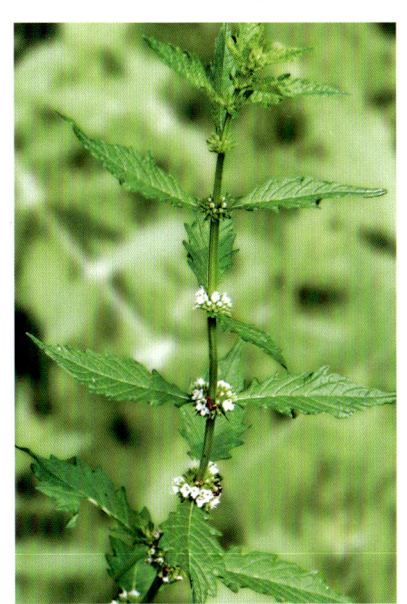

Im Gegensatz zum Herzgespann ist der Wolfstrapp kleiner, von hellerem Grün und hat weiße Blüten.

EIN LÖWENSCHWANZ, DER DAS HERZ ENTSPANNT

Die blühende Pflanze sieht ziemlich zerzaust aus und heißt wohl deswegen auch *Leonurus – Löwenschwanz*. *Leo* ist im Lateinischen der *Löwe* und *ura* im Griechischen der *Schwanz*. Ebenfalls griechisch ist *kardia*, es bedeutet *Herz*. *Gespann* war in alten Zeiten ein Wort für *Schmerz*, *Krampf*. Nervöse, krampfartige Herzschmerzen nannte man *Herzgespann*.

Damit er nicht bohrt …

Der Tee aus dem Kraut härtet den Zahnschmelz, wenn Sie damit nach dem Zähneputzen den Mund spülen oder kräftig gurgeln. Für einen Aufguss übergießen Sie 1 TL des getrockneten Krautes mit 250 ml Wasser und lassen ihn 10 Minuten ziehen. Diesen Tee können Sie auch sehr gut gegen die oben genannten Beschwerden trinken.

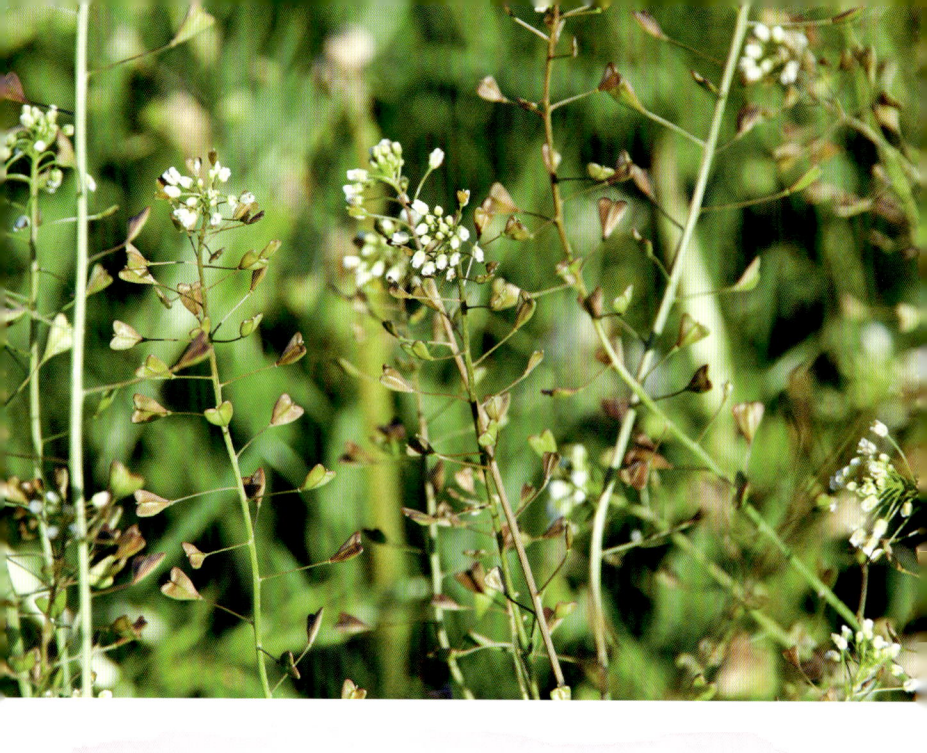

Hirtentäschelkraut

Capsella bursa-pastoris — Kreuzblütengewächse — Januar – Dezember — H 5–40 cm

MERKMALE: Ein- oder zweijährig. Blätter in grundständiger Blattrosette buchtig gezähnt, erinnern an jungen Löwenzahn. Stängel einfach oder verzweigt, mit einfachen und mit einzelnen Sternhaaren. Stängelblätter lanzettlich, ganzrandig, obere Blätter stängelumfassend. Blüten in lockerer Traube, Blütenblätter weiß, 2–3 mm lang. Schötchen herzförmig, flach, 0,4–0,7 mm lang und breit, Stiele fast waagerecht abstehend.
VORKOMMEN: Schuttplätze, Acker- sowie Wegränder, zwischen Pflastersteinen, anspruchslos.
VERWECHSLUNG: Acker-Hellerkraut (*Thlaspi arvense*). Kräftiger in der Erscheinung, weiße Blüten nur Mai–September. Schötchen platt, rund wie ein Geldstück, vorne eingeschnitten, breit geflügelt. Als aromatischer Wildsalat essbar.

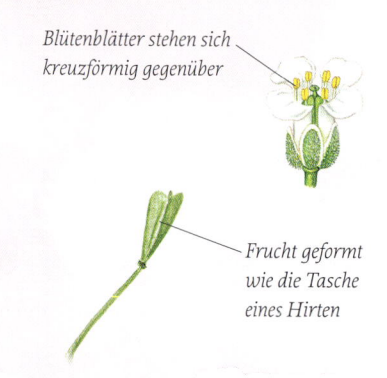

Blütenblätter stehen sich kreuzförmig gegenüber

Frucht geformt wie die Tasche eines Hirten

Hirtentäschelkraut — **H**

NUSSGESCHMACK DAS GANZE JAHR

Das ganze Jahr hindurch bringt das Hirtentäschelkraut immer neue Früchtchen hervor, die wie junge Haselnüsse schmecken und eine erfrischende Knabberei auf Wanderungen sind. Wer mag, kann sie auch auf ein Butterbrot legen, das schmeckt gut – auch wenn das Sammeln etwas mühsam ist. Der Geschmack der jungen Blätter erinnert an Meerrettich. Würzen Sie mit ihnen den Frühjahrssalat, Kräuterquark oder die Frühlingssuppe.

SEHR GUTER BLUTSTILLER

Ernten Sie das ganze Kraut am besten von Mai bis Juli. Zupfen Sie es mit der Wurzel aus, klopfen Sie die Erde ab und hängen Sie es gebündelt an einem schattigen Platz zum Trocknen auf. Je frischer Sie auch die getrocknete Pflanze verwenden, umso besser ist die Wirkung. Inhaltsstoffe wie Acetylcholin, Cholin, Tyramin, Histamin, Flavonglykoside und Gerbstoffe sind für die blutstillende und gefäßverengende Wirkung verantwortlich.

Bereiten Sie aus 1 TL Kraut pro Tasse einen Tee und trinken Sie ihn bei zu starken, zu häufigen und zu langen Menstruationsblutungen bis zu viermal täglich. Das hilft auch bei zu heftigen Blutungen in den Wechseljahren oder unterstützend bei Endometriose. Darunter versteht man das schmerzhafte Wachsen der Gebärmutterschleimhaut außerhalb der Gebärmutter. Bei Nasenbluten tauchen Sie etwas Watte in einen konzentrierten Tee und stopfen sie in das betroffene Nasenloch. Auch nach Zahnextraktionen, bei Hautverletzungen und blutenden Hämorrhoiden hilft der Tee.

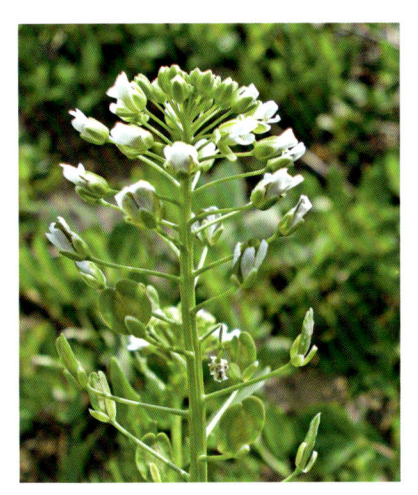

Kreisrund geformt sind die Früchte des Acker-Hellerkrauts.

FRUCHT WIE EINE HIRTENTASCHE

Sowohl der deutsche als auch der wissenschaftliche Name erinnern an die Form der Lederbeutel, die früher Hirten über ihren Stab schnallten. *Capsella* ist die *Kapsel*(frucht), *bursa* die *Börse* und *pastor* der *Hirte*. Der Name *Beuteldieb* spricht von jenen Beuteln, in denen Diebe ihre Beute versteckten. In der Türkei ist das Hirtentäschelkraut ein geschätztes Wildgemüse und wird *Vogelkraut* genannt, denn Vögel lieben den Geschmack der Samen.

Selbsthilfe schnell zur Hand

Stellen Sie eine Tinktur aus dem Kraut der frischen Pflanze her. Übergießen Sie dazu 100 g frisches, klein geschnittenes Material mit 500 ml 40%igem Alkohol, lassen Sie den Ansatz 14 Tage lang ausziehen und filtrieren Sie ihn ab. Nehmen Sie bei Bedarf 3-mal täglich 20 Tropfen.

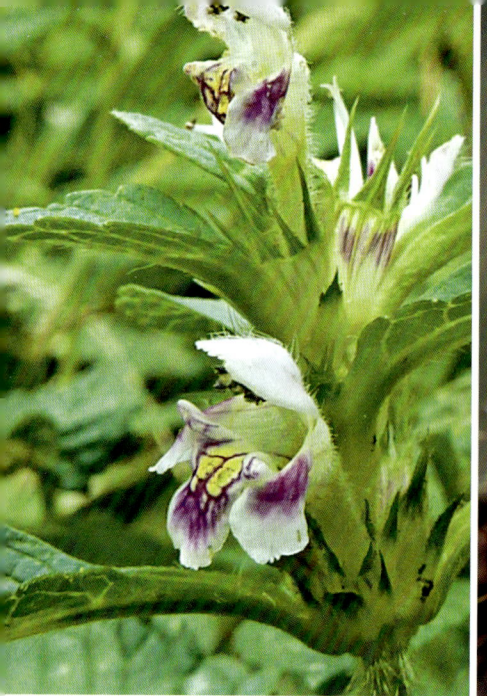

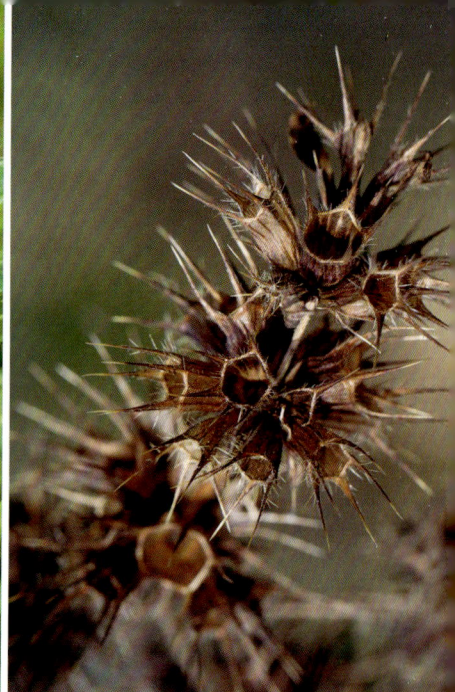

Gewöhnlicher Hohlzahn

Galeopsis tetrahit — Lippenblütler — Juli – Oktober — H 20–60 cm

MERKMALE: Meist einjährig. Stängel 4-kantig, aufrecht, sparrig verzweigt, verdickte Blattknoten mit steifer, stechender Behaarung. Blätter gegenständig, fast eiförmig, gestielt, fast kahl. Rosa Blüten bis zu 22 mm lang, in Scheinquirlen am Stängelende, deutliche Ober- und Unterlippe; Unterlippe mit 2 hohlen zahnartigen Höckern. Kelche sehr stachelig.
VORKOMMEN: Auf nährstoffreichen Böden, an Waldrändern, Wegrändern, auf Schuttplätzen, Brachen und Geröllhalden.
VERWECHSLUNG: Wald-Ziest (*Stachys sylvatica*, S. 216). Weich behaarte Blätter und ein höherer, ähriger, violetter Blütenstand, Krone bis zu 13 mm lang, Kelch weich. Nur im Wald zu finden. Enthält Bitterstoffe.

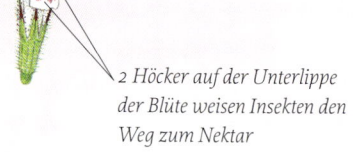

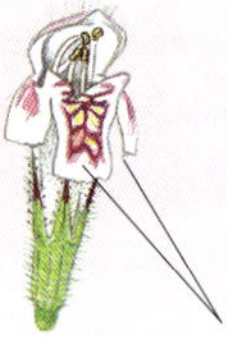

2 Höcker auf der Unterlippe der Blüte weisen Insekten den Weg zum Nektar

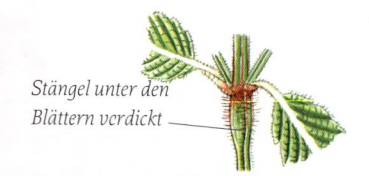

Stängel unter den Blättern verdickt

Hohlzahn — **H**

»VULKANISCHER« HOHLZAHN

Der Gewöhnliche Hohlzahn wächst immer in der Nähe menschlicher Siedlungen. Er nimmt sehr viele Mineralien aus dem Boden auf und gibt sie in dieser natürlichen Verpackung an den menschlichen Organismus weiter. In den Zeiten der Tuberkulose war der auf dem Vulkangestein der Eifel gewachsene Hohlzahn besonders gefragt.

STÄRKT DIE BRONCHIEN UND DEN GANZEN ORGANISMUS

Ernten Sie das blühende Kraut, schneiden Sie es kurz über dem Boden ab und trocknen Sie es sorgfältig an einem schattigen Platz. Köcheln Sie 2 TL Kraut mit 500 ml Wasser 10 Minuten lang, um Mineralien und Kieselsäure herauszulösen. So entsteht ein sehr guter Hustentee. Mit Kieselsäure, Gerbstoffen, Flavonoiden, Saponinen und wenig ätherischem Öl hilft er besonders bei lang andauernden Lungenbeschwerden. Oft ist besonders nach Keuchhusten das Lungengewebe noch so strapaziert, dass der Hustenreiz bestehen bleibt. Hier stärkt der Tee die Bronchien. Gleichzeitig unterstützt er die Milz, regt die Blutbildung an und sorgt dafür, dass der Kranke wieder zu Kräften kommt. Ein Umschlag mit Kompressen, die in diesen Tee getaucht wurden, hilft gegen juckende und leicht entzündete Hautekzeme.

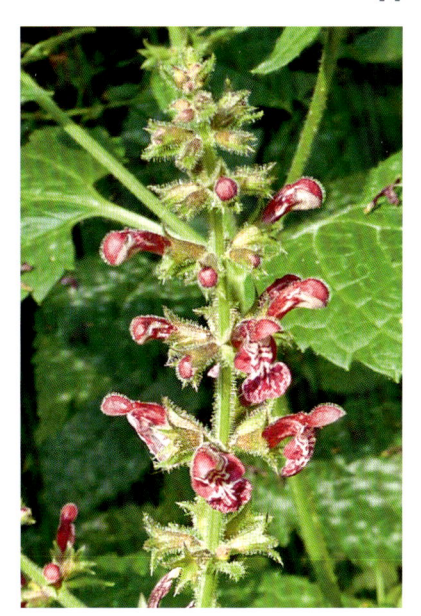

Die Blätter des ähnlichen Wald-Ziests riechen beim Zerreiben muffig.

Ein super Kieselsäure-Lieferant

Wie viel Kieselsäure diese Pflanze enthält, können Sie im Herbst und Winter erkennen. Dann sind nur noch die leeren Blütenkelche übrig, die so zäh sind, dass sie Sturm, Regen und Schnee überstehen. Ihre spitzen Stacheln strecken sie wie Zähne in die Luft. Hohlzahn-Fasern wurden früher sogar zur Herstellung von Seilen genutzt. Wenn er Ihnen auf einem Spaziergang begegnet, versuchen Sie einmal, ihn ohne Messer zu ernten – es ist kaum möglich.

EIN MARDER IN DER BLÜTE

Die zwei hohlen Höcker auf der Unterlippe der Blüte sollen den Kopf der flinken Bienen und Wespen in Richtung Nektar führen. Können Sie mit etwas Fantasie in der Form dieser Blüte das Gesicht eines Marders erkennen? Jedenfalls wurde diese Pflanze nach ihm benannt. *Galea* ist der *Marder* und *opsis* das *Gesicht. Te trahit* könnte heißen *zieht dich heran*. Vielleicht erzählt dieser Namensteil von einem alten Zauberspruch.

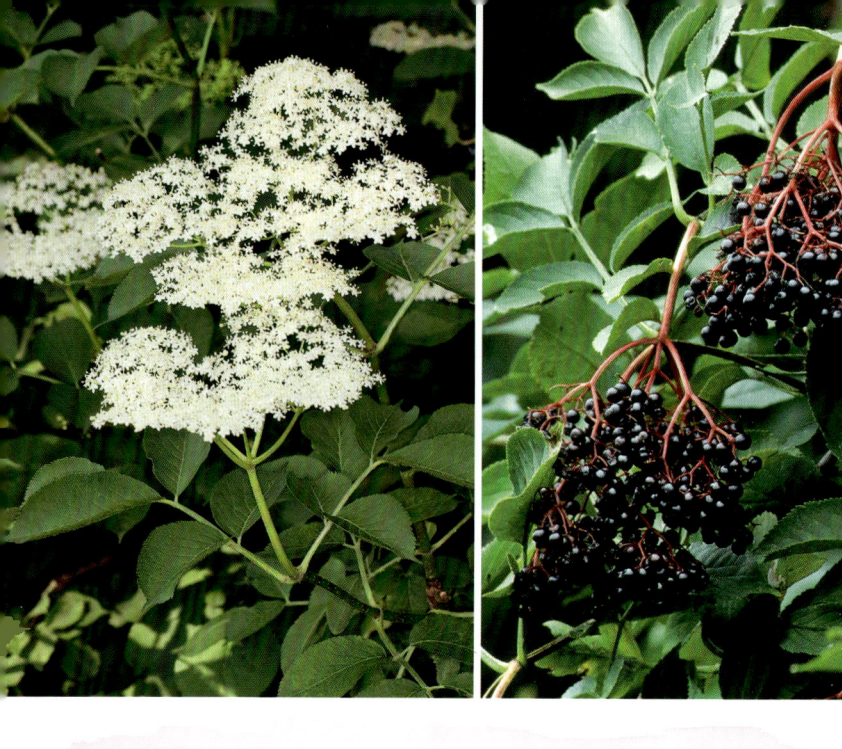

Schwarzer Holunder

Sambucus nigra — Geißblattgewächse — Mai – Juni — H 200–700 cm

MERKMALE: Hoher Strauch bis sparriger Baum. Blätter gegenständig, unpaarig gefiedert, Blättchen lanzettlich, gesägt, meist asymmetrisch. Blüten cremeweiß, bis zu 5 mm groß, in flachen bis zu 20 cm großen Schirmrispen, duftend, verwachsen mit 5 breiten Zipfeln, Staubblätter gelb. Frucht eine kugelige blauschwarze Beere, darf nicht roh gegessen werden.
VORKOMMEN: Gebüsche, Hecken, Wälder, Waldränder.
VERWECHSLUNG: Trauben-Holunder *(Sambucus racemosa)*. Busch kleiner, weniger verzweigt, Blätter 5-zählig, unpaarig gefiedert, Fiedern schmaler. Blüten grünlich gelb in aufrechten Rispen. Früchte rot.

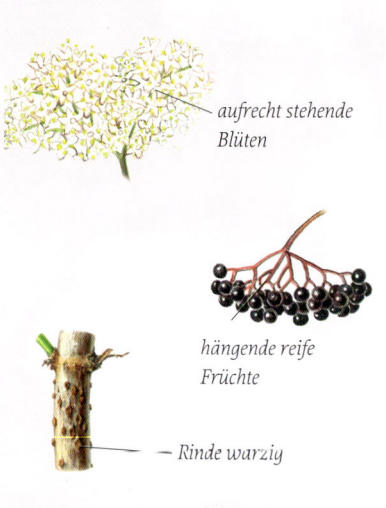

aufrecht stehende Blüten

hängende reife Früchte

Rinde warzig

Holunder — H

DER STRAUCH DER FRAU HOLLE

Zweimal im Jahr erfreut uns der Holunderbusch mit seinem wunderschönen Anblick besonders und sorgt dabei für unsere Gesundheit. Die Blüten läuten den Sommer ein, und wenn die Beeren reif sind, wird es eindeutig Herbst. Das ganze Jahr über wirkt er gemütlich und geheimnisvoll – vielleicht wohnt immer noch Frau Holle in ihm?

FÖRDERT DIE GESUNDHEIT

Der Tee aus den Blüten steigert die Abwehrkräfte und hilft bei Erkältungskrankheiten, Husten und Fieber, bei Entzündungen der Stirnhöhlen, Heuschnupfen und anderen Allergien. Ein Bad im Holunder-Blüten-Absud beruhigt die Nerven. Übergießen Sie dafür 100 g frische Blüten mit 2 Liter heißem Wasser, lassen Sie sie zugedeckt 15 Minuten ziehen und sieben Sie den Extrakt in das eingelassene Badewasser.
Die Beeren sollten Sie nur gekocht oder getrocknet verwenden. 1–2 EL davon in einem Glas Wasser getrunken, reinigen

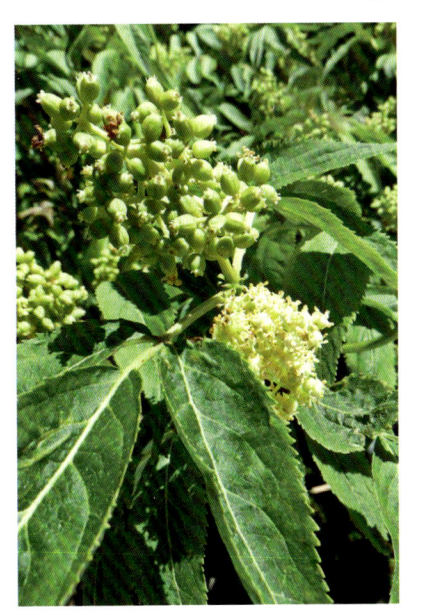

Die Blüten des Trauben-Holunders stehen in traubenartigen Rispen.

den Magen und regen Darm und Nieren an. Der Saft aus den Beeren steigert die Abwehrkräfte in der kalten Jahreszeit, ist ein guter Energielieferant für Büromenschen und stärkt bei Erkältungskrankheiten. Er hilft bei Nervenschmerzen wie Ischias, Hexenschuss und auch Migräne. Bei Lippenherpes tragen Sie den Saft direkt auf die Bläschen auf.

FÜR FLÖTEN GEEIGNET

Die Römer schnitzten aus den hohlen Zweigen Flöten und nannten sie *sambucus*. *Nigra* bedeutet *schwarz* und beschreibt die Farbe der Beeren. Fachleute bestreiten, dass der Name sich von Frau Holle ableitet. Sie erklären, dass *tar* eine Endung aus dem Althochdeutschen ist und *Baum* bedeutet und *holun* sich ableitet von einem ebenso alten Wort für *schwarz*.

Tee regt das Immunsystem an

Übergießen Sie pro Tasse 1 TL getrocknete Blüten mit heißem Wasser und lassen Sie sie zugedeckt 5 Minuten ziehen. Trinken Sie den Tee so heiß wie möglich und genießen Sie die Wärme, die Bakterien und Viren ausheizt. Der Tee ist auch ein gutes Getränk für Kinder, die Milch nicht verdauen können. Kalter Tee aus den Blüten ist eine Erholung für strapazierte Augen nach zu viel Bildschirmarbeit: einfach mit dem Tee getränkte Wattebäusche auflegen.

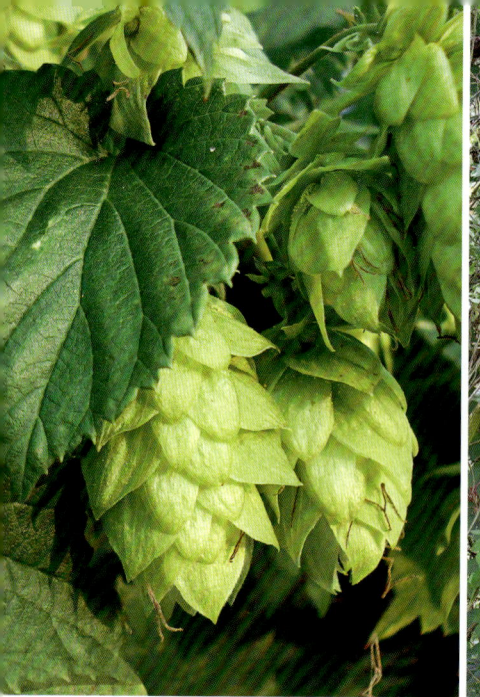

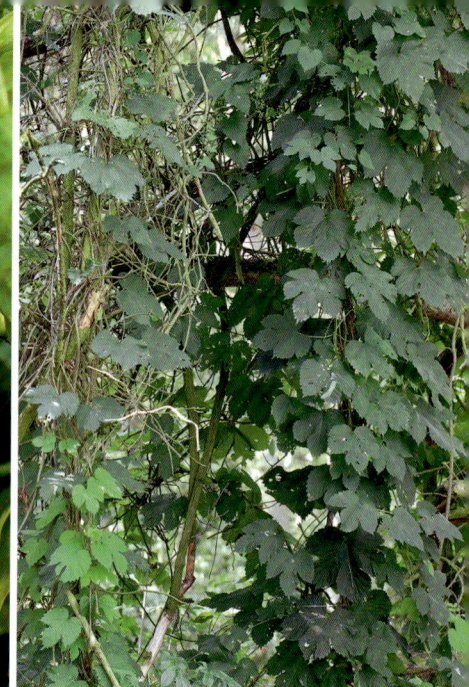

Hopfen

Humulus lupulus — Hanfgewächse — Juli – August — H 300–800 cm

MERKMALE: Staude. Windet sich beim Klettern rechts herum, Stängel mit Klimmhaaren, zweihäusig. Blätter gegenständig an langen Stielen, rau behaart, aus herzförmigem Grund tief 3- bis 5-lappig, grob gesägt. Blüten grün, männliche in verzweigten Büscheln, weibliche in zapfenartigen Blütenständen, aus denen sich durch Vergrößerung der blütendeckenden Blätter die Hopfenzapfen entwickeln.
VORKOMMEN: Feuchte nährstoffreiche Böden, Auwälder, Ufer.
VERWECHSLUNG: Weinrebe *(Vitis vinifera)*. Blätter der Wildform 3- bis 5-lappig, aber nicht so tief geteilt. Ranken stehen den Blättern gegenüber. Blüten grün, aber in traubigen Blütenständen. Rote Herbst-Blätter stärken die Venen, Trauben zur Entschlackung.

Bitterstoffe produzierende Drüsen unter den schuppenartigen Deckblättern der weiblichen Blüten

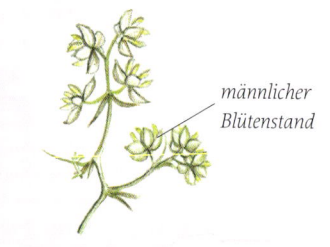

männlicher Blütenstand

HOPFEN-ZAPFEN SCHENKEN GEBORGENHEIT

Für Bier und Medizin werden nur die Hopfen-Zapfen der weiblichen Pflanzen verwendet. Unter ihren Schuppen bilden sich in kleinen Drüsen das bittere Harz und das ätherische Öl. Die Zapfen sind weich und leicht und schmeichelnd anzufassen.

WIRKT BERUHIGEND, MACHT LEBENSFROH

Die Bitterstoffe – mit Humulon und Lupulon – bringen die Würze in das Bier und regen den Appetit an. Sie haben antibakterielle und aromatisierende Eigenschaften, die sowohl für den Geschmack als auch die Konservierung des Bieres wichtig sind. Das ätherische Öl beruhigt bei Unruhe, Nervosität und Angstzuständen. Es sorgt für einen guten Schlaf. Hopfen enthält hormonähnliche Stoffe, die eine östrogenartige Wirkung entfalten. Der Tee unterstützt die erste Zyklushälfte, entspannt die glatte Muskulatur bei Menstruationsschmerzen und gleicht in den Wechseljah-

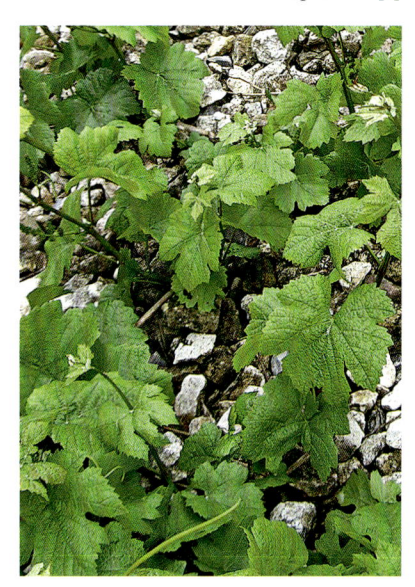

Die Blätter der Weinrebe ähneln jungen Hopfenblättern.

ren die nachlassende Östrogenproduktion aus. Übergießen Sie 2 TL Hopfen-Zapfen mit 250 ml heißem Wasser und lassen Sie sie 5 Minuten ziehen. Bei Frauen weckt Hopfen die Lust auf Liebe, für Männer ist er dagegen eher ein Liebestöter. Wohl aus diesem Grund waren Mönche die ersten, die Bier mit Hopfen brauten.

EIN BEISSENDER WOLF

Der Ursprung des Namens ist unklar. *Humulus* könnte aus *Humus* entstanden sein, weil die Pflanze am besten in kräftiger, feuchter Erde wächst. *Lupulus* bedeutet im Lateinischen *der kleine Wolf*. Wolfsartig überfällt der Hopfen andere Pflanzen und *beißt* sich an ihnen fest. *Hopfen* könnte sich von dem norwegischen Wort *huppe* ableiten. Es bezeichnet eine buschige Quaste und könnte damit das weibliche Blütenbüschel meinen.

Ein Schlafkissen lässt den Stress des Tages vergessen

Für den englischen König George III. war das Hopfen-Schlafkissen das einzige Mittel, das ihm noch zum Schlummer verhelfen konnte. Ernten Sie die Zapfen von August bis Oktober und trocknen Sie sie gut durch. Dann stopfen Sie sie in eine kleine Kissenhülle und nähen das Kissen zu. Sie können der Füllung auch duftende Lavendel-Blüten beigeben. Die ätherischen Öle von Hopfen und Lavendel geleiten in einen tiefen, ruhigen Schlaf.

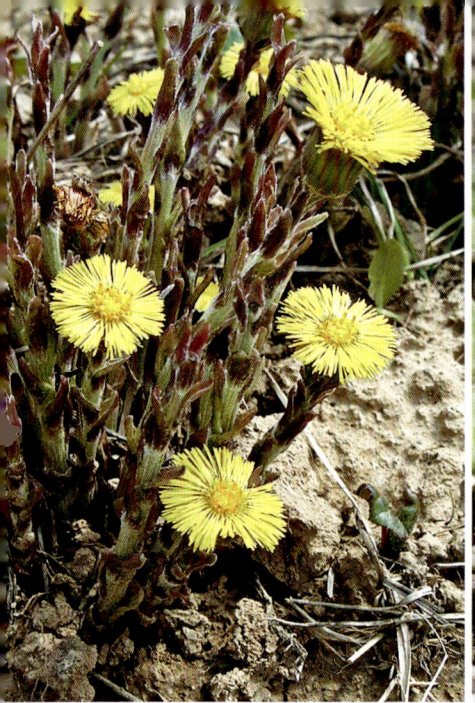

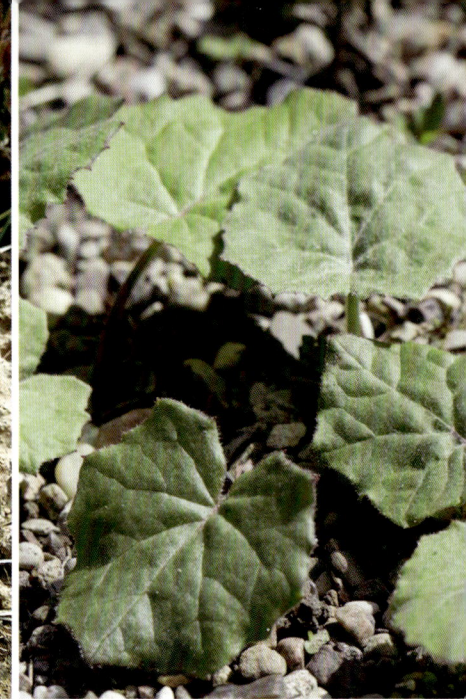

Huflattich

Tussilago farfara — Korbblütler — Februar – März — H 5–20 cm

MERKMALE: Staude. Blütenkörbchen gelb, 2–3 cm groß, mit Röhren- und Zungenblüten, Blütenstiel mit rötlichen, spinnwebig behaarten Schuppenblättern, erscheinen vor den Blättern. Blätter grundständig, lang gestielt, rundlich bis herzförmig, spitz gezähnt, Unterseite graufilzig. Früchte mit weißen Flughaaren (Pappus).
VORKOMMEN: Wegränder, lichte Wälder, Schuttplätze.
VERWECHSLUNG: Die nach der frühen Blütezeit austreibenden Blätter gleichen denen von Pestwurz-Arten (*Petasites*, S. 146). Die Blätter sind dunkler grün, bis zu 90 cm groß, unterseits nur schwach silbrig, Stängel gefurcht.

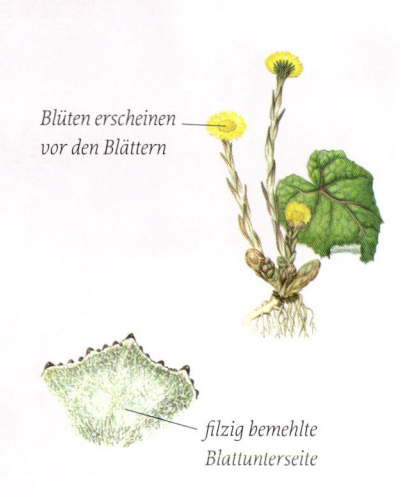

Blüten erscheinen vor den Blättern

filzig bemehlte Blattunterseite

Huflattich — **H**

KRÄFTIGER WURZELSTOCK

Die kleinen gelben Blütensonnen sind die ersten, die im Frühjahr Farbe bringen. Ein kräftiger Wurzelstock treibt sie durch die kalte Erde, die oft noch von Schnee bedeckt ist.

BEWÄHRTES HUSTENKRAUT

Egal, ob die Stimme nur ein bisschen heiser ist, Husten eine Erkältung begleitet, sich festgesetzt hat oder chronisch geworden ist, ob es ein krampfartiger, asthmatischer oder Raucherhusten ist – der Huflattich bessert sie alle. Seine Schleimstoffe kleiden schützend die Atemwege aus und lindern den trockenen Hustenreiz. Gerb- und Bitterstoffe entziehen einer Entzündung den Boden. Inulin, Flavonoide, ätherisches Öl, Salpetersalze und andere Mineralien tragen gemeinsam bei zu der seit Jahrtausenden geschätzten Heilkraft des Huflattichs.

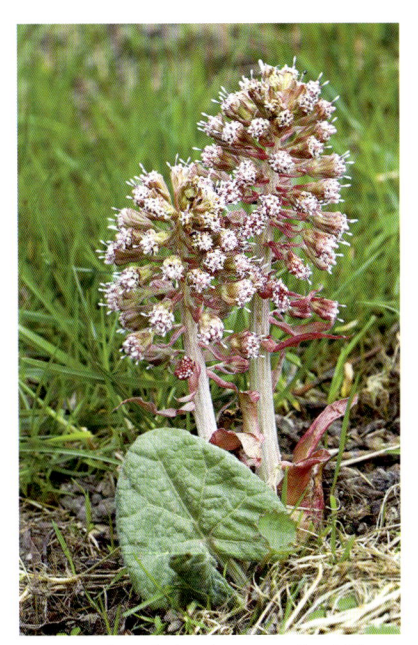

Pestwurz-Arten haben einen struppigen Blütenstand.

PYRROLIZIDIN-ALKALOIDE

Wegen in Spuren enthaltener Pyrrolizidin-Alkaloide, die in hoher Dosis leberschädigend und krebserregend sind, geriet der Huflattich in Verruf. Inzwischen belegte die Forschung, dass diese Alkaloide im Huflattich zum allergrößten Teil ungiftig sind. Zum Schutz der Verbraucher gilt allerdings die Empfehlung, den Tee nicht länger als 4–6 Wochen pro Jahr zu trinken. Während der Schwangerschaft und in der Stillzeit sollten Sie ihn gar nicht trinken.

Huflattich-Zigaretten

Sie wollen sich das Rauchen abgewöhnen? Probieren Sie es mit Huflattich-Zigaretten – natürlich selbst gedreht. Der Rauch weitet die Bronchien, erleichtert das Abhusten und regeneriert die Schleimhäute. Während nikotinhaltiger Tabak der Lunge ihre natürliche Feuchtigkeit nimmt, befeuchtet der Huflattich sie wieder. Trinken Sie zur Unterstützung den Tee. Das reinigt Lunge und Atemwege.

»ICH VERTREIBE DEN HUSTEN«

Der Huflattich verrät mit seinem Namen seine Wirkung: *Tussis* bedeutet *Husten* und *ago* heißt *ich vertreibe*. *Farfara* ist das *Mehl*. Der Name bedeutet also so viel wie: *Ich vertreibe den Husten und trage mehlige Blätter*. Die Blätter sind so groß wie Hufe und werden daher *Huflattich* genannt. Als kühlende *Hitzblätter* ziehen sie die Hitze aus sonnenverbrannter oder entzündeter Haut.

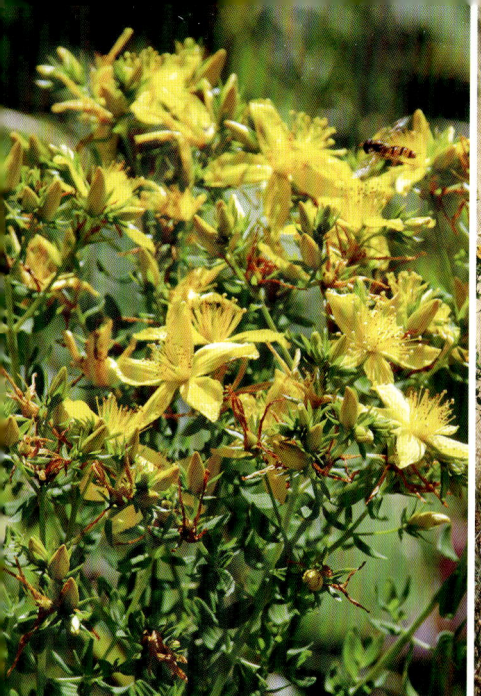

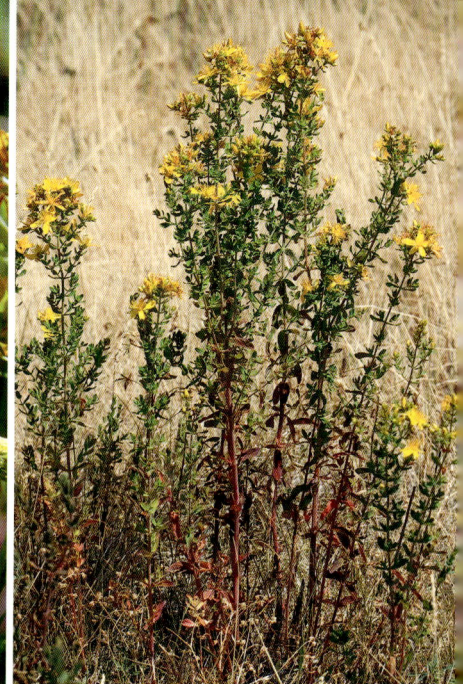

Johanniskraut

Hypericum perforatum — Johanniskrautgewächse — Juni – August — H 30–70 cm

MERKMALE: Staude. Formenreich, Stängel mit 2 Längsleisten. Blätter gegenständig, länglich eiförmig, mit durchscheinenden Öldrüsen. Blüten mit 10–13 mm langen Kronblättern, gelb, in pyramidenförmiger Rispe, Kelch- und Kronblätter besonders am Rand mit schwarzen Punkten: Sie färben beim Zerreiben die Finger rot.
VORKOMMEN: Wegränder, Magerrasen, Gebüsche, Waldränder.
VERWECHSLUNG: Behaartes Johanniskraut *(Hypericum hirsutum)*. Ganze Pflanze dicht behaart. Stängel rund, ohne Kanten. Kelchblätter am Rand mit gestielten schwarzen Drüsen. Unwirksam.

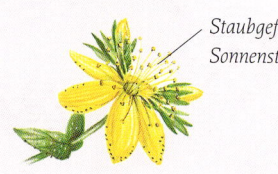

Staubgefäße wie Sonnenstrahlen

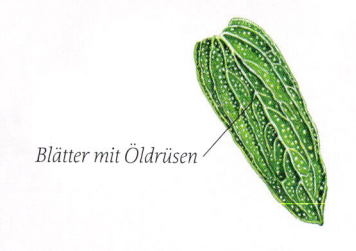

Blätter mit Öldrüsen

Johanniskraut — J

STÄRKENDES ÖL

Wenn Sie die Blätter und Blüten des Johanniskrauts gegen den hellen Himmel halten, erkennen Sie viele kleine dunkle Punkte. Bei diesen Punkten handelt es sich um Drüsen, die das rote Öl enthalten, das die Pflanze so wertvoll macht.

SONNE FÜR DIE SEELE

Sammeln Sie die ganzen Blütenstände am besten zwischen der Sommersonnenwende (21. Juni) und Mitte August. Je mehr Sonne das Kraut getankt hat, umso wertvoller sind die Inhaltsstoffe. Bereiten Sie einen Tee, indem Sie 1 TL Kraut mit 250 ml heißem Wasser übergießen und 5 Minuten ziehen lassen. Schon dieser Tee hellt die Stimmung auf und vertreibt Depressionen. Nervenschmerzen, Spannungskopfschmerz (die Wirkung ist vergleichbar mit der von Acetylsalicylsäure (ASS) und Paracetamol), Erschöpfungszustände und Wetterfühligkeit verlieren ihren Schrecken. Ob nervöse Unruhe, Schlaflosigkeit, Bettnässen oder Wechseljahrsbeschwerden – immer lohnt sich ein Versuch mit Tee oder Wein aus Johanniskraut. Das rote Öl beschleunigt, äußerlich aufgetragen, die Heilung von Wunden und Narben, hilft bei Sportverletzungen und bei Infektionen mit Herpes- und anderen Viren.

BRINGT EINE NEUE PERSPEKTIVE

Hypericum setzt sich aus den beiden griechischen Wörtern für *über* – *hyper* – und für *Bild* – *eikon* – zusammen. *Hypericum* hebt die Psyche hinaus über die dunklen inneren *Bilder* von Angst und Depressionen. Das lateinische *perforatum* bedeutet *durchlöchert* und bezieht sich auf die dunklen Punkte auf Blättern und Blüten. Die Pflanze wurde nach Johannes dem Täufer

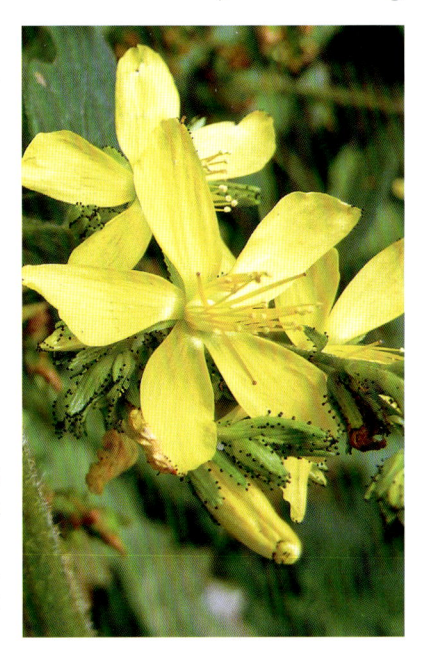

Die Kelchblätter des Behaarten Johanniskrauts tragen an den Rändern gestielte, schwarze Öldrüsen.

benannt, dessen Geburtstag am 24. Juni begangen wird, wenn das Johanniskraut blüht. Tau, der an diesem Morgen vom Johanniskraut gesammelt wurde, galt als ein besonderes Stärkungsmittel.

Johanniskraut-Wein als Schlummertrunk

Übergießen Sie eine große Handvoll Blüten mit 750 ml gutem Weißwein und lassen Sie ihn 7 Tage am Fenster in der Sonne stehen. Schütteln Sie ihn täglich um, filtrieren Sie ihn dann ab und trinken Sie ein Likörgläschen vor dem Schlafengehen. Das bringt erholsamen, ruhigen Schlaf und neue Perspektiven.

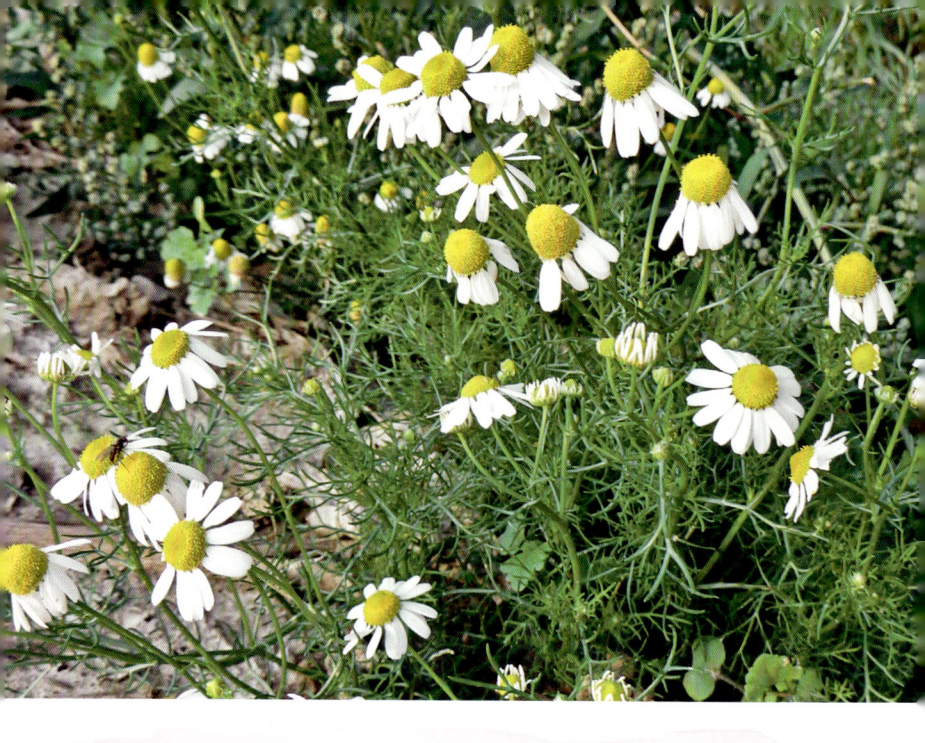

Echte Kamille

Matricaria chamomilla (syn. *M. recutita*) — Korbblütler — Mai – August — H 10–40 cm

MERKMALE: Einjährig. Stängel meist aufrecht, reich verzweigt. Blätter mehrfach fein gefiedert. 10–25 mm breite Blütenköpfchen, Blütenkörbchen kegelförmig, Blütenboden hohl, Zungenblüten weiß, Röhrenblüten goldgelb. Duften beim Zerreiben aromatisch.
VORKOMMEN: Äcker, kalkarme Lehmböden, Wegränder, Brachen.
VERWECHSLUNG: Acker-Hundskamille *(Anthemis arvensis)*. Etwas größer, ohne Geruch, mit gefülltem Blütenboden. Ist unwirksam.

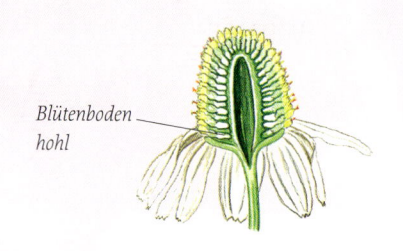

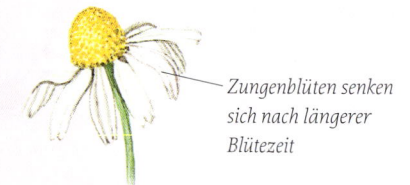

Blütenboden hohl

Zungenblüten senken sich nach längerer Blütezeit

Kamille — K

HEILERIN DES BODENS
Sie ist selten geworden in Getreidefeldern. Deswegen sollte man sich über jede Begegnung mit einer wild wachsenden Kamille freuen. Erstaunlicherweise wächst sie immer dort, wo Erdmassen bewegt wurden. Nach Bauarbeiten erblüht sie als Erste, als wolle sie den Boden nach dieser rauen Behandlung heilen.

KAMILLEN STATT PILLEN
Die Kamille ist das bekannteste Heilkraut gegen viele Wehwehchen des Alltags – vom verdorbenen Magen bis zur Schrunde auf der Haut, vom Schnupfen bis zur Nagelbett-Entzündung. Für diese Wirkungen ist das himmelblaue ätherische Öl Azulen verantwortlich. Es macht Bakterien und Viren unschädlich. Im Magen und Darm heilt es Entzündungen und bewahrt vor Magengeschwüren.

Für einen einfachen Tee brühen Sie 1 TL Kraut mit 250 ml heißem Wasser auf und lassen ihn 5 Minuten zugedeckt ziehen. Er hilft bei Erkältungen (auch als Einlauf), Nebenhöhlen-Entzündungen (inhalieren), Schleimhaut-Entzündungen (Mund und Rachen, Genitalbereich, Analbereich) sowie bei Entzündungen der Nieren und der Blase. Als Umschlag fördert Kamille die Wundheilung und hilft bei Rheuma oder Blutergüssen (Kamillensäckchen). Sie hellt blonde Haare auf und vertreibt Schuppen.

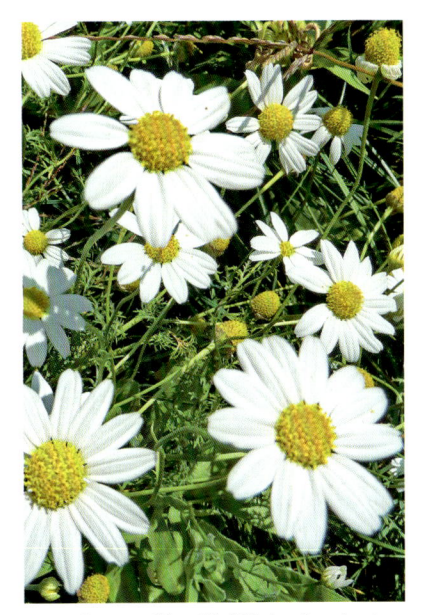

Der Acker-Hundskamille fehlt der charakteristische Kamillen-Duft.

Rollkur für den Magen
Überbrühen Sie 4 EL Blüten mit 1 Liter heißem Wasser und lassen Sie sie 5 Minuten zugedeckt ziehen. Trinken Sie morgens nüchtern noch im Bett 2 Tassen davon und legen Sie sich jeweils 5 Minuten auf den Rücken, die linke Seite, auf den Bauch und schließlich auf die rechte Seite. So wird die Magenschleimhaut von der heilenden Kraft der Kamille an allen Seiten berührt. Bleiben Sie noch ½ Stunde liegen und frühstücken Sie dann. Führen Sie diese Rollkur 8–10 Tage hintereinander durch.

DUFTENDES KRAUT FÜR MÜTTER
Früher galt sie als *Kraut der Mutter* bei Schwangerschaft, Geburt, Wochenbett, Säuglings- und Kinderkrankheiten. Ihr Name verrät es, denn *matricaria* leitet sich ab vom lateinischen *mater* und bedeutet *Mutter*. *Matrix* ist die *Gebärmutter*. *Chamomilla* bedeutet etwa *niedriger Apfel* und beschreibt den Duft, der von ihr ausgeht. *Recutita* zeigt an, dass sie alle Entzündungen *abprallen* lässt.

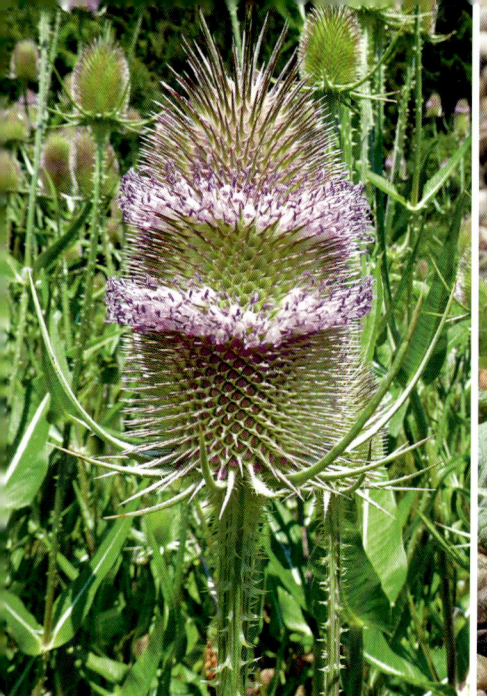

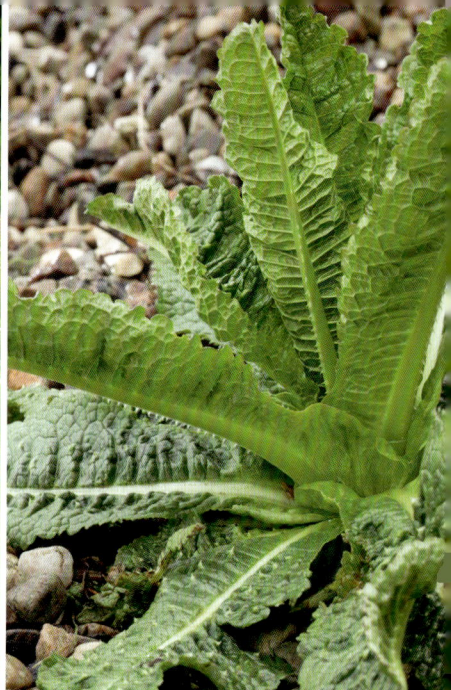

Wilde Karde

Dipsacus fullonum — Kardengewächse — Juli – August — H 80–200 cm

MERKMALE: Zweijährig. Pflanze stattlich, kahl, alle Teile sehr stachelig. Grundblätter rosettig, gezähnt, Stängelblätter schmaler, gegenständig, an der Basis am Stängel tütenförmig verwachsen. Blütenstand walzenförmig, 3–8 cm lang, von der Mitte aus gleichzeitig in einem Kreis nach oben und einem Kreis nach unten aufblühend, Einzelblüte rosaviolett, mit 4-zipfeliger, 8–10 mm langer Krone, von stechenden Hüllblättern überragt.
VORKOMMEN: Straßenböschungen, Dämme, Brachen.
VERWECHSLUNG: Behaarte Karde (*Dipsacus pilosus*). Wächst am Waldrand, auf feuchtem Boden. Nicht so stachelig. Stängelblätter am Grund mit 1 Paar fiederartiger Abschnitte. Blütenköpfe kugelig, gelbweiß, Durchmesser 2–2,5 cm, Krone 4–5 mm lang. Weniger wirksam.

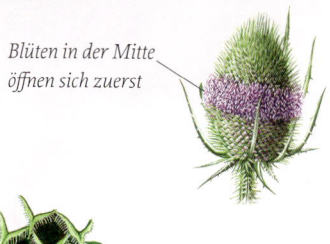

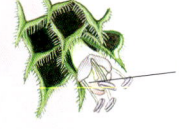

Blüten in der Mitte öffnen sich zuerst

Einzelblüte zwischen stechenden Hüllblättern

Karde — K

BLÜHENDER RING

Alles an dieser stattlichen Pflanze ist wehrhaft und stachelig. Selbst die Blattrippe auf ihrer Unterseite ist wie mit Haifischzähnen besetzt. Piecksende Spreublätter schützen die zarten rosa Blüten, die als ganz besondere Attraktion dieser Pflanze in der Mitte ihres Blütenstands anfangen zu blühen und von dort aus in 2 getrennten Ringen gleichzeitig blühend nach oben und nach unten wandern.

BEI BORRELIOSE UND HERPES

Die Inhaltsstoffe sind Bitterstoffe, Iridoide, Saponine, Kaffeesäure-Derivate und das Glykosid Skabiosid. Die Wilde Karde regt die Reinigung des Körpers über Schweiß, Urin und Galle an und wurde traditionell bei Rheuma und Hautkrankheiten eingesetzt. Heute gilt sie als eines der wirksamsten Mittel bei Borreliose und hat sich bei viralen Infektionen wie Herpes sehr bewährt. Ein Tee daraus schmeckt sehr bitter und weckt die Abwehrkräfte. Überbrühen

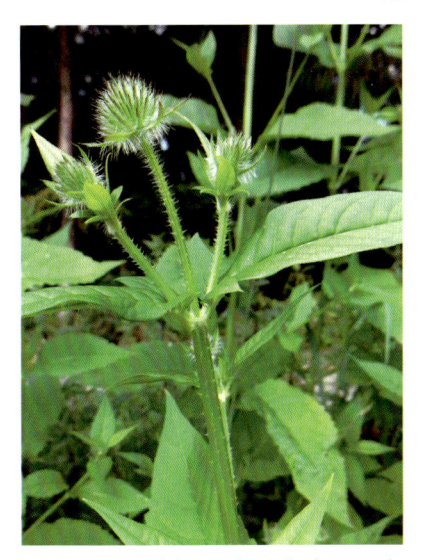

Die Behaarte Karde hat runde, weiße Blütenstände.

Sie 1 TL der getrockneten Wurzel mit 250 ml kochendem Wasser, lassen Sie sie 10 Minuten ziehen und trinken Sie 3 Tassen pro Tag.

WERKZEUG ZUM AUFRAUEN DER WOLLE

Dipsacus wird vom griechischen *dipsáo* – ich dürste – abgeleitet. Die zusammengewachsenen Blattbasen bilden um den Stängel ein kleines Becken, in dem sich Regenwasser sammelt. Es soll flügellose Insekten von den Blüten fernhalten. Das Becken wurde auch Venusbecken genannt, weil man glaubte, es mache schön, sich mit seinem Wasser zu waschen. *Sylvester* bedeutet *wild, im Walde wachsend*. Eine Karde ist nicht nur die Pflanze, sondern auch das daraus gefertigte Werkzeug zum Aufrauen von Wolle. Mit den trockenen Samenständen der Weber-Karde *(D. sativus) kardierten* die Frauen früher Schafwolle, damit sie gesponnen werden konnte.

Tinktur gegen Borreliose

Graben Sie im Herbst des ersten Jahres die jungen Wurzeln der grundständigen Blattrosette mitsamt den Herzblättern aus. Waschen Sie sie gründlich, schneiden Sie sie in Scheiben und übergießen Sie sie in einem Schraubglas mit 60%igem Alkohol. Die Stückchen müssen gut mit Alkohol bedeckt sein. Lassen Sie den Ansatz 4 Wochen lang warm stehen, schütteln Sie ihn regelmäßig um, filtrieren Sie ihn ab und füllen Sie die Tinktur in kleine Tropfflächchen. Im Krankheitsfall nehmen Sie 3-mal täglich 5–10 Tropfen.

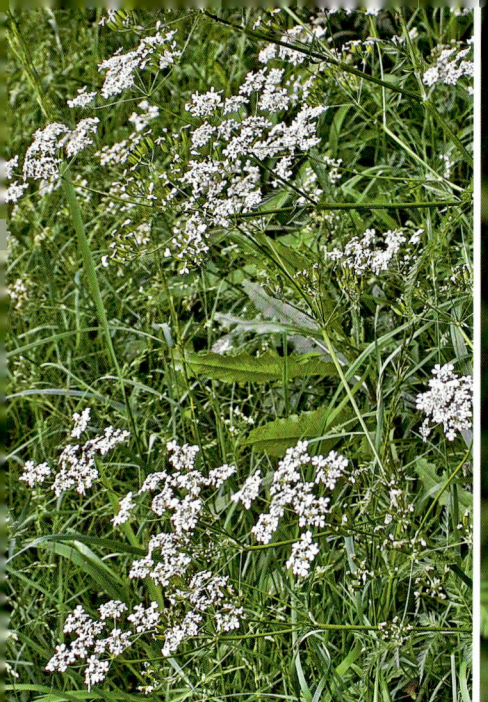

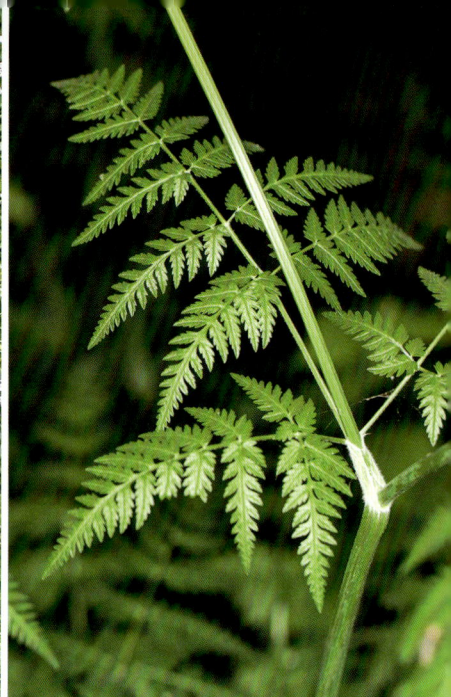

Wiesen-Kerbel

Anthriscus sylvestris — Doldenblütler — April – Juli — H 50–120 cm

MERKMALE: Zweijährige Staude. Formenreich. Stängel aufrecht, verzweigt, kahl, gerillt, nur an der Basis rau behaart, nie rötlich gefleckt, unter den Blättern nicht verdickt. Blätter 2- bis 3-fach gefiedert, Fiedern oberseits glänzend, unterseits dunkelgrün. Blüten weiß, in zusammengesetzten Dolden, meist ohne Hülle, 4–8 Hüllchenblätter. Frucht länglich lanzettlich, geschnäbelt, glatt, schwärzlich.
VORKOMMEN: Waldränder, Wiesen.
VERWECHSLUNG: Gefleckter Schierling (*Conium maculatum*, S. 236). Größer, unangenehm riechend, Stängel dunkelrot gefleckt. Blätter 3-fach gefiedert, blüht erst ab Juni. Sehr giftig.

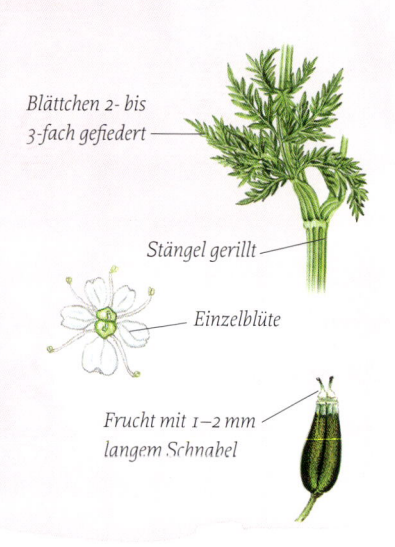

Blättchen 2- bis 3-fach gefiedert

Stängel gerillt

Einzelblüte

Frucht mit 1–2 mm langem Schnabel

Kerbel — **K**

BLÜHT SCHON FRÜH IM JAHR

Wiesen-Kerbel ist eines der ersten Frühlingskräuter auf der Wiese. Geschmack und Geruch seiner Blätter erinnern an die mit ihm verwandte Petersilie. Sobald der Löwenzahn auf den Wiesen verblüht ist, zeigt sich fast überall die weiße, luftige Kerbel-Blüte über dem satten Grün.

BELEBENDE FRÜHLINGS-VITAMINE

Kerbel enthält 180 mg Vitamin C pro 100 g – das bringt im Frühjahr Kraft und Stärke in den wintermüden Körper. Kalium zählt zu seinen Mineralien – es kurbelt die Entwässerung des Körpers über die Nieren an. Kerbel sollte stets frisch verwendet werden und reinigt das Blut. Im Garten oder auf dem Balkon wächst der noch aromatischere und feinere Garten-Kerbel (*A. cerefolium*). Auch er treibt die entwässernde Arbeit der Niere an und fördert ganz allgemein die Verdauung.

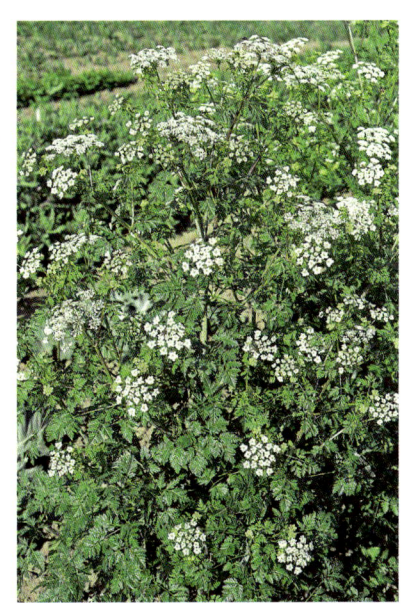

Das Gift des Gefleckten Schierlings führt zu Muskellähmung und Atemstillstand.

Früher diente ein Pflanzenpress-Saft als Frühjahrskur, heute können Sie sich einen Smoothie machen: Pürieren Sie 1 Handvoll geschnittenen Kerbel zusammen mit einer Banane und 250 ml Apfelsaft im Mixer und »kauen« Sie den breiartigen Saft schluckweise – der besseren Wirkung wegen.

SICH FREUEN ÜBER DEN DUFT DER BLÄTTER

Anthriscus kommt aus dem Griechischen und bedeutet so viel wie *eine zu Kränzen geflochtene Blume*. Besonders die wohlriechenden Fruchtstände wurden früher gerne in Trockensträuße gebunden. *Sylvestris* bedeutet *wild wachsend* – im Gegensatz zu kultivierten Arten. *Kerbel* ist eingedeutscht aus *cerefolium*, dem botanischen Namen für den Garten-Kerbel. Dieser Name bedeutet *sich über den Duft der Blätter freuen*.

Kerbel-Butter weckt Frühlingsgefühle

Suchen Sie ganz frische Blätter, die ganz jung, gelbgrün und fast noch zusammengerollt sind. Sie sind am leckersten. Frisch gehackte Blätter schmecken wunderbar in Salaten, Kräuterquark, in der grünen Soße, zu Kartoffelpüree oder gehackt auf dem Butterbrot. Rühren Sie 2 Handvoll frischen, gehackten Kerbel in 250 g weiche Butter – und Sie brauchen keinen weiteren Brotaufstrich mehr. In Klarsichtfolie eingerollt lässt sich die Butter sehr gut einfrieren.

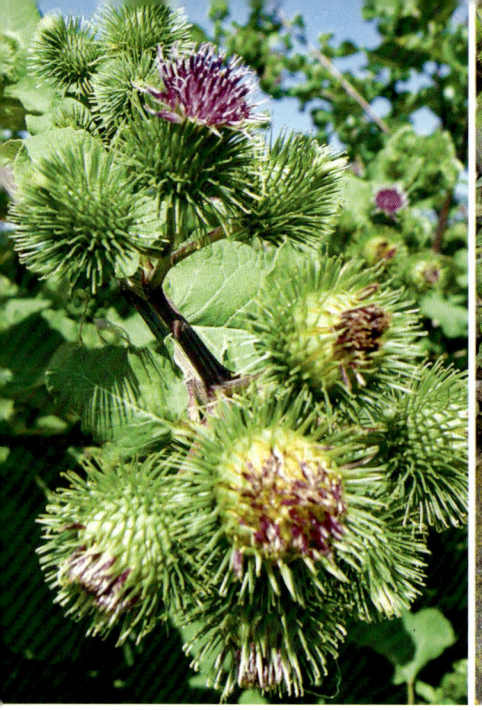

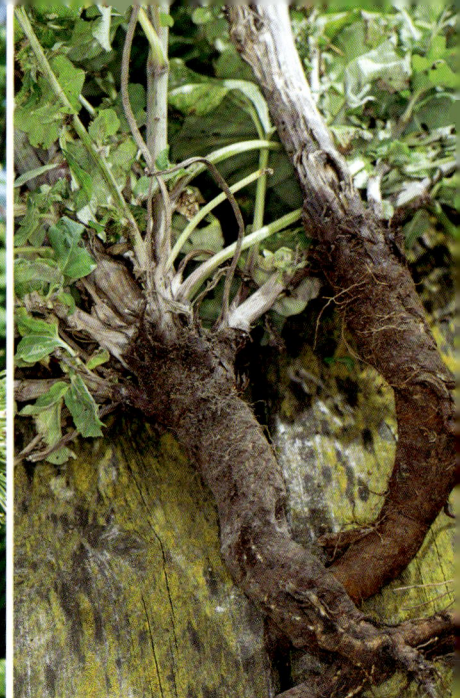

Große Klette

Arctium lappa — Korbblütler — Juli – September — H 80–180 cm

MERKMALE: Staude. Wurzel fleischig, über 50 cm lang, Stängel stark verzweigt, rinnig gefurcht, untere Blattstiele mit Mark. Blätter gestielt, bis zu 80 cm lang, breit herz-eiförmig, Unterseite graugrün. Blüte kugelig, aus rotvioletten Röhrenblüten, 3–4 cm große Köpfe in doldiger Rispe, Hüllblätter grün, meist hakig gekrümmt, etwas länger als die Blüten oder gleich lang. Die Früchte sind bis zu 8 mm lang und besitzen gelbliche Flughaare, die auch Pappus genannt werden.

VORKOMMEN: Wegränder, Ödland, Ufer.

VERWECHSLUNG: Filzige Klette (*Arctium tomentosum*). Blattstiele oft braunrot, Blütenkörbchen nur 1,5–2,5 cm groß, stark spinnwebig behaart, Röhrenblüten rötlich. Weniger wirksam.

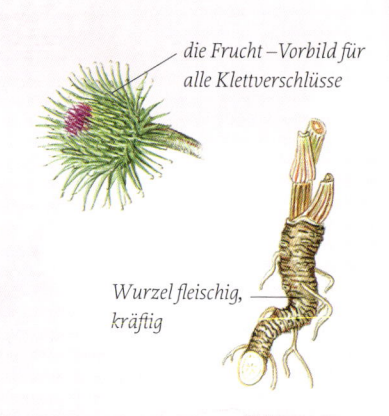

die Frucht – Vorbild für alle Klettverschlüsse

Wurzel fleischig, kräftig

Klette — **K**

FRÜCHTE MIT HAKEN

Diese prachtvolle Staude am Wegesrand wird trotz ihrer Größe zu oft übersehen. Dabei ist jede ihrer Blüten eine zarte Schönheit in rauem Gewand. Die riesengroßen Blätter laden zum Versteckspiel ein. Und die Klettfrüchte waren immer wieder gut für Streiche in der Schulzeit – wer erinnert sich nicht daran, wie schwer sie wieder aus den Haaren zu entfernen waren.

REINIGUNGSBÜRSTE FÜR DEN KÖRPER

Von der Klette werden Wurzel, Blätter und Samen verwendet. Ein Tee aus den jungen Blättern schmeckt am besten. Sammeln und trocknen Sie sie im Frühjahr. Geben Sie 1 TL Blätter auf 250 ml heißes Wasser, lassen Sie sie 5 Minuten ziehen und trinken Sie den Tee zur Blutreinigung. Er aktiviert Nieren, Leber und Galle. Bei Belastung mit Holzbehandlungsmitteln, Lacken oder Lösungsmitteln unterstützt er deren Ausscheidung. Dieser Tee hilft bei Ekzemen, schuppiger Kopfhaut und Haarausfall. Massieren Sie auch Haarboden und Kopfhaut damit. Bei Reizungen der Magenschleimhaut und schlechter Verdauung trinken Sie morgens und abends jeweils 1 Tasse Tee ungesüßt. Bei wunden Lippen, Aphthen und Bläschen im Mund spülen und gurgeln Sie regelmäßig mit ihm.

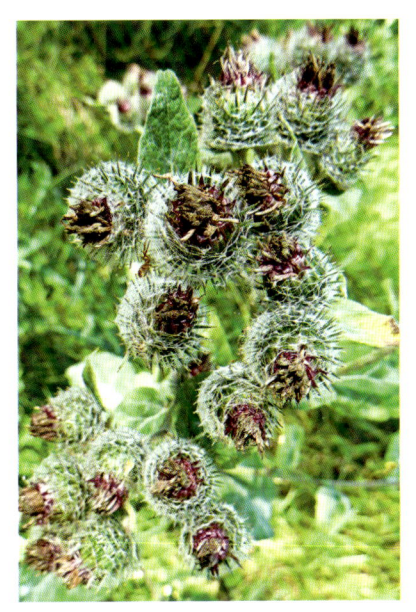

Die Filzige Klette macht ihrem Namen alle Ehre – sie ist sehr stark behaart.

DER BÄR UNTER DEN PFLANZEN

Arctos bedeutet im Griechischen *Bär* und *lappa* heißt *festhalten, ergreifen*. Im Keltischen war *llapp* die *Pranke*. Frei interpretiert bedeutet *Arctium lappa* die *Bärenpranke*. Die Pflanze ist groß, stark, ein wenig plump und ergreifend wie ein Bär. Auch in unserem deutschen Wort Klette verbirgt sich das *Klebrige, Anhaftende*. Schließlich waren die Samenstände der Pflanze auch das Vorbild für die Klettverschlüsse.

Heilsame Massage für die Lendenwirbelsäule

Schneiden Sie die ganzen Samenstände der Kletten spät im Herbst und legen Sie sie für 2–3 Tage an einen warmen Ort zum Austrocknen. Danach lassen sich die Samen leicht ausschütteln. In einem Schraubdeckelglas übergießen Sie 40 g Samen mit 750 ml Weißwein und lassen diesen Ansatz 40 Tage reifen. Anschließend filtrieren Sie ihn ab. Reiben Sie bei Problemen mit Ischias oder der Lendenwirbelsäule die schmerzenden Stellen damit ein.

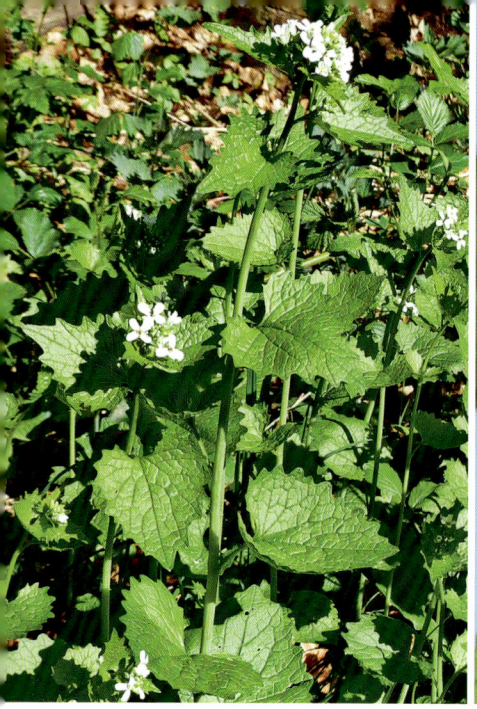

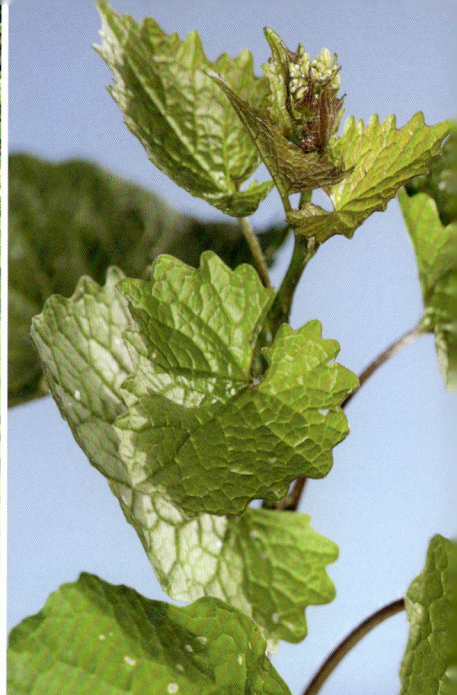

Knoblauchsrauke

Alliaria petiolata — Kreuzblütler — April – Mai — H 20–90 cm

MERKMALE: Zweijährig. Blätter wechselständig, lang gestielt, buchtig gekerbt, obere herz-, untere nierenförmig. Blüten weiß, in endständiger Traube, Kronblätter bis zu 5–7 mm lang. Früchte sind Schoten, aufrecht abstehend, 4-kantig, bis zu 7 cm lang. Die Pflanze riecht nach Knoblauch.

VORKOMMEN: Gebüsche, Weg- und Waldränder, Staudenfluren.

VERWECHSLUNG: Junge Blätter der Knoblauchsrauke lassen sich mit den jungen Blättern des Gundermanns (*Glechoma hederacea*, S. 78) verwechseln. Diese sind runder und glänzender und schmecken eher minzig.

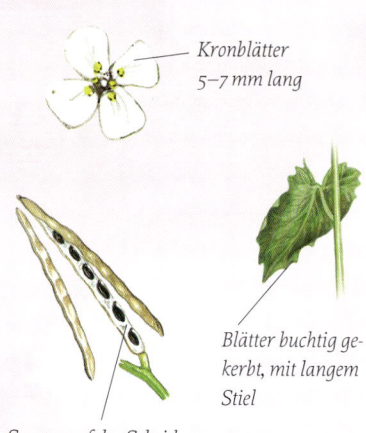

Kronblätter 5–7 mm lang

Samen auf der Scheidewand der Schote

Blätter buchtig gekerbt, mit langem Stiel

Knoblauchsrauke — **K**

MILDER ALS BÄRLAUCH

Sie sind weder verwandt noch verschwägert – und doch riecht und schmeckt alles an diesem Kreuzblütler nach dem Liliengewächs Knoblauch. Meist ist die Knoblauchsrauke im Frühjahr dort zu finden, wo kein Bärlauch wächst – sie ist milder als dieser und kann genauso gut zum Frühjahrsputz im Körper verzehrt werden.

FÜR BELEBENDE FRÜHJAHRS-KUREN

Die Knoblauchsrauke enthält viel Vitamin C und Provitamin A und kräftigt damit den frühjahrsmüden Körper. Senf-Öl-Glykoside sind verantwortlich für den scharfen Geschmack. Sie sind es auch, die das Keimwachstum hemmen und gleichzeitig Pilze aus dem Darm vertreiben, die dort für unangenehme Blähungen sorgen. Außerdem regen die Senf-Öle die Entschlackung des Körpers über die Nieren an. Legen Sie die Blätter einfach auf ein Butterbrot – frisch sind sie am kräftigsten.

> ## Würzkraut und leckerer Essig
>
> Die Blätter schmecken am besten im Frühjahr, bevor die Pflanze blüht. Würzen Sie damit Frühlingssalate, Fisch und Lamm. Oder bereiten Sie einen Essig. Füllen Sie dafür ein Schraubdeckelglas locker mit frischen Stängeln, Blättern, Blütenknospen und übergießen Sie die Pflanzenteile mit einem guten Essig, bis alles bedeckt ist. Schon nach wenigen Tagen ist der Essig fertig. Das Pflanzengut kann in der Flasche bleiben, bis alles aufgebraucht ist.

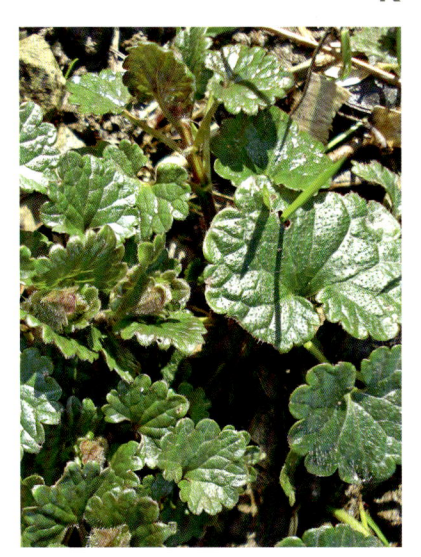

Die Blätter des Gundermanns sind runder und glänzender als die der Knoblauchsrauke.

Zum Gurgeln bereiten Sie einen Tee aus frischem Kraut, indem Sie 1 EL mit 250 ml heißem Wasser überbrühen. Er hilft bei Entzündungen des Zahnfleischs und lockeren Zähnen. Es lohnt sich nicht, die Blätter zu trocknen, denn Wirkung und Geschmack lassen sich nicht konservieren. Die Blätter sind fast das ganze Jahr über zu finden. Die reifen Samen können Sie im Sommer ernten und wie Senf-Körner als scharfes Gewürz verwenden.

GESCHMACK NACH LAUCH

Der Name *Alliaria* erinnert an die gemeinsame Geschmacksnote mit dem Knoblauch *(Allium)*. *Petiolatus* heißt *mit gestielten Blättern*. In alten Büchern findet sich oft noch der Name *Knoblauchshederich*. Hederich *(Raphanus raphanistrum)* ist ein verwandter weiß blühender, scharf schmeckender Kreuzblütler, der (nur noch selten) auf Äckern zu finden ist.

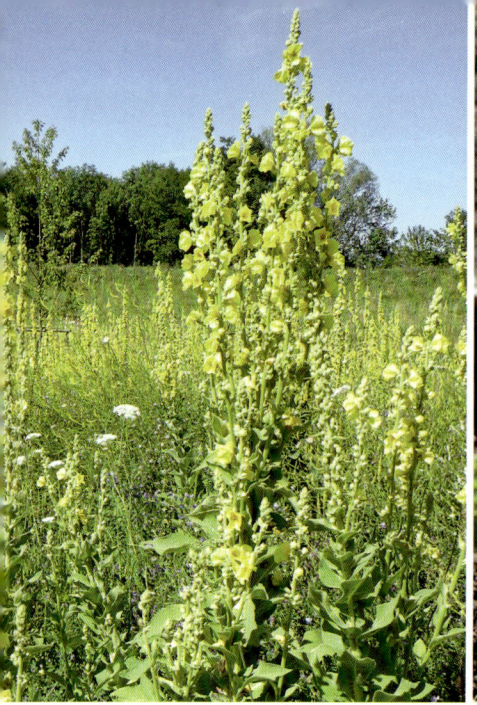

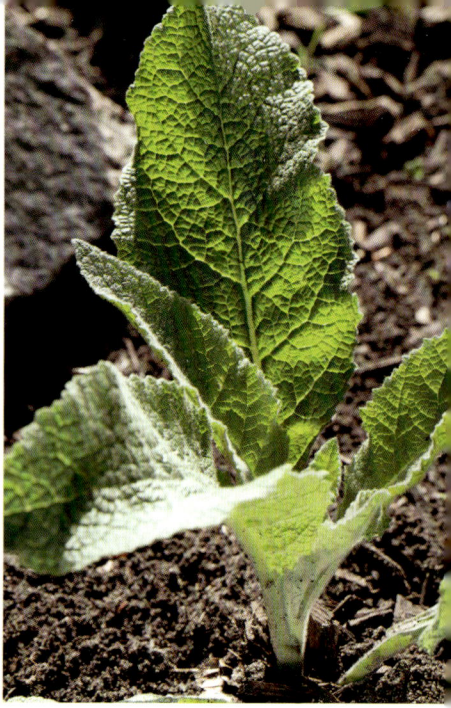

Großblütige Königskerze

Verbascum densiflorum — Rachenblütler — Juli – Oktober — H 50–200 cm

MERKMALE: Zweijährig. Bildet im 1. Jahr eine Grundrosette. Dicht wollig behaart. Stängel geflügelt, manchmal verzweigt. Blätter wechselständig, meist sitzend und bis zum nächsten unteren Blatt herablaufend. Blüten am Ende des Stängels in Scheinähren, 30–55 mm groß, am Grund verwachsen, mit 5 Zipfeln, 3 kurzen wolligen und 2 langen kahlen Staubblättern, leuchtend gelb. Frucht ist eine Kapsel.
VORKOMMEN: Brachflächen, Bahndämme, Wegränder, sonnige Hügel.
VERWECHSLUNG: Windblumen-Königskerze *(V. phlomoides)*. Stängelblätter nicht bis zum nächsten unteren Blatt herablaufend. Gleiche Wirksamkeit.

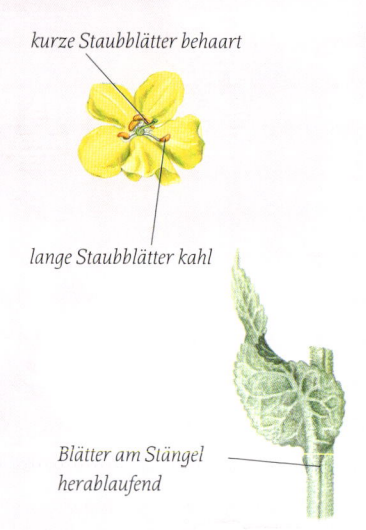

kurze Staubblätter behaart

lange Staubblätter kahl

Blätter am Stängel herablaufend

Königskerze — **K**

WOLLIGE MAJESTÄT

Die Königskerze leuchtet wie ein Kandelaber, dessen grüne Arme von zartem wolligem Fell überzogen sind. Auch 3 ihrer 5 Staubgefäße sind von einem wolligen Kragen umhüllt. Sie locken die Bienen mit ungesüßtem Pollenfutter. Während sich die Insekten daran laben, verteilen die 2 kahlen Staubgefäße Blütenstaub auf den Bienenhaaren.

LUNGEN-BALSAM – ALLESKÖNNER FÜR DIE ATEMWEGE

Die Blüten hemmen mit Flavonoiden und Saponinen Entzündungen in Atemwegen, Ohren und Magenschleimhaut. Um den Pflanzenschleim nicht zu zerstören, übergießen Sie 1 TL Blüten mit 250 ml kaltem Wasser und lassen alles 3–4 Stunden lang ziehen. Wenn Sie es eilig haben, verwenden Sie 60 °C heißes Wasser für den Aufguss. Bei Heiserkeit können Sie damit gurgeln. Bei hohen Ozonwerten im Sommer ist er ein Schutz für Ihre Schleimhäute. Wenn Sie im Herbst oder Winter Angst vor Ansteckung haben oder schon eine Erkältung oder Grippe in den Knochen spüren, trinken Sie diesen Tee. Er treibt den Schweiß aus allen Poren, aktiviert die Entschlackung über die Lymphe und unterstützt das Immunsystem. Selbst Infektionen mit Herpes-Viren ist er gewachsen. Tee aus Königserzen-Blüten beruhigt auch bei Allergien und allergischem Asthma. Äußerlich hilft ein Öl aus Blättern und Blüten bei Verbrennungen, Juckreiz und frischen Narben.

DIE FLAMME GEGEN DEN HUSTEN

Phlogmos, die *Flamme gegen den Husten*, nannte der griechische Arzt Dioscurides vor knapp 2000 Jahren die Königskerze.

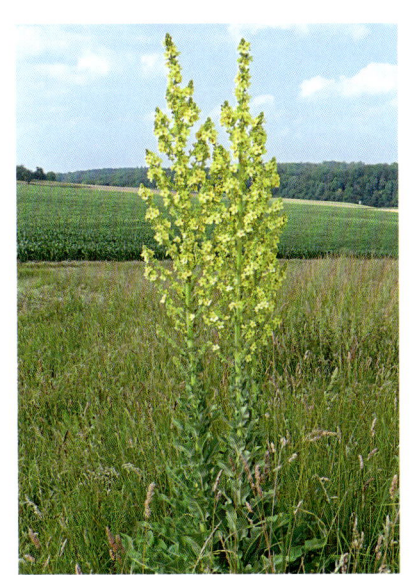

Die Blätter der Windblumen-Königskerze sitzen nur am unteren blütenlosen Teil des Stängels.

Verbascum bedeutet *bärtig*. *Densiflorum* benennt die überaus dicht wachsenden Blätter. Eine Königskerze gehört als majestätische Pflanze mitten in das Kräuterbüschel, das zu Mariä Himmelfahrt am 15. August geweiht wird. Mit der *Neunmannskraft* ließen sich alle Unholde von Haus und Hof verscheuchen. Gegen Gewitter half die *Wetterkerze* ebenfalls.

Macht das Herz stark

Kräuterpfarrer Sebastian Kneipp schätzte die Königskerze als Herzstärker. Er empfahl, einige der wolligen Blätter wie Suppengrün in einer kräftigen Fleischbrühe zu kochen. Bei chronischem Schnupfen sollten die Betroffenen den Tee in die Nase hinaufziehen. Es ist einen Versuch wert.

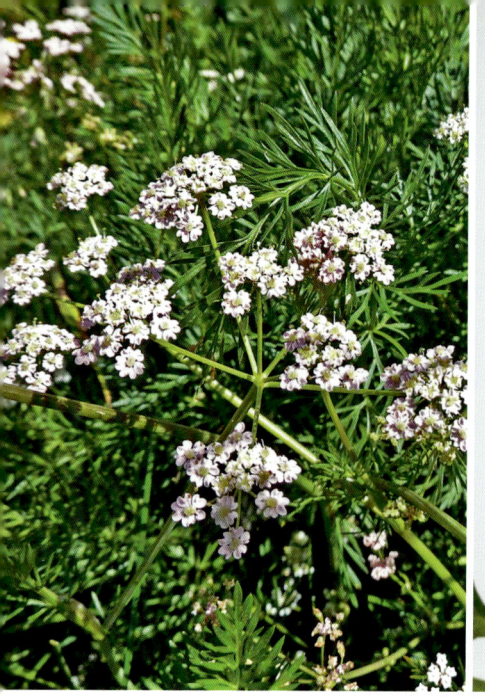

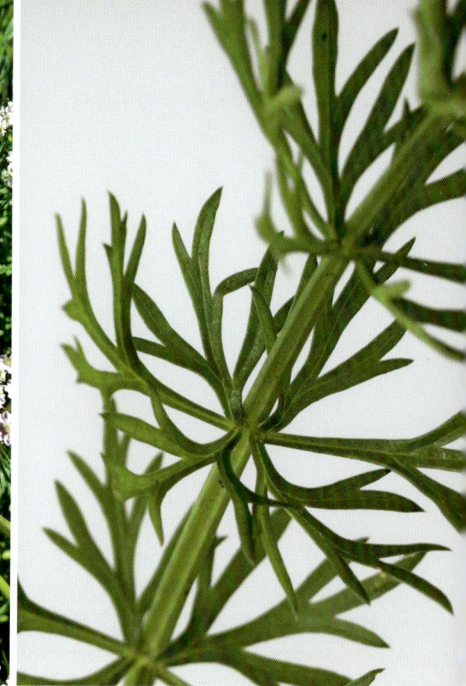

Wiesen-Kümmel

Carum carvi — Doldenblütler — Mai – September — H 30–80 cm

MERKMALE: Zweijährig. Stängel ästig, kahl, aufrecht. Blätter 2- bis 3-fach sehr fein gefiedert, das unterste Paar der Fiederblättchen kreuzweise angeordnet, Blattzipfel meist nicht über 1 mm breit. Dolden mit weißen und rosafarbenen Blüten, meist ohne Hülle und Hüllchen. Samen dunkelbraun, mit 5 hellen Rippen, zerfallen beim Trocknen in die sichelförmigen Teilfrüchte.
VORKOMMEN: Wiesen und Weiden, Wegränder.
VERWECHSLUNG: Mit vielen anderen Doldenblütlern, darunter Fenchel *(Foeniculum vulgare)*. Blätter blaugrün, noch feiner und schmaler gefiedert. Blüten gelb, in lang gestielten Döldchen eine flache Blütendolde bildend. Ähnlich wirksam, hilft eher bei Husten.

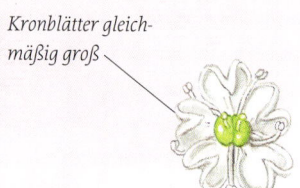

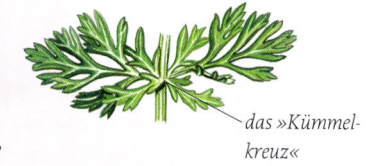

Kronblätter gleichmäßig groß

das »Kümmelkreuz«

Kümmel — K

KÜMMEL-GEWÜRZ AUS DEM GARTEN

Kümmel gedeiht wild auf Wiesen oder im Kräutergarten. Die kleinen braunen, gebogenen Früchte, die Kohlgerichte, Brote, Zwiebelkuchen oder Bratkartoffeln würzen, sind seine Samen. 2 Jahre braucht die Pflanze, um sie reifen zu lassen.

URALTES GEWÜRZ UND ERPROBTES HEILMITTEL

Kümmel ist mit Abstand das beste pflanzliche Mittel gegen Blähungen und Magen-Darm-Krämpfe. Er beruhigt den gereizten oder nervösen Magen, hilft die Nahrung besser zu verdauen und verhindert Blähungen. Er unterstützt die Tätigkeit von Leber und Galle. Bei Darmpilzen oder nach Einnahme eines Antibiotikums hilft er, die körpereigene Darmflora wieder aufzubauen. Er löst Krämpfe, auch in der Lunge. Asthmatiker sollten ihre Mahlzeiten öfter mit Kümmel würzen. Überall entfaltet sein ätherisches Öl antibakterielle Eigenschaften. Die Pflanze wird als Hustenmittel geschätzt und hilft bei Kopfschmerz und Migräne in Form eines warmen Kopfwickels mit dem Tee. Er aktiviert den Lymphfluss, erleichtert Säuglingen das Verdauen der Milch (1 TL Tee ins Fläschchen geben) und fördert in der Stillzeit die Bildung der Muttermilch. Für den Tee zerquetschen Sie die Früchte in einem Mörser, nehmen davon ½ TL, übergießen sie mit 250 ml heißem Wasser und lassen den Tee 10 Minuten zugedeckt ziehen.

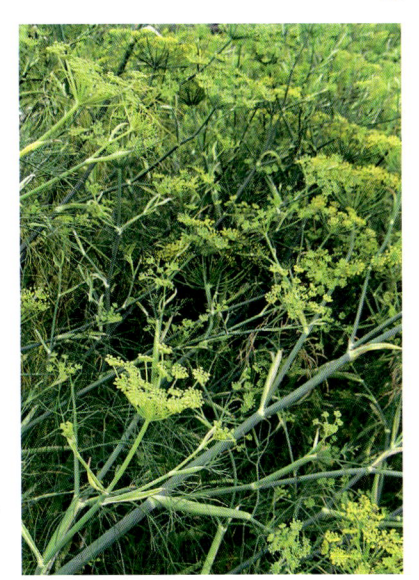

Der Fenchel blüht im Gegensatz zum Wiesen-Kümmel gelb. Diese Farbe ist bei Doldenblütlern selten.

Öl für die Bauchmassage

Für eine entspannende und blähungstreibende Bauchmassage bei Säuglingen, Kindern und Senioren ist ein Kümmel-Öl sehr hilfreich. Dazu mischen Sie 5 ml ätherisches Öl (am besten mit Pipette) mit 45 ml Oliven-Öl in einer kleinen Flasche. 20–40 Tropfen davon reichen für eine Bauchmassage. Massieren Sie sanft im Verlauf des Dickdarms – im Uhrzeigersinn – um den Bauchnabel herum und sparen Sie den Bauchnabel aus (der ist sehr empfindlich).

VERWANDTER DES KREUZKÜMMELS

Der botanische Name *Carum* leitet sich von dem arabischen *karwija* ab. *Kümmel* ist dem lateinischen *cuminum* nachgebildet. Darunter verstanden die Römer den Kreuzkümmel *(Cuminum cyminum)*, der im Mittelmeergebiet heimisch ist und in der asiatischen Küche geschätzt wird.

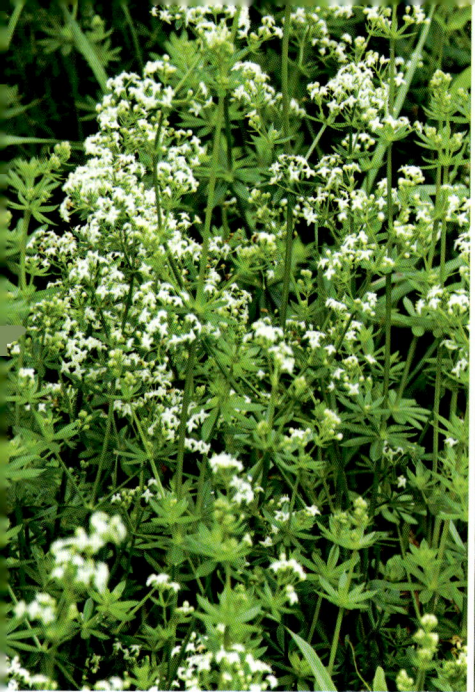

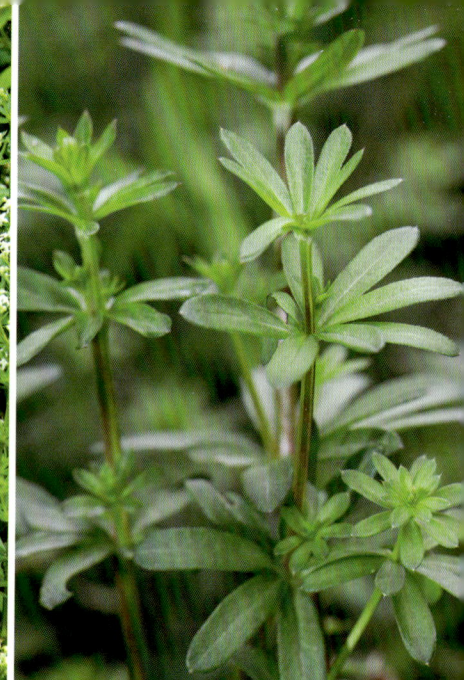

Wiesen-Labkraut

Galium mollugo — Rötegewächse — Mai – September — H 25–100 cm

MERKMALE: Staude. Stängel niederliegend bis aufrecht, verzweigt, kahl, 4-kantig. Blätter dünn, länglich lanzettlich, 1-nervig, stachelspitzig, mit vorwärtsgerichteten Zähnchen, zu 6–9 im Quirl. Blüten weiß, Durchmesser 3–4 mm, flach, 4 Kronblätter mit grannig zugespitzten Zipfeln, locker gebüschelt. Frucht 2-spaltig, dunkel, meist glatt. grannig zugespitzt, Blütenstand weit verzweigt. Nur wenig wirksam.

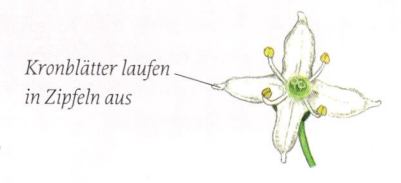

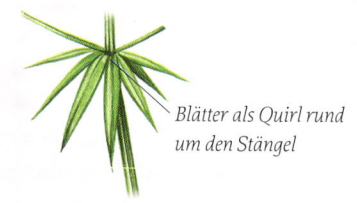

VORKOMMEN: Wiesen, Waldränder.

VERWECHSLUNG: Wald-Labkraut (*Galium sylvaticum*). Stängel rund, aufrechter, mittlere Blätter zu 6–8 im Quirl, Blätter 2–4 cm lang, 3–10 mm breit, bläulich bereift, Unterseite graugrün. Blüten kleiner, Durchmesser ca. 2 mm, mit Zipfeln, nicht

Kronblätter laufen in Zipfeln aus

Blätter als Quirl rund um den Stängel

Labkraut — L

ERFRISCHEND BEIM SPAZIERGANG

Das Wiesen-Labkraut wächst als eine der ersten Pflanzen im Frühjahr und schmeckt dann besonders gut. Das frische Kraut gehört in die grüne Soße am Gründonnerstag und Sie können es auf jedem Spaziergang schon unterwegs als schmackhafte Erfrischung knabbern.

REINIGT LYMPHE UND BLUT

Für die Tee-Zubereitung ernten und trocknen Sie das Wiesen-Labkraut kurz bevor es anfängt zu blühen. Brühen Sie 1 TL Kraut mit 250 ml heißem Wasser auf und lassen Sie den Tee 5 Minuten ziehen. Die einmalige Komposition der Inhaltsstoffe aus Kieselsäure, Gerbstoffen, einem Glykosid (Asperulosid), Flavonoiden, Zitronensäure und wenig ätherischen Ölen reinigt Lymphe und Blut – auch von Umweltgiften und Pestiziden. Es aktiviert – als Tee oder roh verzehrt – die Nieren und hilft bei Ekzemen und Akne – auch als Salbe. Es kräftigt die Milz, beseitigt Seitenstechen, unterstützt das Immunsystem und schützt die Schleimhaut von Mund, Lippen, Ohren, Darm, Blase oder Vagina. Durch seinen – wenn auch geringen – Gehalt an Labferment hilft es, Milch und Milchprodukte leichter zu verdauen. Der Kräuterpfarrer Künzle schrieb dem Wiesen-Labkraut eine besondere Kraft gegen Gicht zu.

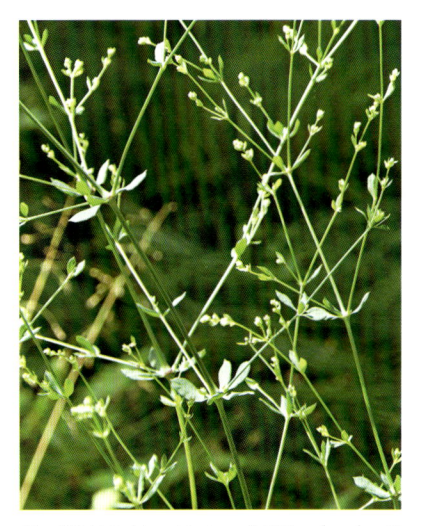

Das Wald-Labkraut hat runde Stängel und weit verzweigte Blütenstände.

BRINGT DIE MILCH ZUM GERINNEN

Das Wort *Lab* leitet sich aus dem Althochdeutschen ab und bedeutet *sich verdichtend vereinigen, gerinnen*. *Galium* kommt aus dem Griechischen und heißt *Milch*. Der Name weist auf die Eigenschaft der Labkräuter hin, Milch gerinnen zu lassen. Schon in der Steinzeit haben die Menschen Labkraut – so wie das Labferment aus dem Kälbermagen – bei der Käseherstellung eingesetzt. Funde aus Pfahlbauten belegen das. Die Wurzeln der Pflanzen wurden zum Färben der Ostereier verwendet. Sie enthalten einen roten Farbstoff. Darauf weist auch der Name der Pflanzenfamilie hin: Rötegewächse.

Laben Sie sich am Labkraut

Wiesen-Labkraut ist eine Delikatesse im frühen Frühjahr und es ist mit seinen grünen Blattquirlen leicht zwischen den Gräsern zu erkennen. Der frische, junge Geschmack wird Sie überraschen. Suchen Sie sich für Kräuterquark, Salat oder Suppe die Zutaten auf der Wiese. So werden vielleicht auch Sie zu einem Labkraut-Fan.

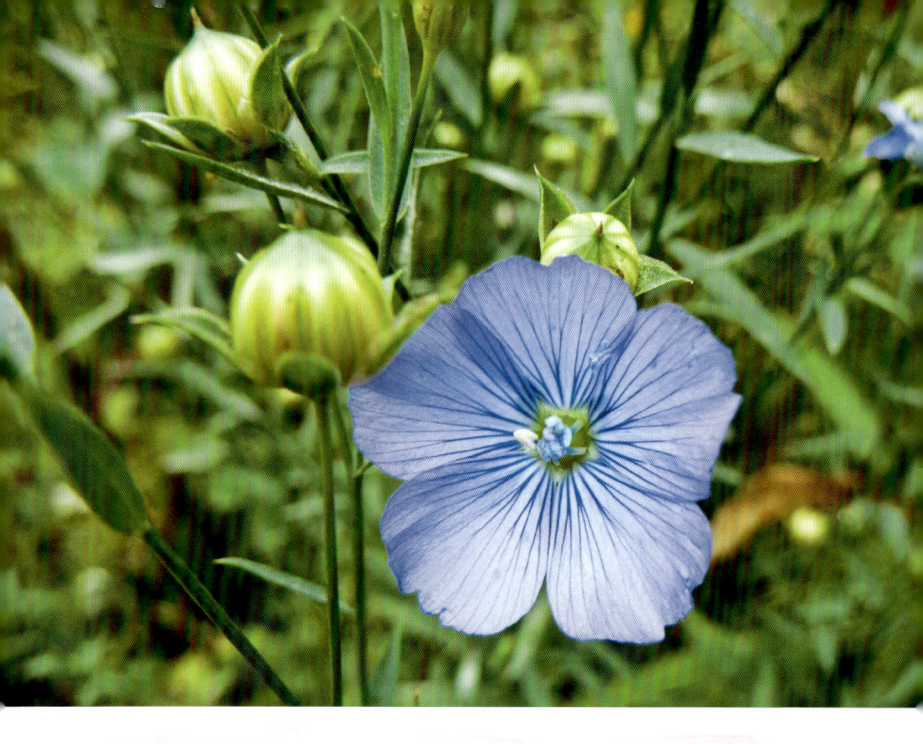

Echter Lein

Linum usitatissimum — Leingewächse — Juni – August — H 30–80 cm

MERKMALE: Einjährig. Stängel stets einzeln, glatt, rundlich, aufrecht, oben verzweigt. Blätter wechselständig, bis zu 4 cm lang, lineal-lanzettlich, 3-nervig. Blüten himmelblau, 5-zählig, Kronblätter bis zu 15 mm groß, Kelchblätter lang zugespitzt, vorne fein bewimpert. Kugelige Kapselfrucht mit 8–10 glänzenden, länglich eiförmigen, rötlich braunen Samen, die im Wasser eine dicke Schleimhülle bilden.
VORKOMMEN: Als Faser- und Ölpflanze kultiviert, gelegentlich verwildert.
VERWECHSLUNG: Wiesen-Storchschnabel *(Geranium pratense)*. Meist gabelig verzweigt, Blätter viel größer, tief handförmig geteilt. Blüten nicht glänzend, hellblau, Frucht lang geschnäbelt, Schnabelteile nach dem Aufspringen nach außen gebogen. Blütenstiel und Kelch meist drüsig behaart. Unwirksam.

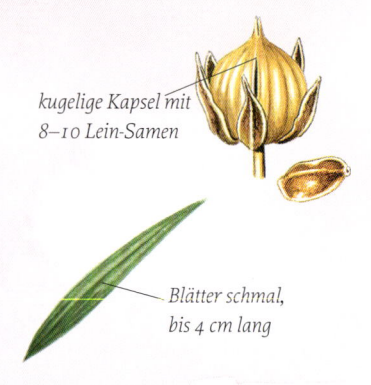

kugelige Kapsel mit 8–10 Lein-Samen

Blätter schmal, bis 4 cm lang

Lein — L

INS BLAUE FAHREN

Die blauen Blüten sind unübertroffen in Farbe und Zartheit. Sie blühen jeden Morgen neu auf und wiegen sich im Wind wie die Wellen des Wassers. Blau blühende Felder waren früher ein Kennzeichen der Landschaften im Osten Deutschlands. Um das zu sehen, nahm man sich frei und fuhr »ins Blaue«.

ERWEICHENDE WIRKUNG

Verwendet werden die braunen, glänzenden Lein-Samen. Ihre Schalen sind voller Schleimstoffe, die im Darm mit Wasser aufquellen und den Stuhlgang aktivieren. Das macht sie zu einem bewährten natürlichen Abführmittel. Trinken Sie Leinsamenschleim auch bei gereizter Magenschleimhaut. Die Samen enthalten mehr als 40 % fettes Öl – bis zu drei Viertel davon sind hoch ungesättigte Fettsäuren. Hier wiederum sind es die Omega-3-Fettsäuren, die Krebs vorbeugen, Cholesterin senken, Entzündungen und Schmerzen mildern. Außerdem enthalten die Samen Phytoöstrogene. Diese pflanzlichen Vorstufen von Östrogenen gleichen in den Wechseljahren die nachlassende Produktion der Hormone in den Eierstöcken aus und sorgen so für ein stabiles Lebensgefühl. 2 EL frisch geschroteter Lein-Samen pro Tag sind die richtige Dosis in den Wechseljahren. Geben Sie sie über das Müsli oder in den Joghurt. Äußerlich können Sie Säckchen mit geschroteten Lein-Samen – erwärmt im strömenden Wasserbad – auf Drüsenschwellungen, Geschwüre oder schmerzende Nebenhöhlen legen. Die Säckchen erweichen Verhärtungen und lösen den Schmerz.

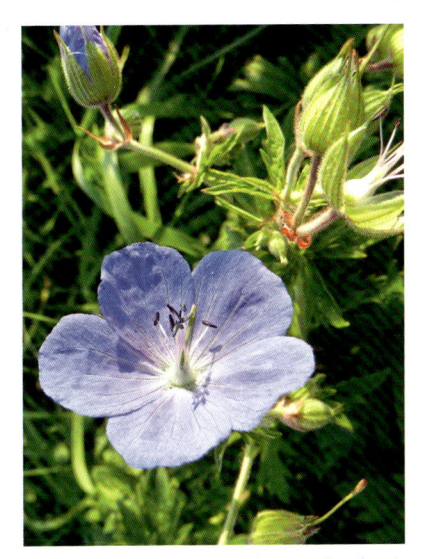

Das Wald-Labkraut hat runde Stängel und weit verzweigte Blütenstände.

DER STOFF, AUS DEM DIE KLEIDER SIND

Linum bedeutet *Faser*, *usitatissimum* die *Allernützlichste*. Alles von dieser Pflanze wird verwendet: die Faser, um Stoffe, Segel, Tücher, Kleider oder Leinwände zu fertigen; der Samen, um Öl daraus zu gewinnen und Farben und Bodenbeläge (Linoleum) herzustellen. Gleichzeitig ist der Lein Nahrungsmittel und Heilpflanze.

Einfach und lecker

Lein-Samen-Müsli zum Frühstück: Verrühren Sie 3 EL Lein-Öl, 3 EL Milch, 100 g Magerquark und 1 TL Honig miteinander. Geben Sie noch 2 EL geschroteten Samen hinzu, schneiden Sie verschiedene Früchte hinein und streuen Sie zum Schluss Mandeln oder Nüsse darüber. 2–3 EL Lein-Öl decken den Tagesbedarf an Omega-3-Fettsäuren.

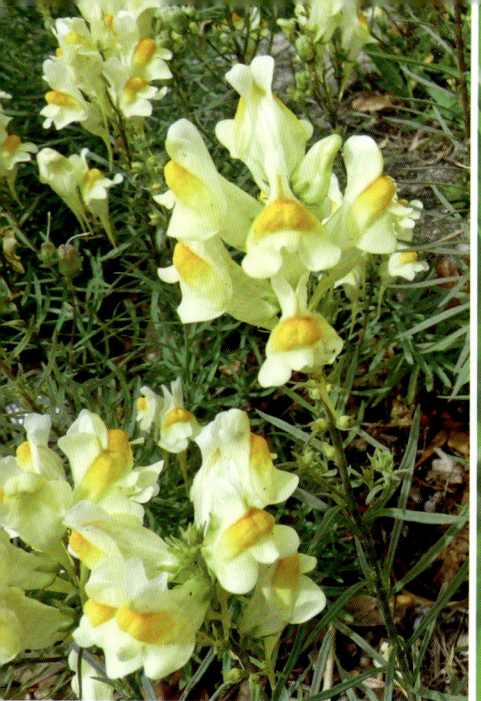

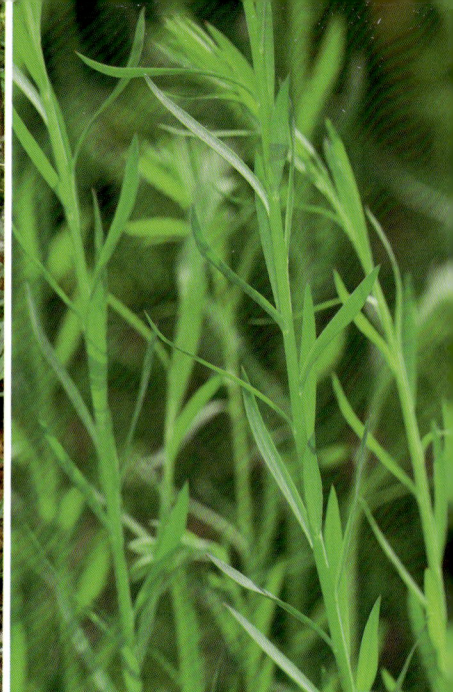

Gewöhnliches Leinkraut

Linaria vulgaris — Wegerichgewächse (Rachenblütler) — Juni – Oktober — H 20–60 cm

MERKMALE: Staude. Ausdauernder Wurzelstock, Wurzelwanderer. Blätter meist wechselständig, lineal-lanzettlich, kahl, vorne spitz, denen des Echten Leins (*Linum usitatissimum*, S. 114) ähnlich. Blüten hellgelb, zahlreich am Ende des Stängels in einer Traube, mit etwa 1 cm langem, geradem Sporn und orangefarbenem Wulst, ähneln dem Garten-Löwenmäulchen. Fruchtkapsel mit gezähntem Rand, Samen rundherum breit geflügelt.

VORKOMMEN: Trockene Brachen, Unkrautfluren, Dämme, Wegränder, steinige Lehmböden, sonnige Standorte.

VERWECHSLUNG: Die noch nicht blühende Zypressen-Wolfsmilch *(Euphorbia cyparissias)*. Diese unterscheidet sich durch den Milchsaft in Stängeln und Blättern. Leicht giftig.

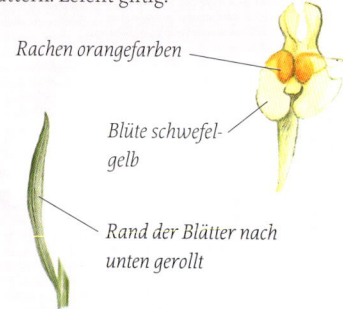

Rachen orangefarben

Blüte schwefelgelb

Rand der Blätter nach unten gerollt

Leinkraut — L

ZARTES LEINKRAUT LIEBT SCHWERE HUMMELN

Die schönen zitronengelben Blüten laufen in einen langen Sporn aus, in dessen Spitze sich ein süßer Tropfen Nektar befindet. Die wulstigen Ober- und Unterlippen dieses Rachenblütlers sind fest verschlossen. Nur schwere Hummeln können die Lippen auseinanderdrücken und mit ihren langen Saugrüsseln den Nektar schlürfen. Leichtere Insekten bohren die Blüten einfach von der Seite an.

REINIGT DIE SCHLEIMHÄUTE

Leinkraut wird nur noch selten in der Volksheilkunde verwendet. Mit seinen Flavonglykosiden, Iridoiden, Mineralstoffen und organischen Säuren gilt der Tee als Heilmittel für die Schleimhäute von Darm und Harnwegen. Er wirkt abführend und harntreibend.
Übergießen Sie 1 TL Kraut und Blüten mit 150 ml heißem Wasser und lassen Sie den Tee 5 Minuten ziehen. Er stärkt außerdem die Schließmuskeln von After und Blase.

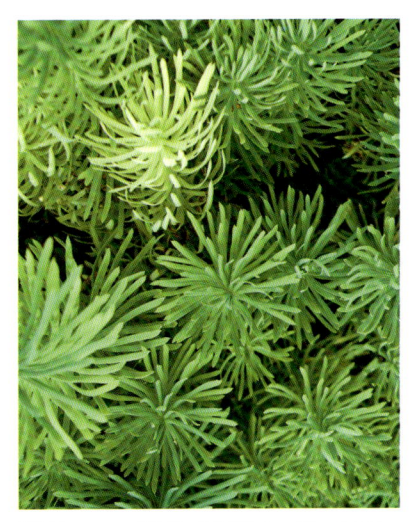

Die Zypressen-Wolfsmilch führt weißen, leicht giftigen Milchsaft

Das Gurgeln mit dem Tee beseitigt Brennen der Zunge und des Gaumens.

HEILT UND SCHÜTZT VOR HEXENZAUBER

Linaria leitet sich ab vom *Lein*, in dessen Feldern das Leinkraut als Unkraut sehr verbreitet war. *Vulgaris* bedeutet *gemein, gewöhnlich*. *Frauenflachs* wurde die Pflanze genannt, weil der aus ihr hergestellte Saft und Tee Sommersprossen vertreiben und die Haut aufhellen sollte. *Harnkraut* hieß sie wegen ihrer diuretischen Wirkung, *Hosenschisser* erklärt sich selbst. Als beruhigend und nervenstärkend hingegen galten Bäder im Absud dieses *Nervengrases*. Leinkraut gehörte zu den sogenannten Beruf- oder Beschreikräutern, die man kleinen Kindern als Schutz gegen Hexenzauber und Verwünschungen ins Bett legte. Wohl auch deswegen ist es im Kräuterbüschel enthalten, der zu Mariä Himmelfahrt geerntet und geweiht wird.

Eine gute Salbe gegen Hämorrhoiden

Kaufen Sie in der Apotheke 100 g Lanolin als Salbengrundlage. Erhitzen Sie es im Wasserbad, bis es flüssig ist und geben Sie dann eine Handvoll blühendes Leinkraut hinein. Rühren Sie es gut unter. Dann lassen Sie die Mischung unter Rühren langsam abkühlen und 24 Stunden lang ruhen. Erhitzen Sie alles noch einmal und sieben Sie aus der flüssigen Salbe die Pflanzenteile ab. Füllen Sie die Salbe in Döschen und bewahren Sie sie bis zum Gebrauch im Kühlschrank auf.

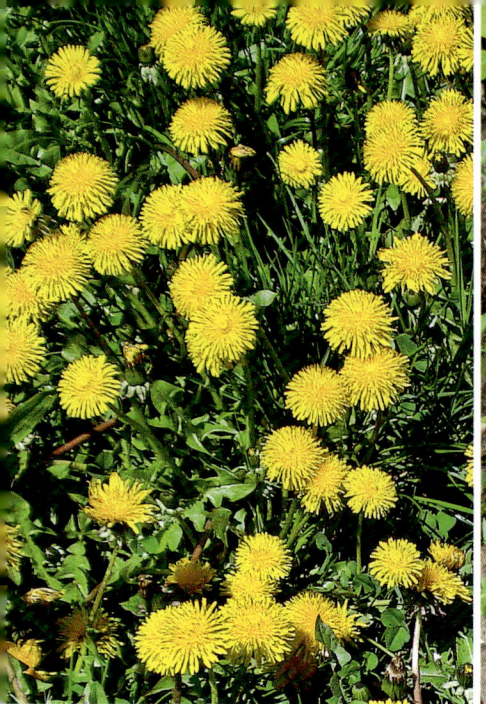

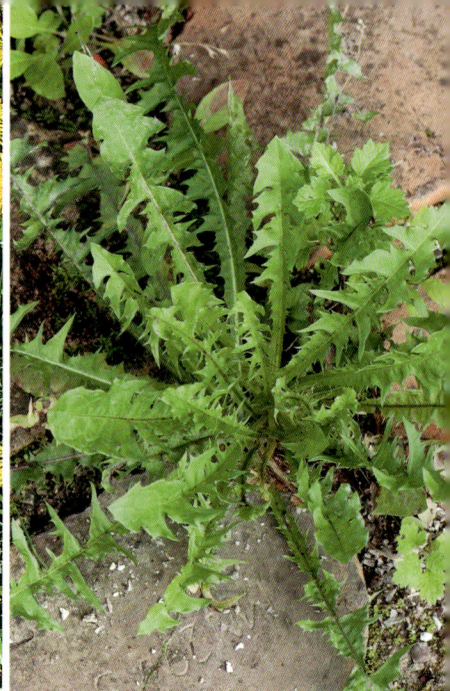

Gewöhnlicher Löwenzahn

Taraxacum sect. *Ruderalia* — Korbblütler — April – Juli — H 15–40 cm

MERKMALE: Staude. Formenreich, kahl, mit Pfahlwurzel und Milchsaft. Blätter in grundständiger Blattrosette, tief eingeschnitten, gelappt bis grob gesägt, kahl. Blüten gelb, 3,5–5,5 cm groß, nur Zungenblüten, Blütenköpfe einzeln auf blatt- und schuppenlosem Schaft. Blütenstängel hohl, äußere Hüllblätter zurückgeschlagen, kürzer als die inneren. Frucht braun, Flughaare der Samen schirmartig.
VORKOMMEN: Grünland, Fluren, so gut wie überall.
VERWECHSLUNG: Pippau-Arten (*Crepis* sp.). Blätter der grundständigen Blattrosette borstig behaart. Blütenkörbchen am Ende eines hohen Schaftes, 2–3,5 cm groß, zu 3–20 in endständiger Traube. Blütezeit Juni–September. Die Verwechslung mit Pippau-Arten ist ungefährlich.

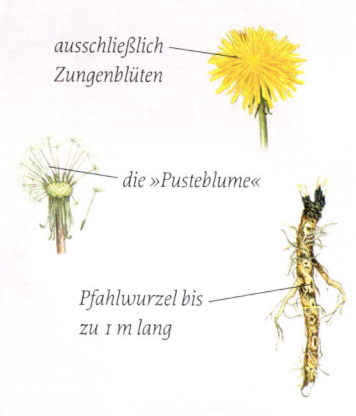

ausschließlich Zungenblüten

die »Pusteblume«

Pfahlwurzel bis zu 1 m lang

Löwenzahn — L

GEBALLTE LEBENSKRAFT

Mit seinen sonnengelben Blüten verwandelt er jede Frühlingswiese in einen gelben Teppich, der zum Verweilen einlädt. Und auch sonst lässt er sich als ständiger Begleiter zu unseren Füßen nieder und versorgt uns mit Vitalität und Gesundheit. Bewundernswert ist diese Lebenskraft, mit der er selbst Asphalt durchbricht.

REGT DIE SELBSTHEILUNGSKRÄFTE AN

Ernten Sie die Blätter im frühen Frühjahr. Bereichern Sie Ihren Salat damit und dekorieren Sie ihn mit den gelben Blüten. Für den eigenen Tee-Vorrat graben Sie die Wurzel ab Herbst aus. Nach dem Säubern und Zerschneiden trocknen Sie sie. Geben Sie 1 TL Wurzeln auf 250 ml kochendes Wasser und lassen Sie den Tee 10 Minuten ziehen. Blätter, Wurzeln und auch die Blüten aktivieren den gesamten Stoffwechsel. Mit Bitterstoffen, Vitaminen A, B, C, D und E und Mineralien wie Kalium, Kalzium, Eisen, Zink und Magnesium reinigen und verjüngen sie den Körper und regen die

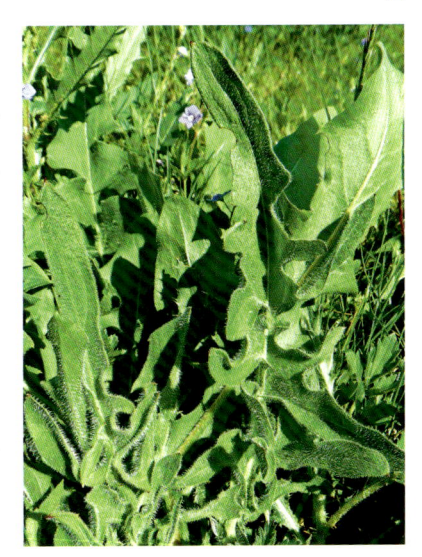

Die Blätter des Löwenzahn-Pippaus (Crepis vesicaria) sind – anders als die des Löwenzahns – behaart.

Selbstheilungskräfte an. Löwenzahn im Frühlingssalat, als Tee oder Tinktur hilft bei schlechter Verdauung, regt die Funktion von Leber und Galle an, aktiviert die Ausscheidung über die Nieren und fördert die Blutbildung.

Stängel als Kaugummi

Löwenzahn können Sie von der Blüte bis zur Wurzel nutzen – auch die Stängel. Keine Angst, der Milchsaft ist nicht giftig – auch wenn man das immer wieder lesen kann. Zugegeben, die Stängel schmecken zuerst bitter, werden aber bei längerem Kauen süßer. Kauen Sie täglich 3–5 Blütenstängel, solange der Löwenzahn blüht. Das reinigt die inneren Organe, insbesondere Bauchspeicheldrüse, Leber und Milz, und vertreibt Mattigkeit.

KÖNIG DER VOLKSTÜMLICHEN NAMEN

Das Wort *Taraxacum* kommt aus dem Griechischen und bedeutet: *Ich heile die Entzündung.* Wer es aus dem Persischen herleitet, übersetzt es mit *bitteres Kräutlein, das auf dem Basar verkauft wird*. Seinen deutschen Namen verdankt er den spitz gezähnten Blättern und seiner blühenden *Löwenmähne*. Seine zahllosen weiteren deutschen Namen sprechen für sich: Beispiele sind *Pusteblume, Kuhblume, Butterblume, Kettenblume* und *Röhrleinkraut*. In alten Kräuterbüchern wird er als *Augenwurz* bezeichnet.

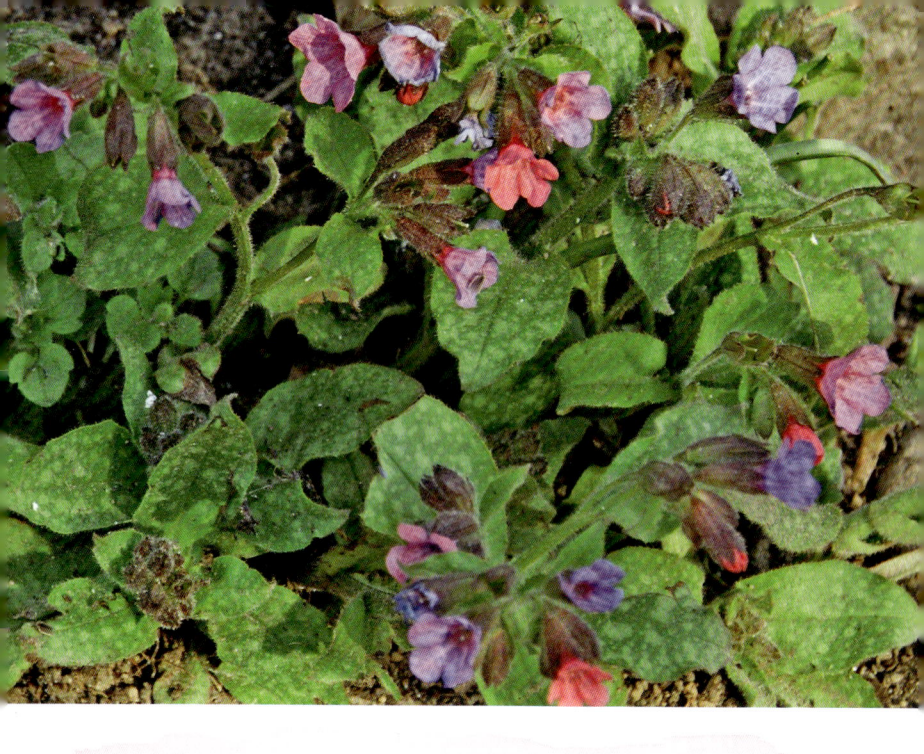

Geflecktes Lungenkraut

Pulmonaria officinalis — Raublattgewächse — März – Mai — H 10–30 cm

MERKMALE: Staude. Stängel aufrecht, alle Teile locker borstig behaart. Grundblätter lang gestielt, oval herzförmig, zugespitzt, Stängelblätter sitzend, alle weiß gefleckt. Blüte 8–20 mm lang, trichterförmig, bis über die Hälfte 5-teilig, zu mehreren in Wickeln, zuerst hellrot, später violettblau.
VORKOMMEN: Krautreiche Laubwälder, auf kalkreichen Lehmböden.
VERWECHSLUNG: Dunkles Lungenkraut *(Pulmonaria obscura)*. Sehr ähnlich, Blätter ungefleckt. Ähnlich wirksam.

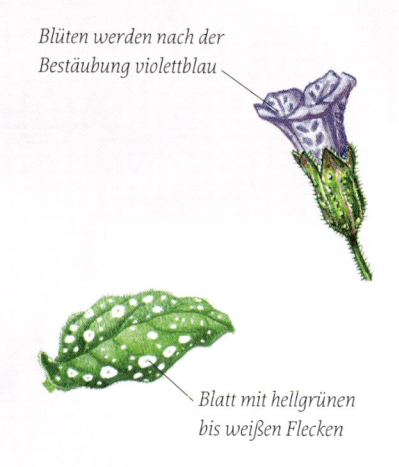

Blüten werden nach der Bestäubung violettblau

Blatt mit hellgrünen bis weißen Flecken

Lungenkraut — **L**

SIGNALE FÜR BIENEN

Das Lungenkraut liebt Laubwälder und blüht, solange die Bäume noch keine Blätter haben. Es gehört zu den Ersten, die im frühen Frühjahr ihren Nektar als Futter für die Bienen bereitstellen. Die Bienen wissen, dass die rosa Blüten noch voll von köstlicher Nahrung sind, während die blauen schon leer gefuttert sind. Denn nach der Bestäubung ändert sich relativ schnell der pH-Wert in den Blütenblättern und damit auch die Blütenfarbe – die Bienen verstehen diese Sprache.

HILFT DER LUNGE

Schleimstoffe, Flavonoide, lösliche Kieselsäure, Gerbstoffe und Allantoin sind im Lungenkraut enthalten. Bei Husten und Erkältung im Frühjahr bereiten Sie aus dem frischen, blühenden Kraut einen Tee. Übergießen Sie 1 TL davon mit 250 ml heißem Wasser und lassen Sie es 5 Minuten ziehen. Süßen Sie den Tee eventuell mit Honig und trinken Sie ihn schluckweise. Trinken Sie 3- bis 4-mal täglich einen Becher voll. Dieser Tee nimmt den Hustenreiz, löst zähen Schleim und erleichtert das Abhusten. Gleichzeitig stärkt die Kieselsäure die Widerstandskraft des Lungengewebes. Obwohl das Lungenkraut zu den Raublattgewächsen gehört, enthält es keine giftigen Pyrrolizidin-Alkaloide. Die Pflanze hilft auch Tieren bei Husten. Die Blätter und Blüten dieser Pflanze können Sie übrigens auch im Frühlingsalat essen oder über eine Kartoffelsuppe streuen.

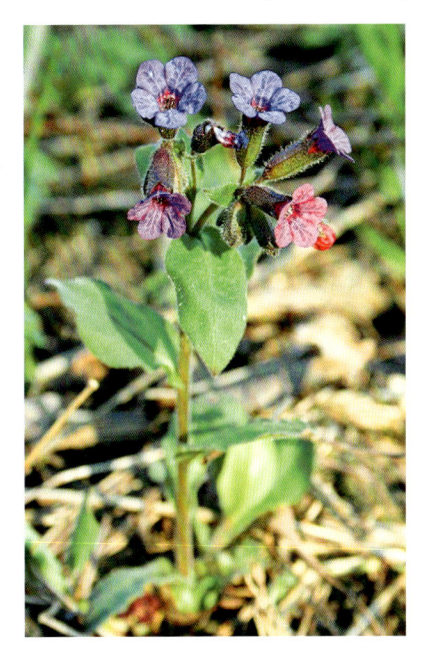

Die Blätter des Dunklen Lungenkrauts sind ungefleckt.

Lungenbier

Im Bayrischen Wald kannte man das »Lungenbier«. Geben Sie 1 EL getrocknetes Lungenkraut in ½ Liter Bier und erhitzen es bis kurz vor dem Siedepunkt. Lassen Sie es abkühlen und sieben Sie es ab. Bei Husten und Heiserkeit nehmen Sie mehrmals täglich 1 EL voll. Bewahren Sie das Lungenbier im Kühlschrank auf und verbrauchen Sie es zügig.

ROSA UND BLAU REGEN DIE FANTASIE AN

Pulmonaria leitet sich vom lateinischen *pulmo* ab und bedeutet die *Lunge*. *Officinalis* bezeichnet eine alte Heilpflanze, die in der Apotheke zu Medizin verarbeitet wurde. Viele volkstümliche Namen benennen die zwei Blütenfarben: *Vater und Mutter, Bayern und Franzosen* (wegen der Farbe der Uniformen), *Fleisch und Blut, Brüderchen und Schwesterchen* oder *Ungleiche Schwestern*.

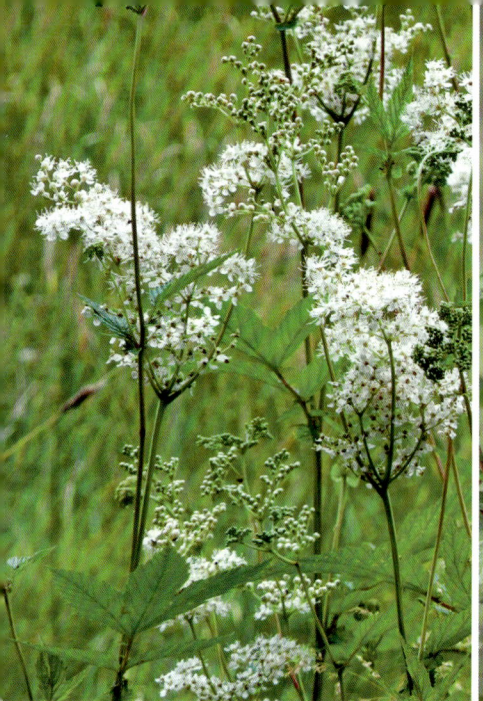

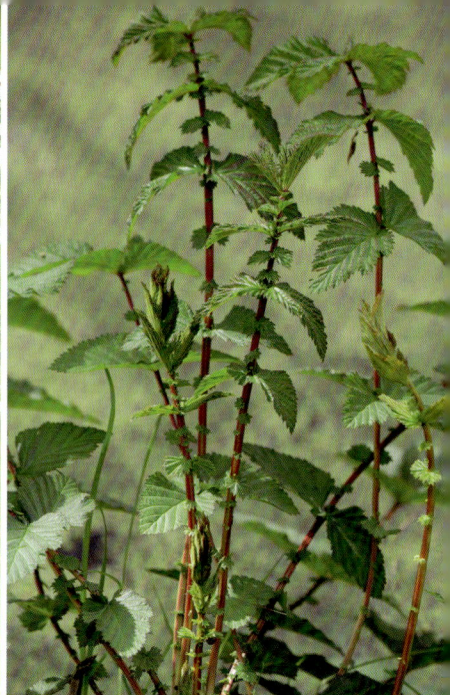

Echtes Mädesüß

Filipendula ulmaria — Rosengewächse — Juni – August — H 50–150 cm

MERKMALE: Staude. Kräftig, Stängel kahl, aufrecht, kantig. Blätter abwechselnd mit großen und dazwischen sehr kleinen Fiedern, 3–11 Fiedern, die endständige tief 3-lappig. Unterseite grün oder auch weißfilzig. Blüten 3–5 mm lang, gelblich weiß, meist mit 5 Kronblättern, zahlreich in stark verzweigten Schirmrispen stehend. Samen spiralig gedreht.
VORKOMMEN: Feuchte Wiesen, Bachläufe, Gräben.
VERWECHSLUNG: Kleines Mädesüß *(Filipendula vulgaris)*. Nur bis zu 60 cm hoch, Blätter kleiner, mit 10–40 Fiederpaaren, unterbrochen gefiedert, dazwischen sehr kleine, zusätzliche Teilblättchen. Blüten nicht so zahlreich, in endständiger doldiger Traube, meist mit 6 Kronblättern, wächst auf mageren, kalkreichen Wiesen. Weniger wirksam.

Blütchen mit 5 Kronblättern

Samen spiralförmig

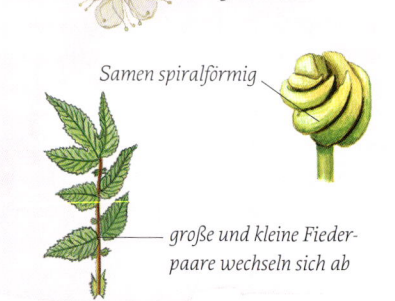

große und kleine Fiederpaare wechseln sich ab

Mädesüß — M

DER DUFT BELEBT DIE SINNE
Nicht nur ihre Gestalt – auch ihr blumiges Aroma verrät diese Pflanze. An heißen Sommertagen blüht sie auf und verströmt mit ihrem Duft nach Honig, Vanille und Mandeln neue Kraft. Die Kelten waren überzeugt, dass dieser Wohlgeruch das Leben verschönere und verlängere.

PFLANZLICHES ASPIRIN
Es sind die Salicylsäure-Verbindungen, die Kraut und Blüten zu einem pflanzlichen Schmerzmittel machen. Mädesüß ist der natürliche Vorläufer des Aspirins, des weltweit am häufigsten gebrauchten Medikamentes. Da das Kraut auch noch Schleimstoffe enthält, ist es für Menschen mit empfindlichem Magen besser verträglich als die Schmerztabletten. Schneiden Sie die Blüten und die obersten Blätter ab Juli ab, trocknen Sie sie im luftigen Schatten und bewahren Sie sie am besten in einer Dose auf. Dort hält sich der Duft am längsten. Für den Tee übergießen Sie 1 TL Blüten mit 250 ml heißem Wasser und lassen ihn 5 Minuten zugedeckt ziehen. Dieser Tee hilft bei Erkältungen und Virus-Infektionen, senkt das Fieber und nimmt die Entzündung. Er fördert besonders die Durchblutung des Kopfs und lindert Kopf- und Nervenschmerzen.

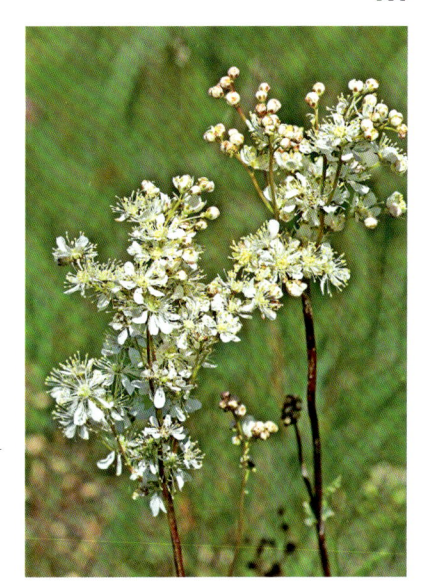

Die Blüten des Kleinen Mädesüß zeichnen sich durch 6 Kronblätter aus.

Neue Geschmacksnote für Naschkatzen

Die letzten Blüten des Sommers riechen nach Vanille. Jetzt sind sie bestens geeignet für Nachtische. Über Heidelbeeren und Brombeeren gestreut – mit oder ohne Sahne – vermittelt der intensive Geschmack eine ganz besondere Note. Ein erfrischendes Sommergetränk erhalten Sie, wenn Sie einige Blüten mit ein paar Spritzern Zitronensaft in Wasser tauchen und über Nacht stehen lassen. Oder Sie übergießen die Blüten mit Weißwein – als Erfrischung an lauen Sommerabenden.

WÜRZE FÜR DEN HONIGWEIN
Filipendula bedeutet *pendelnder Faden*. Wie an einem Faden hängen die dünnen Wurzelknollen unter der Erde an der Hauptwurzel. Die ungeteilten einzelnen Fiederblätter erinnern in ihrer Form an Blätter der Ulmen *(ulmaria)*. In älteren Büchern wird das Mädesüß noch *Spirea* genannt – nach der wunderschönen spiraligen Form ihrer Samen. Mit den Blüten wurde der Met, der Honigwein der Germanen, gewürzt und haltbar gemacht (*Mäde-süß* entspricht *Met-süß*).

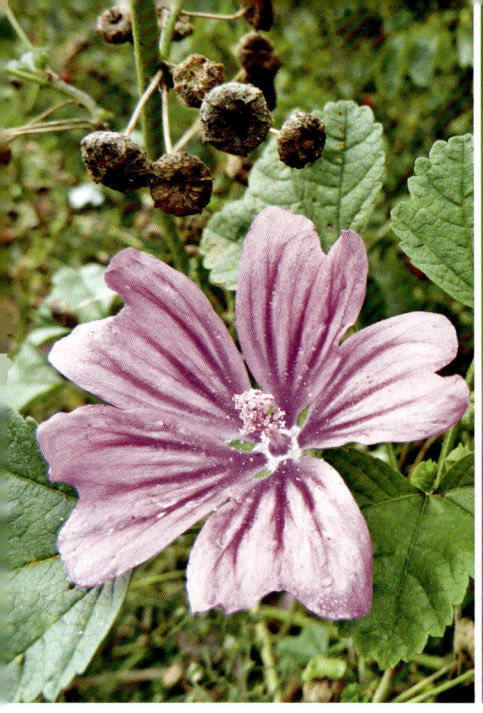

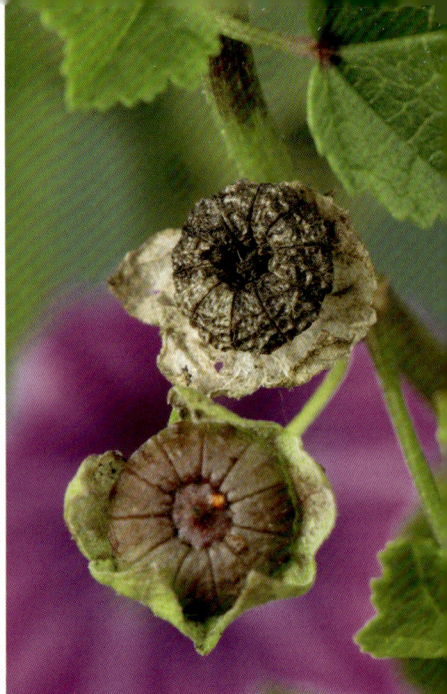

Wilde Malve

Malva sylvestris — Malvengewächse — Juni – September — H 30–120 cm

MERKMALE: Ein- und mehrjährig. Niederliegend bis aufrecht. Blätter lang gestielt, handförmig in 3–7 Lappen geteilt, gezähnt, oft mit dunklem Fleck. Blüten zu 2–6 in den Blattachseln, rotviolett bis rosa, dunkler gestreift, Kronblätter mit 20–25 mm Länge 3- bis 4-mal so lang wie Kelchblätter, tief ausgerandet. Frucht scheibenförmig, sehen aus wie Käselaibchen.
VORKOMMEN: Wegränder, brachliegende Böden (Ruderalflächen), sonnige Standorte.
VERWECHSLUNG: Weg-Malve (*Malva neglecta*). Pflanze, Blätter und Blüten kleiner, Blätter runder, undeutlicher gelappt. Blüten hellrosa bis weiß, etwas dunkler geädert. Kronblätter mit 10–15 mm 2- bis 3-mal so lang wie Kelchblätter. Genauso wirksam.

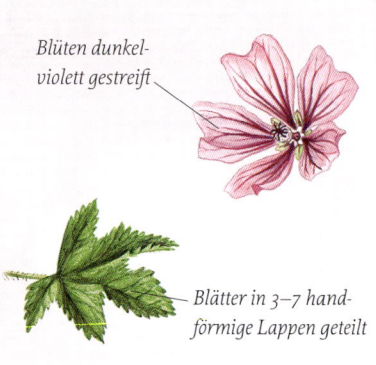

Blüten dunkelviolett gestreift

Blätter in 3–7 handförmige Lappen geteilt

Malve — M

AN DER BLÜTE ZU ERKENNEN

Zur Pflanzenfamilie der Malven gehören viele wunderschön blühende Arten. Wenn Sie sich die Blüten genauer anschauen, werden sie Ihnen sehr bekannt vorkommen. Doch sie waren in Ihrer Erinnerung sicher größer, farbiger, vielleicht sogar gefüllt und hatten zu einer Säule zusammengewachsene Staubblätter. Das liegt daran, dass die Blüten wie die Miniaturausgaben von Hibiskus-Blüten aussehen. Der Hibiskus ist ein Verwandter der Malve aus wärmeren Ländern. Seine Blüten wandern in den roten »Malven-Tee«. Er ist ein reiner Durstlöscher, denn Hibiskus-Blüten enthalten keine schützenden Pflanzenschleime wie unsere einheimischen Malven Arten.

SCHÜTZT DIE SCHLEIMHÄUTE

Die Malve enthält in Blüten, Blättern und Stängel sehr viel Schleim. Er überzieht die Schleimhäute des Körpers wie ein Schutzfilm, egal ob sie Hals und Nase auskleiden, Lunge oder Magen schützen oder sich in Blase oder Geschlechtsorganen befinden. Deswegen hilft Malven-Tee bei Reizhusten, Schleimhaut-Entzündungen in Magen-Darm-Trakt oder Blase, bei Gastritis und Colitis. Ernten Sie Blüten und gesunde Blätter zwischen Juni und September und trocknen Sie sie schnell im luftigen Schatten.

SAMEN WIE KÄSELAIBCHEN

Der Name der Malve leitet sich vom griechischen Wort *malakos* ab und bedeutet *weich*. Das lateinische Wort *sylvestris* bedeutet *wild wachsend*. *Käsepappel* nennen die Allgäuer die Pflanze, denn die Samen sehen aus wie kleine gerollte Käselaibchen. Mit *Pappel* ist eine breiartige Zubereitung gemeint, die sowohl als Nahrung dient als auch für Breiumschläge verwendet wird – zum Beispiel bei verhärteten Drüsen oder eitrigen Hautentzündungen.

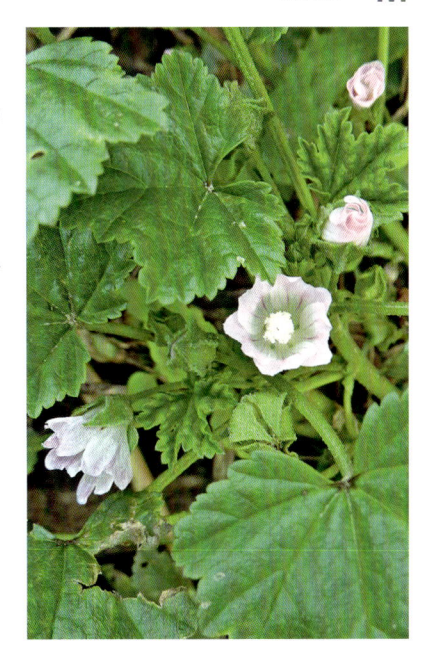

Die Weg-Malve wächst dicht am Boden.

Kaltansatz ist besser

Ein Kaltansatz schont den Pflanzenschleim: Übergießen Sie 1 TL getrocknete Blätter und Blüten mit 250 ml kaltem Wasser und lassen Sie den Ansatz 2–3 Stunden unter gelegentlichem Umrühren stehen. Dann sieben Sie ihn ab und trinken den Tee schluckweise. Bei Magenbeschwerden ½ Stunde vor dem Essen, bei Reizhusten und Heiserkeit 3–4 Tassen pro Tag. Bei Entzündungen der Mund- und Rachenschleimhaut können Sie damit auch gurgeln.

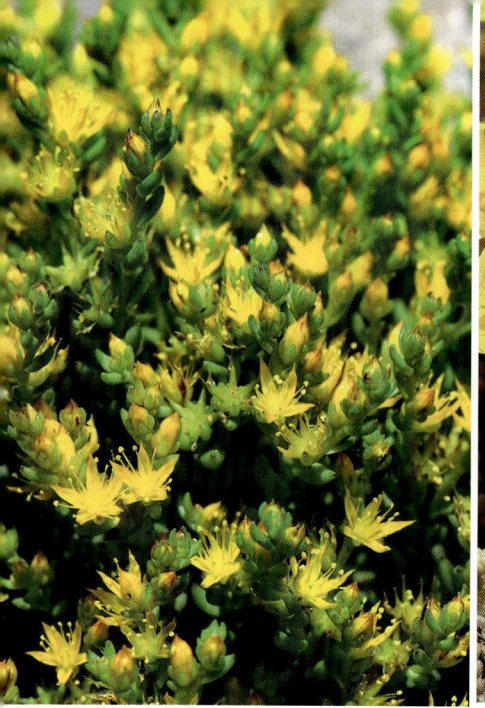

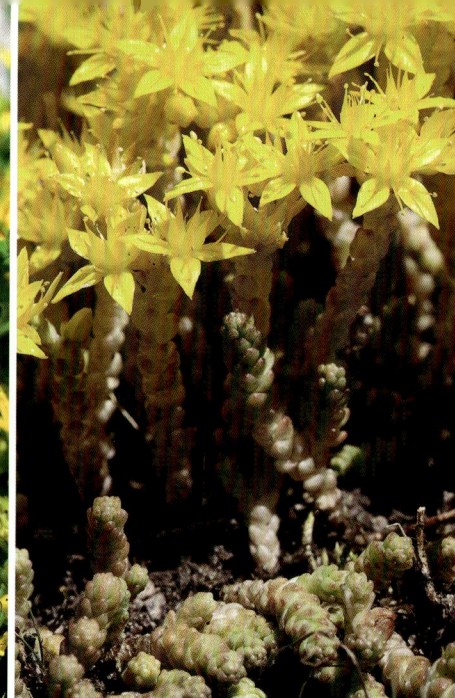

Scharfer Mauerpfeffer

Sedum acre — Dickblattgewächse — Juni – August — H 5–15 cm

MERKMALE: Staude. Rasen bildend, kahl, immergrün, am Boden reich verzweigt. Blätter fleischig, halb walzig-eiförmig (Unterseite gewölbt, Oberseite flach), bis zu 4 mm lang, in 4–6 Längsreihen angeordnet. Blüten gelb, 12–15 mm groß, Blütenblätter lanzettlich, spitz. Blütenstand reich blühend. Geschmack pfeffrig, scharf, brennend, würzig.
VORKOMMEN: Trockene, sonnige Standorte, Mauern, Felsen, Bahnschotter, Kiesflächen.
VERWECHSLUNG: Felsen-Fetthenne, Tripmadam *(Sedum rupestre)*. 5–30 cm hoch, Triebe leicht aufsteigend, Blätter länglich, bis zu 2 cm lang, grünlich-bläulich, spitz stachelig, halb stielrund. Blüten gelb, Blütenblätter stumpf, 15 mm groß. Gut essbar.

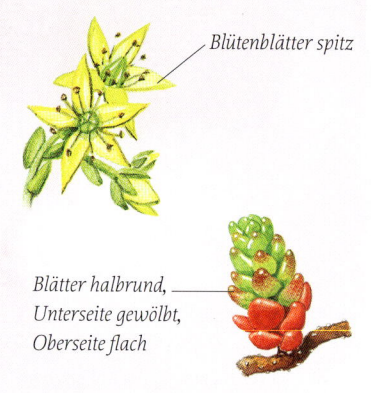

Blütenblätter spitz

Blätter halbrund, Unterseite gewölbt, Oberseite flach

Mauerpfeffer — M

HEILKRAUT UND SCHUTZPFLANZE

Mauerpfeffer wurde früher als Schutz vor Blitzen auf Scheunen und Hausdächern gepflanzt. Am heilkräftigsten waren seine Blätter, wenn sie zwischen Blitz und Donner des ersten Gewitters eines Jahres geerntet wurden.

GUT BEI WARZEN UND HÜHNERAUGEN

Mauerpfeffer besitzt einen scharfen, pfefferartigen Geschmack und gilt als leicht giftig. Er reizt beim Kauen die Mundschleimhaut und kann Übelkeit und Erbrechen hervorrufen. Deswegen wird er heute nicht mehr – wie früher gelegentlich – zum Würzen von Speisen verwendet. In der Homöopathie wird er aber weiterhin bei Erkrankungen des venösen Gefäßsystems und des Magen-Darm-Traktes, z. B. bei Hämorrhoiden und Afterschmerzen, verordnet. Früher haben die Menschen den Mauerpfeffer äußerlich auf Warzen und Hühneraugen aufgetragen – oft mit Erfolg. Dazu zogen sie die Haut von den Blättern und legten sie auf die erkrankten Stellen. Ein anderes anspruchsloses Gewächs, das

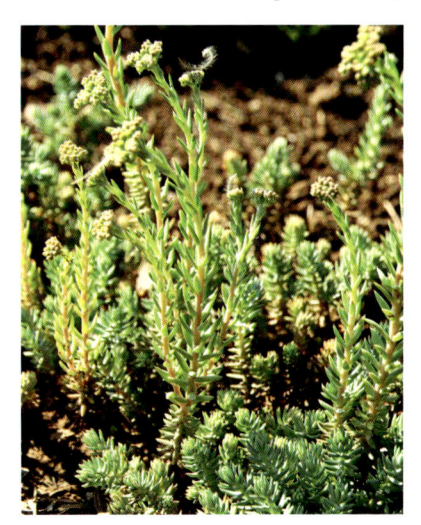

Die Blätter der Felsen-Fetthenne oder Tripmadam haben eine stachelige Spitze.

gerne auf Mauern und zwischen Steinen wächst, ist die nah verwandte Felsen-Fetthenne oder Tripmadam. Diesen Namen hat sie aus dem Französischen und eigentlich bedeutet er *dicke Madam*. Ihre fleischigen, kleinen, nadelartigen Blättchen haben einen milden säuerlichen Geschmack und passen gut in Salat, in Remoulade oder über Gemüse und Kartoffeln. Sie stecken voller Mineralstoffe. Man kann sie das ganze Jahr über und sogar im Winter ernten, denn die Pflanze ist winterhart.

»PFEFFER«, DER AUF DER MAUER WÄCHST

Sedare bedeutet *stillen, beruhigen*. Die saftigen Blätter der *Sedum*-Arten verwendete man bei Hautverletzungen, weil sie kühlen und beruhigen. Wer ein Blatt kaut, spürt den brennenden, scharfen *(acre)* Nachgeschmack. Der Namensbestandteil *Mauer* weist auf den Standort, *pfeffer* auf den Geschmack der Pflanze hin.

> ## Tripmadam in der Kräuterbutter
>
> Wenn Sie im Winter nach einem frischen Pflänzchen für eine Kräuterbutter suchen, greifen Sie zur Tripmadam *(S. rupestre)*. Mit unermüdlicher Lebenskraft wächst sie selbst in der kalten Jahreszeit in Steingärten oder zwischen Mauern. Schneiden Sie 1 Handvoll Blättchen ganz klein, verrühren Sie sie mit 125 g weicher Butter, schmecken Sie sie mit etwas Zitronensaft und Salz ab.

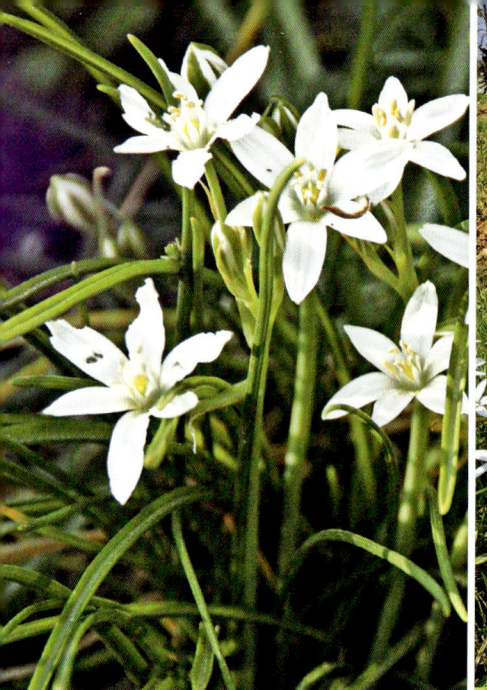

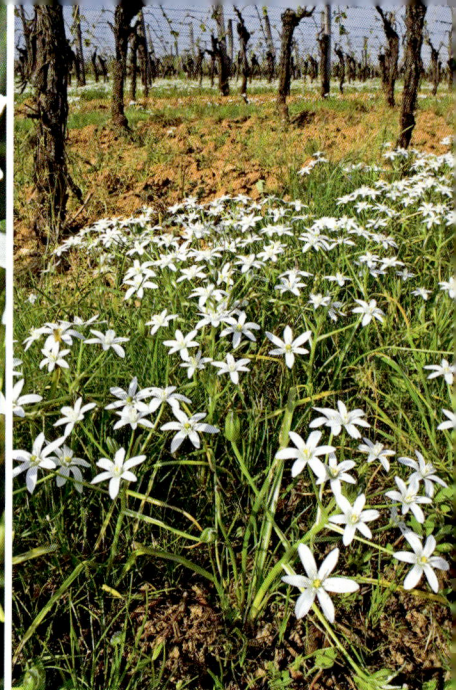

Doldiger Milchstern

Ornithogalum umbellatum — Hyazinthengewächse — Mai – Juni — H 10–30 cm

MERKMALE: Staude. Blätter grundständig, lineal, fleischig, in der Mitte mit hellem Streifen. Blüten weiß, sternförmig, 6 Blütenblätter, außen grün gestreift, in aufrechter, bis 15-blütiger Doldentraube. Frucht eine keulenförmige Kapsel.
VORKOMMEN: Rasen, Böschungen, Weinberge, Ruderalflächen. Liebt Wärme.
VERWECHSLUNG: Gelbstern-Arten (*Gagea* sp.). Nur 2 grundständige Blätter (bei *G. bohemica* sind sie fadenförmig) und 2 Stängelblätter. Blüten gelb. Giftig.

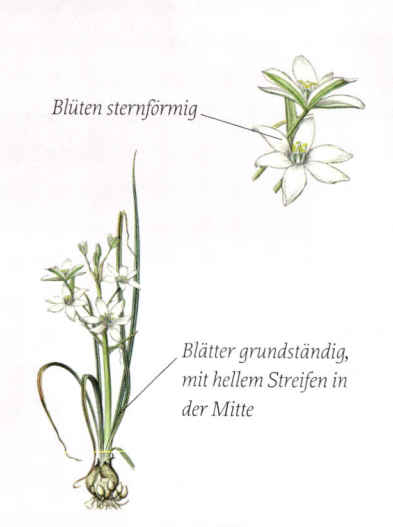

Blüten sternförmig

Blätter grundständig, mit hellem Streifen in der Mitte

Milchstern — M

GERNE IN GEMEINSCHAFT

Die Pflanze mit der strahlend weißen Sternenblüte ist in den wärmeren Ländern rund um das Mittelmeer zu Hause, fühlt sich aber schon seit Jahrhunderten auch nördlich der Alpen wohl. Der Doldige Milchstern, zu erkennen an den parallel verlaufenden Blattnerven, wächst gern in großen Gemeinschaften und ist dann so auffällig, dass er nach seinem Standort oft einen eigenen Namen erhält, zum Beispiel *Weinbergstern*.

BLÜTENESSENZ SELBST GEMACHT

Für die Herstellung einer Essenz sollten Sie einen wolkenlosen, sonnigen Tag wählen. Suchen Sie eine Stelle mit schön blühenden Milchsternen. Füllen Sie ein zuvor gründlich gereinigtes kleines Glasgefäß mit etwa 50 ml frischem Quellwasser und bedecken Sie die Wasseroberfläche mit den Blüten. Lassen Sie die Schale etwa 3 Stunden inmitten der Pflanzen stehen. Schenken Sie sich selbst die Zeit und setzen sich dazu. Das ist eine gute Gelegenheit für eine Meditation in der freien Natur. Und wer weiß, welche Gedanken, Ideen oder Ein-

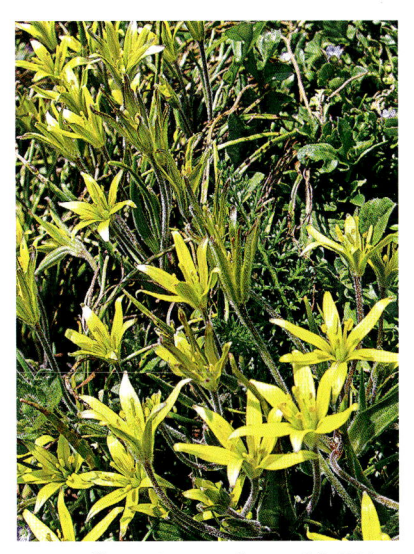

Einige Gelbstern-Arten wachsen auch in Weinbergen.

sichten Ihnen da kommen. Sammeln Sie nach dieser Zeit die Blüten mithilfe eines Blatts oder Stängels wieder ab, geben Sie etwa 50 ml Kognak oder Weingeist in das Wasser und füllen Sie die Essenz am besten in kleine Arzneifläschchen. Diese Vorratsfläschchen bewahren Sie kühl und dunkel auf. In Situationen, die Sie subjektiv als Notfall empfinden, nehmen Sie 1 Tropfen direkt in den Mund oder geben ihn in ein Glas Wasser und trinken es.

VOGELMILCH MIT BLÜTENSCHIRM

Ornis bedeutet im Griechischen *Vogel*, *gala* ist die *Milch*. *Ornithogalum* bedeutet also so viel wie *Vogelmilch*. Weiß wie Milch ist die Blüte und leicht wie ein Vogel schwebt sie über dem Boden. *Umbella* kommt aus dem Lateinischen, heißt *Schirm* und weist auf den Blütenschirm hin, den die kleinen Sternchen bilden.

Seelentröster

Star of Bethlehem ist eine wichtige Bach-Blüten-Essenz aus dem Doldigen Milchstern, die als »Notfalltropfen« bekannt ist. Sie hilft unglücklichen Menschen dabei, alte Schockzustände zu überwinden. Auch nach Unfällen, bei Notfällen oder in großer Bedrängnis spendet sie Trost und neue Perspektiven. Edward Bach nannte die Wirkung dieser Blütenessenz »Seelentröster« und »Schmerzensbesänftiger«.

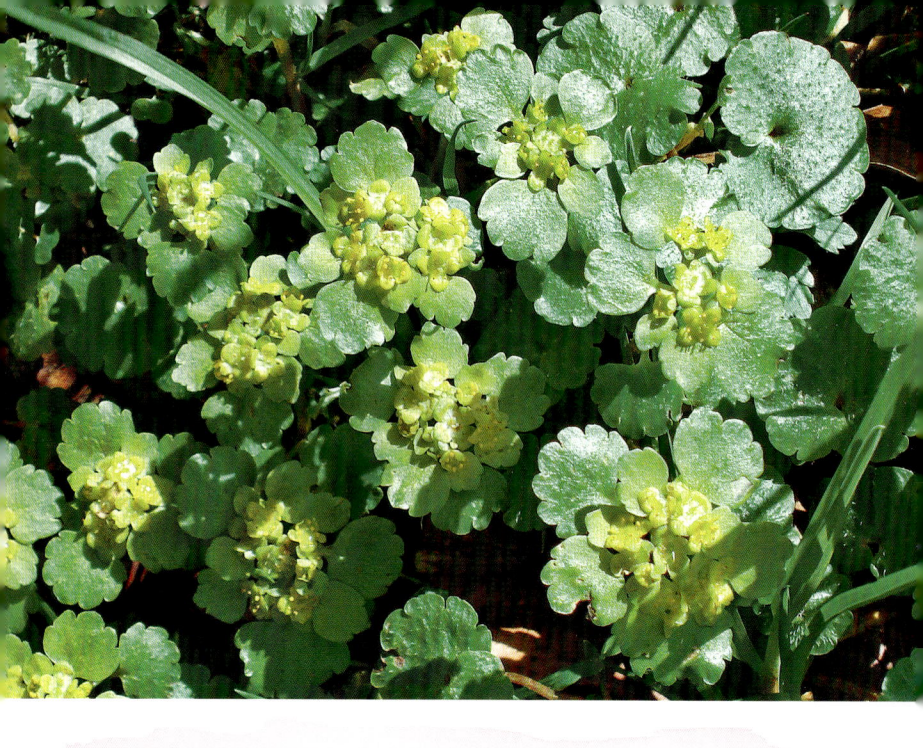

Wechselblättriges Milzkraut

Chrysosplenium alternifolium — Steinbrechgewächse — März – Mai — H 5–10 cm

MERKMALE: Staude. Wintergrün. Stängel aufrecht, 3-kantig. Blätter wechselständig, untere lang gestielt, rundlich herznierenförmig mit breiten, ausgerandeten Zähnen. Gelbe Hochblätter bilden eine Scheinblütenhülle um die unscheinbaren, gelben, kronblattlosen Blüten.

VORKOMMEN: Auwälder, Laubwälder, Bachufer, Sümpfe.

VERWECHSLUNG: Gegenblättriges Milzkraut (*Chrysosplenium oppositifolium*). Ähnlich wie *C. alternifolium*, aber in allen Teilen kleiner. Stängel 4-kantig. Blätter nie herzförmig. Mit 1–3 Paaren gegenständiger Blätter. Weniger wirksam.

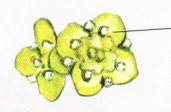

gelbe Hochblätter umschließen die Staubgefäße

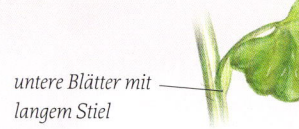

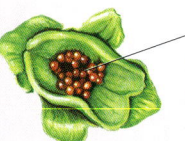

untere Blätter mit langem Stiel

Samen werden durch Regentropfen herausgeschleudert

Milzkraut — M

ALLGEGENWÄRTIGER WINZLING

Wer es einmal erkannt hat, findet es zu seiner Freude immer wieder. Das Milzkraut verkündet den Frühling. Goldgelb leuchtet es aus dem nassen Gras am Bachufer hervor. Dabei ist es mit nur 10 cm Größe ganz leicht zu übersehen. Die klitzekleinen Blüten werden von noch kleineren Fliegen und anderen Insekten bestäubt. Wenn die winzigen braunen Samen reif sind, liegen sie in den Kelchblättern wie in einem Schälchen unter dem Himmel und warten auf den nächsten Regentropfen, der sie in die Welt hinausschleudern wird.

PFLÄNZCHEN MIT POTENZIAL

Es gibt nur wenige Überlieferungen über die Verwendung des Milzkrauts. In alten Zeiten wurde es angewendet, um Niere und Blase anzuregen und Leber und Milz zu reinigen. Deswegen war es ein beliebtes Kräutchen bei Krätze und Hautproblemen. Heute wissen wir, dass die Milz ein wichtiges Organ des Immunsystems ist und besonders bei Infektionskrankheiten Unterstützung braucht. Und es gibt wenige Pflanzen, die spezifisch auf die Milz wirken. Deswegen wäre das Milzkraut es sicher wert, näher untersucht und auf seine Wirkung hin erforscht zu werden.

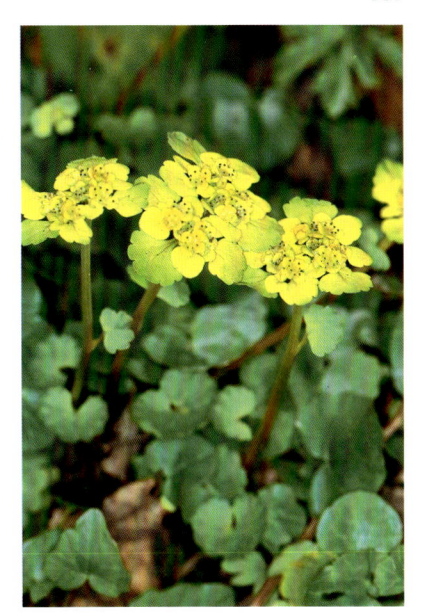

Das Gegenblättrige Milzkraut ist deutlich kleiner.

ALTES HEILKRAUT FÜR DIE MILZ

Chrysos kommt aus dem Griechischen und heißt *Gold*, *splen* ist die *Milz*. Wegen der Ähnlichkeit der runden Blätter mit der Form der Milz verwendeten die mittelalterlichen Ärzte das Kraut bei Erkrankungen dieses Organs. Sie folgen dabei der Signaturenlehre, nach der jede Pflanze durch ein Zeichen ihre Wirkung verraten sollte. Der Begriff *alternifolium* beschreibt die Stellung der Blätter, die sich wechselständig um den Stängel reihen. Das Milzkraut mit den gegenüberstehenden Blättern (*C. oppositifolium*) wächst in schattigen Quellfluren und Schluchten. Es wird auch *Goldtröpfchen* und *Goldveilchen* genannt.

Tee für die Blutbildung

Wo es dem Milzkraut gefällt, bedeckt es große Flächen. Jedes Jahr können Sie es dort wieder bewundern. Knabbern Sie es auf dem Spaziergang und spüren seinen zarten, bitteren, erfrischenden Geschmack. Sie können es auch mit nach Hause nehmen und trocknen und zur Stärkung der Milz und der Blutbildung einen Tee daraus trinken. Dazu geben Sie auf 1 TL 250 ml heißes Wasser und lassen den Tee 5 Minuten ziehen.

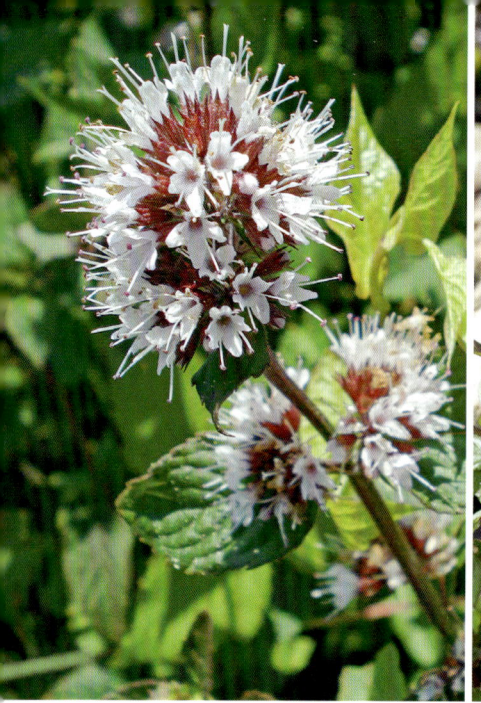

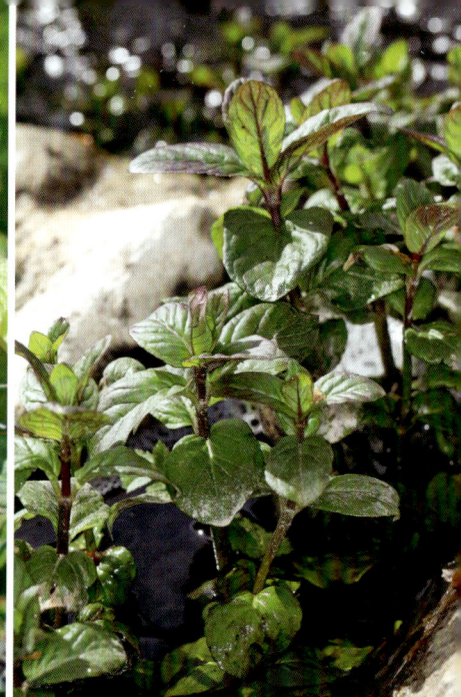

Wasser-Minze

Mentha aquatica — Lippenblütler — Juli – Oktober — H 20–60 cm

MERKMALE: Staude. Formenreich, aromatisch. Stängel meist aufrecht, 4-kantig, abstehend behaart, rötlich. Blätter ei-lanzettlich, gegenständig, gezähnt. Blüten mit 5–7 mm langer Krone, blassviolett, 2 lange und 2 kurze Staubblätter, Kelchröhre behaart mit langen Zähnen. Am Ende der Triebe in rundlicher Scheinähre, darunter noch einige blattachselständige Scheinquirle.

VORKOMMEN: Gräben, Nasswiesen, Ufer.

VERWECHSLUNG: Ross-Minze *(Mentha longifolia)* und andere Minzen. Weißfilzig behaart. Blätter länglicher, Oberseite grün, wenig behaart, Unterseite weißfilzig. Blüten mit nur 3–4 mm langer Krone, blassrosa bis blasslila in langen ährenartigen Blütenständen am Stängelende. Ähnlich wirksam, schmeckt muffiger.

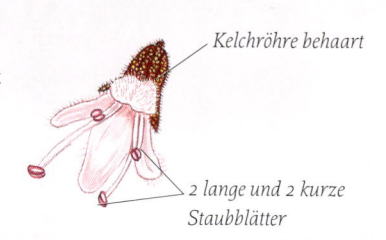

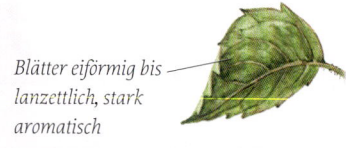

Kelchröhre behaart

2 lange und 2 kurze Staubblätter

Blätter eiförmig bis lanzettlich, stark aromatisch

Minze — M

KREUZUNGSFREUDIGE FAMILIE

»Wer sagen kann, wie viel Funken der Ätna auswirft oder wie viele Fische im roten Meer schwimmen, der weiß auch, wie viele Arten Minzen es gibt«, stöhnte schon im Jahre 827 der Abt Walafried Strabo auf der Insel Reichenau. Botaniker sagen, die Minzen seien eben eine sehr kreuzungsfreudige Pflanzenfamilie – sobald 2 verschiedene Arten nebeneinander wachsen, kreuzen sie sich, sodass eine dritte entsteht.

KÜHLEN, ERFRISCHEN UND SCHÜTZEN

Minzen erfrischen, kühlen, lindern Schmerzen, entspannen und schmecken gut. Die Wasser-Minze wird ähnlich genutzt wie die Pfeffer-Minze, nur ist ihre Wirkung geringer. Ihr Vorteil ist, dass sie kein Menthol enthält und deshalb von Menschen mit empfindlichem Magen besser vertragen wird. Die Pfeffer-Minze ist eine Züchtung aus der Wasser-Minze und der Gewöhnlichen Grünen Minze *(M. spicata)* und in freier Natur nicht zu finden. Minzen helfen bei allen Gallenproblemen, Verdauungsstörungen, Durchfall und

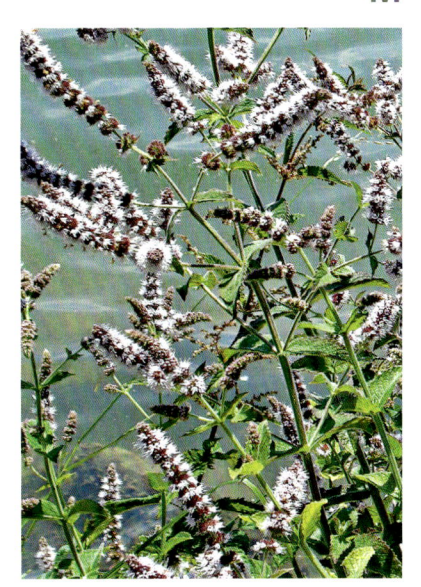

Auch die Ross-Minze wächst gerne an feuchten Plätzen.

Übelkeit. Sie lösen festsitzenden Husten und wirken antibakteriell. Sie kühlen Sportverletzungen und Prellungen und bringen Frische in Mund- und Zahnpflegemittel. Auch die Wasser-Minze schützt die Schleimhäute der Atemwege und die Bindehaut der Augen vor schädigenden Umwelteinflüssen. Ernten Sie Minzen, kurz bevor sie blühen. Für einen Tee gießen Sie 1 TL Kraut mit 250 ml heißem Wasser auf.

EINE NYMPHE WURDE UNSTERBLICH

Der Name *Mentha* erinnert an die griechische Sage, nach der eine Nymphe namens *Minthe* die Geliebte des Hades war. Seine eifersüchtige Gattin stampfte sie zwar in Grund und Boden, doch Hades sorgte dafür, dass sie als duftende Pflanze auf der Erde bleiben konnte. *Aquatica* erzählt davon, dass die Pflanze das Wasser liebt.

Hilfe bei Kopfschmerz

Kopfschmerzen beim Spazierengehen? Kein Problem. Pflücken Sie 2 Blätter einer Minze – sie sind häufiger, als Sie denken – und reiben Sie sie auf Ihre Schläfen. Schon nach kurzer Zeit werden Sie Erleichterung spüren. Jüngste Forschungen konnten zeigen, dass Pfeffer-Minz-Öl, auf Stirn und Schläfen gestrichen, Kopfschmerzen genauso schnell und wirksam beseitigt wie jede Kopfschmerztablette.

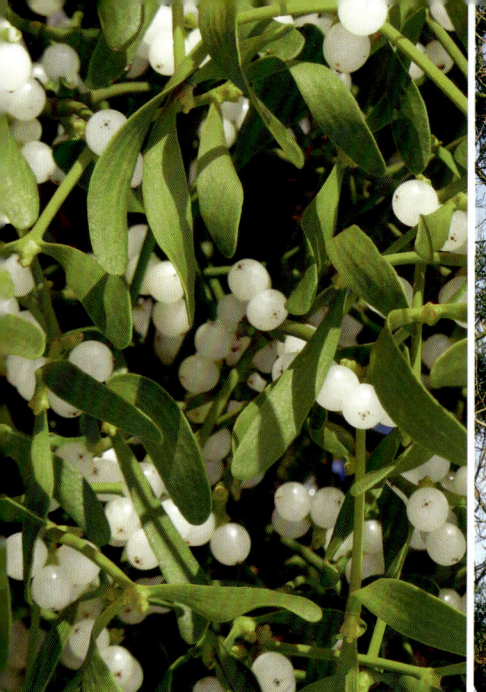

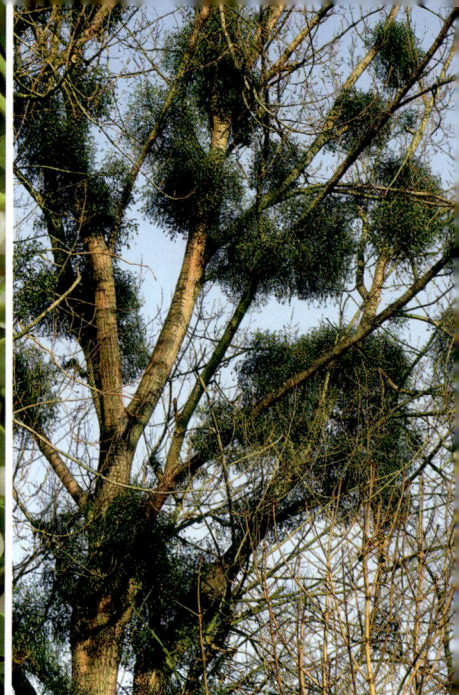

Mistel

Viscum album — Mistelgewächse — Februar – April — H 20–60 cm

MERKMALE: Strauch. Auf dem Holz von Bäumen lebender, immergrüner, holziger Halbparasit. Pflanze kugelig, gabelig verzweigt. Blätter spatelförmig, ganzrandig, ledrig, wie die Stängel gelbgrün. Blüten klein, gelb, zu 3–5 geknäuelt in den Zweiggabeln, 4-zählig. Frucht eine weiße Beere mit klebrigem Schleim.
VORKOMMEN: Auf Laub- und Nadelbäumen.
VERWECHSLUNG: Keine.

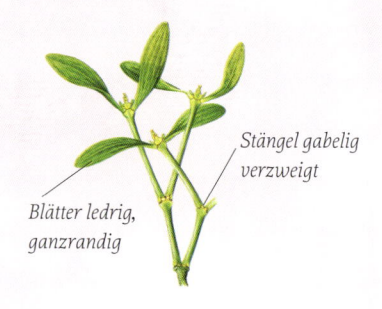

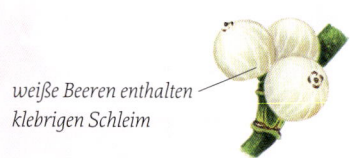

Stängel gabelig verzweigt

Blätter ledrig, ganzrandig

weiße Beeren enthalten klebrigen Schleim

134

Mistel — M

GEHEIMNISVOLLE ZAUBERPFLANZE

Immer wieder faszinierend ist der Anblick einer Mistel hoch im Baum. Die kugelförmig wachsende Pflanze verleiht den Bäumen im Winter etwas grüne Farbe. Ihr Alter verrät sie durch die Anzahl der Verzweigungen: Jedes Jahr wächst eine weitere. Wer mag sie zählen? Manchmal wird sie bis zu 70 Jahre alt.

Den Germanen galt die Mistel dann als besonders heilig, wenn sie auf einer Eiche wuchs. Man schrieb ihr die Kraft eines Allheilmittels zu: Sie sollte Krankheiten und Dämonen abwehren und für neue Fruchtbarkeit sorgen.

STÄRKT DIE LEBENSKRAFT

Es gibt heute drei Bereiche, in denen die Mistel hauptsächlich eingesetzt wird. Zum Ersten wird sie bei leicht erhöhtem Blutdruck angewendet. Sie hilft bei Blutandrang im Kopf und dadurch bedingten Kopfschmerzen, Schwindel, Reizbarkeit und nervösen Herzbeschwerden. Zum Zweiten helfen Mistelpräparate bei entzündlichen Erkrankungen der Gelenke

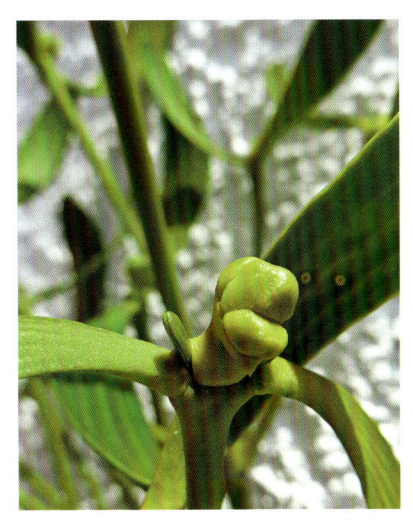

Durch immer neue Verzweigungen entsteht im Lauf der Jahre eine vollkommene Kugel.

(Arthrose). Injektionen reizen Haut und Gewebe und fördern Durchblutung und Beweglichkeit in den betroffenen Gelenken. Und zum Dritten werden Mistel-Präparate sehr häufig in der Tumortherapie eingesetzt. Sie hemmen das Krebswachstum und stärken das körpereigene Immunsystem. Die Mistel schützt gesunde Zellen vor den Schäden einer Chemo- oder Strahlentherapie. Sie wirkt insgesamt positiv auf den Krankheitsverlauf, verbessert die Lebensqualität und beugt Rückfällen vor.

VISKOSER VOGELLEIM

Der botanische Name *Viscum* bedeutet *Vogelleim*. *Viscum* wird mit *Viskosität* in Verbindung gebracht. Die Drosseln lieben die Beeren, die oft genug an ihrem Schnabel kleben bleiben. Um den Schnabel wieder von ihnen zu reinigen, drücken sie ihn in die Baumrinde. Dort keimt dann die neue Mistel. *Albus* beschreibt die Farbe der Beeren und bedeutet *weiß*.

Kaltauszug gegen hohen Blutdruck

Übergießen Sie 1 TL Mistelkraut mit 250 ml kaltem Wasser und lassen Sie diesen Ansatz 8–10 Stunden, am besten über Nacht, ziehen. Nach dieser Zeit sieben Sie den Ansatz ab und erwärmen ihn eventuell auf Trinktemperatur. Trinken Sie die eine Hälfte morgens, die andere Hälfte abends. Es ist empfehlenswert, mit diesem Tee eine Kur über 4–6 Wochen zu machen.

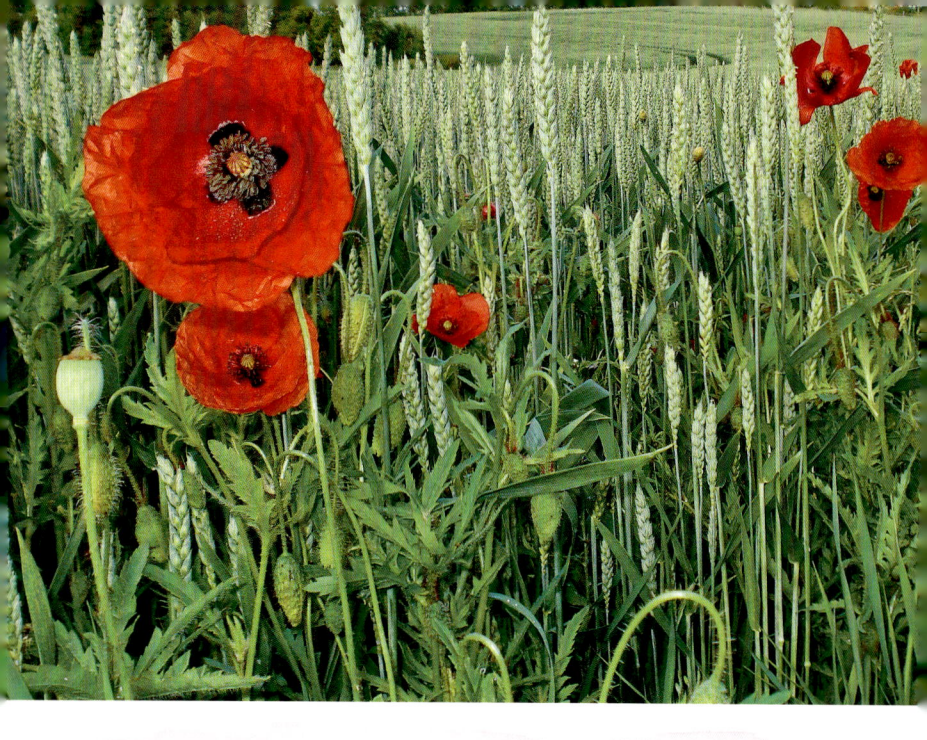

Klatsch-Mohn

Papaver rhoeas — Mohngewächse — Mai – Juli — H 20–60 cm

MERKMALE: Einjährig. Behaart, mit Milchsaft. Blätter 1- bis 2-fach fiederteilig, mit spitzen Zipfeln. Blütenstiel lang, beblättert, borstig behaart. Blüten rot, bis zu 8 cm breit, am Grund meist mit 2 oder 4 dunklen Saftmalen (Zeichnungen, die den Insekten den Weg zum Nektar weisen), 2 behaarte Kelchblätter fallen beim Öffnen der Blüte ab. Fruchtkapsel kahl, eiförmig, enthält hunderte dunkler, kleiner Samen.
VORKOMMEN: Brachland, Wegränder, Getreidefelder, Äcker.
VERWECHSLUNG: Schlaf-Mohn (*Papaver somniferum*). Pflanze unten kahl, bis zu 120 cm hoch, Blätter kahl, blaugrün, mittlere und obere meist stängelumfassend, Blüten bis zu 12 cm groß, lila und weiß. Der Anbau – auch im privaten Garten – ist bei uns verboten.

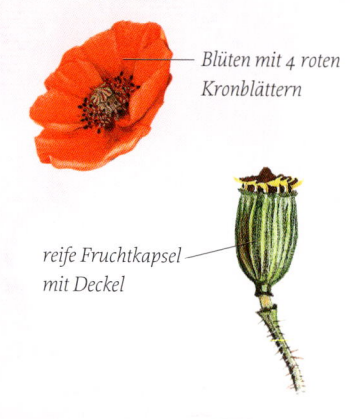

Blüten mit 4 roten Kronblättern

reife Fruchtkapsel mit Deckel

Mohn — M

FREUDE UND FÜLLE

Als Ausdruck des Sommers schenkt der Klatsch-Mohn Freude an der Natur. Er trägt Knospen, Blüten und Samenkapseln gleichzeitig. Jede Blüte hat 164 Staubblätter und liefert etwa 2,5 Millionen Pollenkörner. Jede Samenkapsel enthält bis zu 20 000 Samen.

FÄHRT DAS TEMPO RUNTER

Klatsch-Mohn ist der kleine Bruder des Schlaf-Mohns. Der weiße Milchsaft in seinen Blättern und Stängeln beweist es. Er enthält zu etwa 0,1 % Alkaloide, die nur ganz leicht beruhigend wirken. Morphin ist im Saft nicht enthalten. Klatschmohn-Samen sind frei von Alkaloiden, aber unbekömmlich. Für Kuchen und Gebäck wird der nahezu alkaloidfreie Samen des Schlaf-Mohns verwendet.

Die Blütenblätter fallen oft schon beim Pflücken ab. Sammeln und trocknen Sie sie im luftigen Schatten. Die Samenkapseln stecken Sie am besten kopfüber in eine

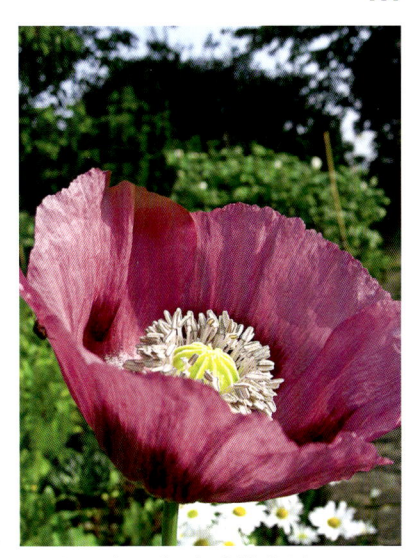

Im Eigenanbau tabu: der Schlaf-Mohn

Papiertüte, in der die herausfallenden Samen gleich trocknen können. Geben Sie 1 EL Blüten auf 250 ml 60 °C heißes Wasser oder zermahlen Sie 1 TL Samen im Mörser und gießen Sie ihn mit 250 ml heißem Wasser auf. Diese Tees besänftigen überdrehte Kinder und nervöse Erwachsene. Manchmal beruhigen sie auch ein überaktives Immunsystem bei Heuschnupfen – ein Versuch lohnt sich.

MIT DEN BLÜTEN KLATSCHEN

Papaver war der römische Name für *Mohn*. *Rhoeas* leitet sich ab von dem griechischen *rhein* und bedeutet *fließen* – vielleicht wegen der schnell abfallenden Blütenblätter. Wer als Kind die Blüten auf der Hand zerschlagen hat, weiß, warum diese Pflanze Klatsch-Mohn heißt. Vielleicht haben Sie auch schon einmal ein Blütenblatt vor den Mund genommen und die Luft dadurch eingesaugt – es entsteht ein klatschendes Geräusch.

Gesunde Farbtupfer im Salat

Blütenblätter des Klatsch-Mohns bringen Farbtupfer in den Salat. Auch ein Reis- oder Gemüsegericht können Sie gut auf einem roten Klatschmohnbett servieren. Dazu reichen Sie ein Getränk, in dem diese federleichten Blüten schwimmen. Aus den getrockneten Blüten können Sie ein Badesalz herstellen. Dazu vermischen Sie grobes, weißes Salz mit den getrockneten roten Blüten, reiben für den feinen Duft noch die Schale einer Bio-Zitrone hinein und füllen alles in ein dekoratives Glasgefäß.

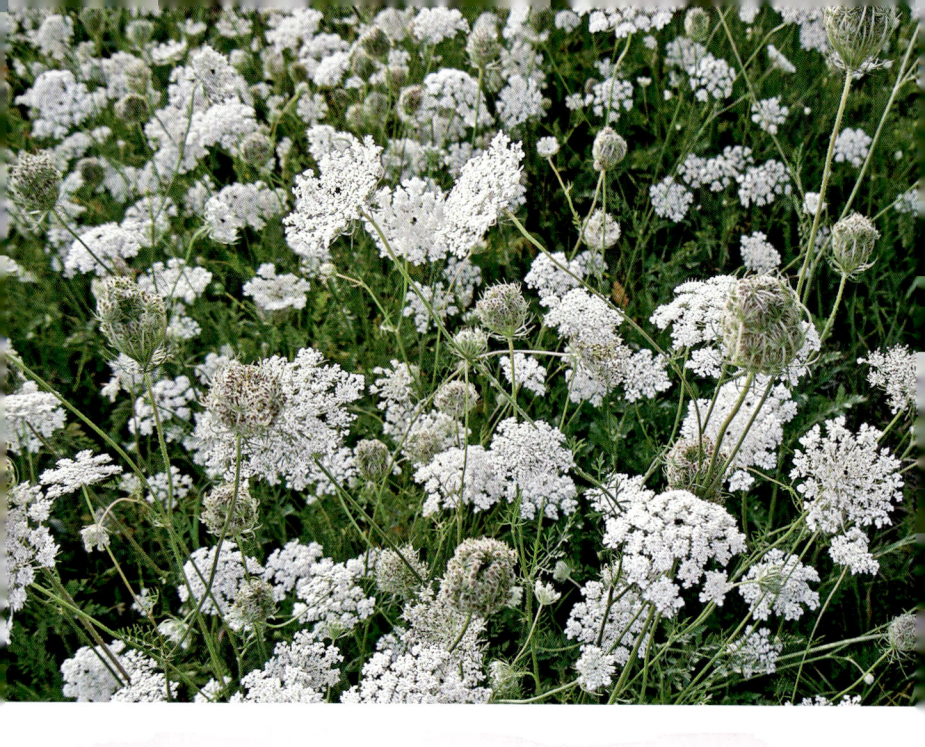

Wilde Möhre

Daucus carota — Doldenblütler — Juni – September — H 30–100 cm

MERKMALE: Zweijährig. Blätter sehr grazil, mehrfach gefiedert, weich behaart, riechen beim Zerreiben nach Mohrrüben. Hunderte kleiner weißer Blüten in zusammengesetzter schirmförmiger Dolde, Hüllblätter oft länger als die Kronblätter. Doldenunterseite mit filigranem Blätterröckchen. Einzelne purpurfarbene Blüte in der Mitte. Dolde zur Samenreife nestartig geschlossen. Reife Früchte mit Stacheln.
VORKOMMEN: Trockene Wegränder, Brachfelder, Böschungen, auf mageren Böden.
VERWECHSLUNG: Wiesen-Kerbel (*Anthriscus sylvestris*, S. 102). Wächst sehr viel früher im Jahr, Blätter nur 2- bis 3-fach gefiedert, gröber, grüner.

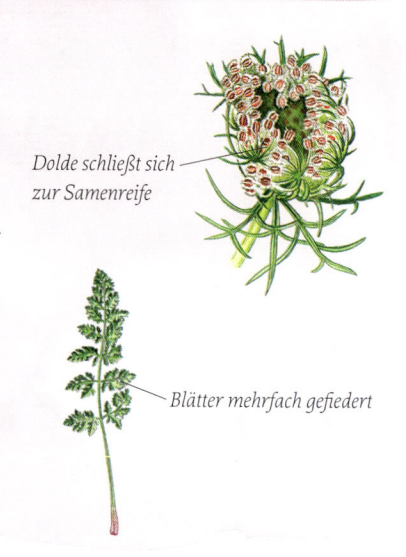

Dolde schließt sich zur Samenreife

Blätter mehrfach gefiedert

Möhre — M

MUTTER ALLER GARTEN-MÖHREN

Aus der Wilden Möhre wurden die vielen verschiedenen Formen der Garten-Möhre (*Daucus carota* ssp. *sativus*) gezüchtet. Alle Möhren empfehlen sich bei Magen-Darm-Problemen zur Pflege der Darmschleimhaut. Sie unterstützen die ständig notwendige Regeneration von Haut, Augen, Sehnerven und Schleimhäuten.

VITAMINREICHE DARMPFLEGE

Beta-Carotin und die Vitamine B1, B2 und C sind auch in der Wilden Möhre enthalten. Ihre Wurzel ist weiß, viel kleiner und zäher als die der Garten-Möhre und schmeckt in herbstlichen Gemüse-Eintöpfen intensiv erdig. Wer je ihre Wurzeln ausgegraben und verarbeitet hat, weiß die Größe der Garten-Möhre und die Einfachheit ihrer Zubereitung zu schätzen. Doch auch die »wilden« Wurzeln beruhigen – so wie die Garten-Möhren – den Magen, stillen Durchfall, reinigen den Darm und spenden Genesenden neue Kräfte. Die Volksmedizin setzte das Kraut ein, um die Nieren anzuregen und den Verdauungstrakt zu beruhigen. Frisch zerrieben heilte der Wurzelbrei als Auflage kleine Wunden, entzündete Hautstellen und Sonnenbrand.

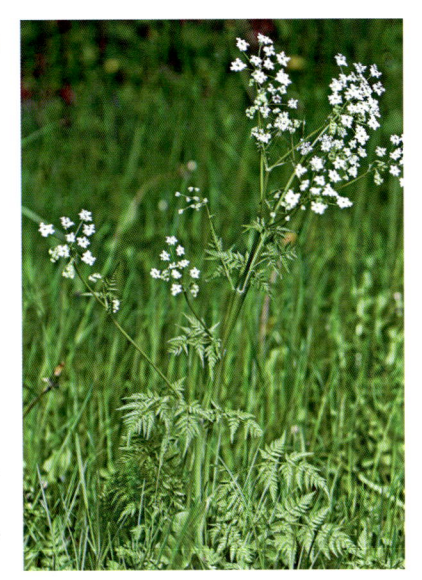

Die Blätter des Wiesen-Kerbels sind gröber und üppiger.

MIT EINER MOHRENBLÜTE

Daucus heißt die Mohrrübe in ihrer Wildform. Im griechischen *kár* steckt die *Laus*, wohl wegen der Ähnlichkeit der Samen mit Läusen. *Möhre* heißt sie, weil mitten in ihrer weißen Blüte ein dunkelpurpurner Punkt sitzt, an dem diese *Mohrenblüte* leicht zu erkennen ist. Weil die dünne, weiße Wurzel dieser Pflanze sehr schmackhaft ist, wurde der Begriff Möhre die Bezeichnung für eine essbare Wurzel. Möhren sollte man an Neujahr oder an Silvester essen, dann geht einem das ganze Jahr das Geld nicht aus, heißt es.

Erdung in hektischen Zeiten

Sammeln Sie die Samen im Herbst bei trockenem Wetter. Dann sind die Dolden geöffnet und Sie können die kleinen Samen einfach abstreifen. Braten Sie sie in Öl an und streuen Sie sie über Gemüsegerichte – das schmeckt angenehm würzig. Aus den Samen wird durch Wasserdampfdestillation ein ätherisches Öl gewonnen, das sehr erdig riecht. Es entspannt den nervösen und hektischen Menschen. Dieses Karotten-Samen-Öl ist in Kosmetika enthalten, da es die Haut pflegt, strafft und verjüngt.

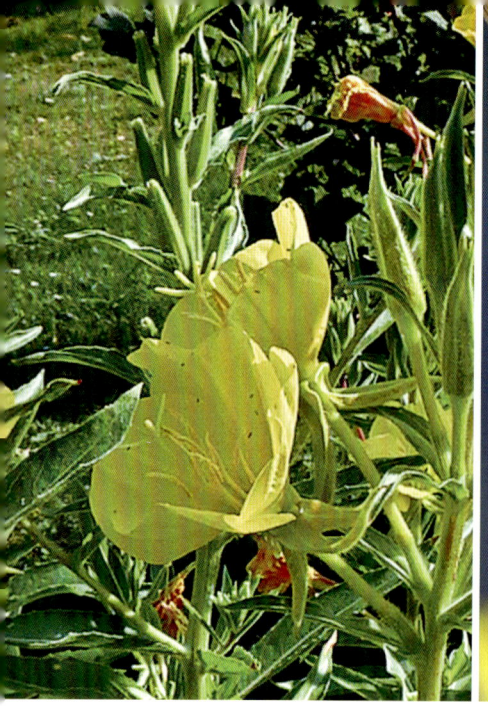

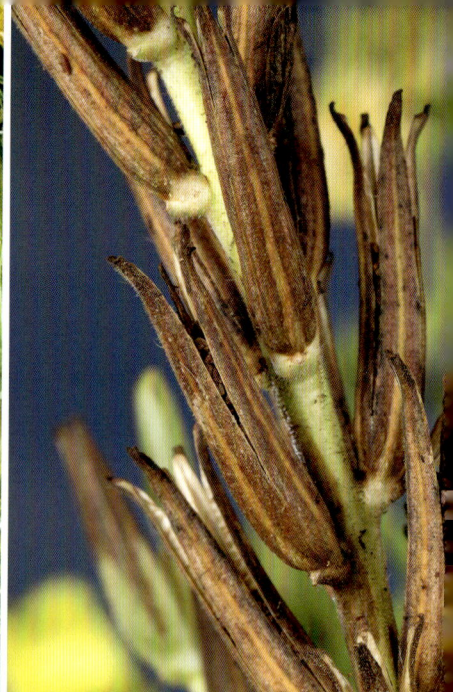

Zweijährige Nachtkerze

Oenothera biennis — Nachtkerzengewächse — Juni – September — H 50–150 cm

MERKMALE: Zweijährig. Bildet im 1. Jahr aus der weiß-rötlichen Pfahlwurzel eine grüne Blattrosette. Blätter lanzettlich, schmiegen sich eng an den Boden. Schiebt im 2. Jahr einen aufrechten Stängel mit länglichen Blättern. Blüten mit 4 Kronblättern, 2–3 cm lang, gelb, öffnen sich nach Sonnenuntergang, duften süß, blühen nur eine Nacht. Fruchtkapseln und Kelche grün, ohne rote Flecken.
VORKOMMEN: Harte Lehmböden, an Wegrändern, Bahndämmen und Straßenböschungen; liebt volle Sonne, kommt gut mit Trockenperioden zurecht.
VERWECHSLUNG: Rotkelchige Nachtkerze *(O. glazioviana)*. Blüten größer, Blütenblätter 4–5,5 cm lang, Narbe überragt Staubblätter, Kelche und Früchte rot gestreift. Ähnlich wirksam.

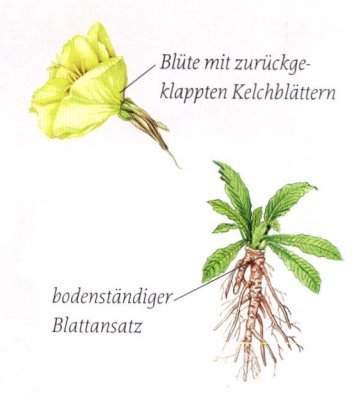

Blüte mit zurückgeklappten Kelchblättern

bodenständiger Blattansatz

Nachtkerze — N

DAS SAMENWUNDER

Jede Samenkapsel enthält etwa 200 Samen. Bei bis zu 120 Blüten pro Haupt- oder Seitentrieb reifen also unzählige kleine schwarze Samen heran. Sie enthalten mehrfach ungesättigte Fettsäuren, die lebenswichtig sind für das Wachstum und die Entwicklung von Gehirn und Nervensystem.

NERVENNAHRUNG – DAMIT ES LÄUFT WIE GESCHMIERT

Nachtkerzen-Öl ist Nervennahrung und hilft bei Hyperaktivität und Stress jeglicher Art. Bei Allergien und Asthma besänftigt es die überschießende Reaktion des Immunsystems. Bei trockener Haut, Ekzemen und Neurodermitis sorgt es für gesunde, glatte Haut. An den sensiblen Tagen vor den Tagen (Prämenstruelles Syndrom) und in den Wechseljahren gleicht es Stimmungsschwankungen aus und sorgt für ein »dickes Fell«. Bei Multipler Sklerose und bei Rheumatoider Arthritis mildert es die Entzündungen.

Das Öl ist häufig in Kosmetika enthalten, es regeneriert die Haut und schützt sie vor Feuchtigkeitsverlust. Nachtkerzen-Öl können Sie in der Apotheke kaufen. Streuen Sie selbst gesammelte Samen über Müsli, Salat,

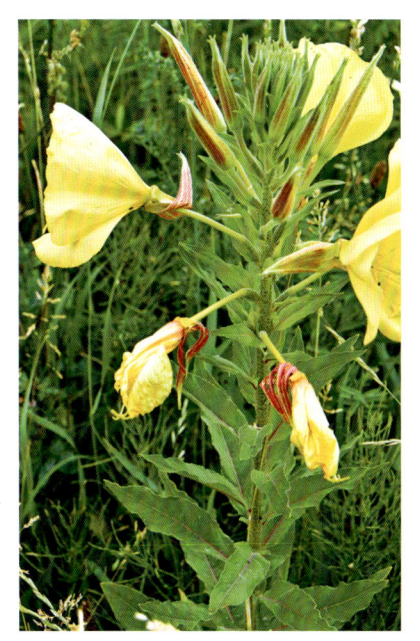

Die Rotkelchige Nachtkerze trägt rote Streifen auf den grünen Kelchblättern.

Suppe oder aufs Butterbrot. Kauen Sie sie gründlich, damit der Körper sie besser aufschließen kann. So bekommen Sie neue Energie und stärken Ihre Abwehrkräfte.

ZÄHMERIN DER WILDEN TIERE

Oinos bedeutet *Wein* und *ther* heißt *wildes Tier*. Die Griechen zähmten wilde Tiere mit einer Abkochung aus der Wurzel. *Weinkraut* wurde diese Pflanze genannt, weil ihre Wurzel in frischem Zustand ein wenig nach Wein riecht. *Biennis* erzählt von der zweijährigen Lebensdauer. Volkstümliche Namen beschreiben ihre Blütezeit: *Abendblume, Nachtstern, Nachtlicht*. Johann Wolfgang von Goethe liebte Gerichte mit dieser *Schinkenwurz*, ließ sie als Wurzelgemüse in seinem Garten anbauen und nannte sie *Rapontika*.

Feierabend-Tipp

Setzen Sie sich im Juni oder Juli bei Sonnenuntergang zu den noch schmucklosen Nachtkerzen. Beobachten Sie, wie sie im Zeitraffertempo ihre Blütenblätter entfalten. Kurz danach erfüllt ein süßlich-tropischer Duft die Luft. Er lockt Nachtfalter zur Bestäubung herbei – und betört den Beobachter.

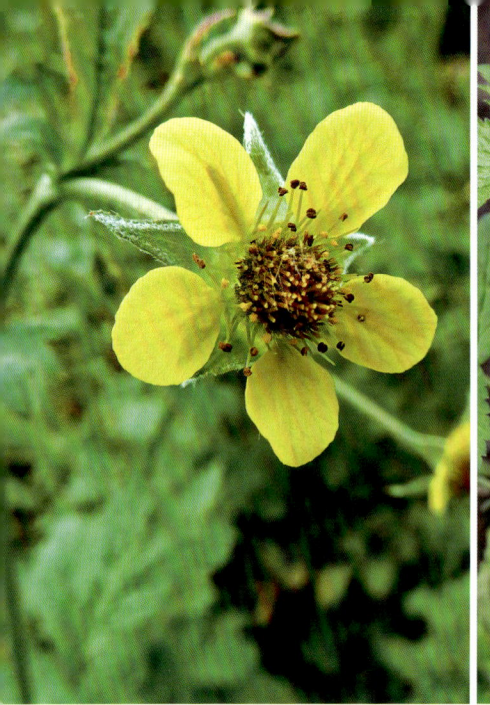

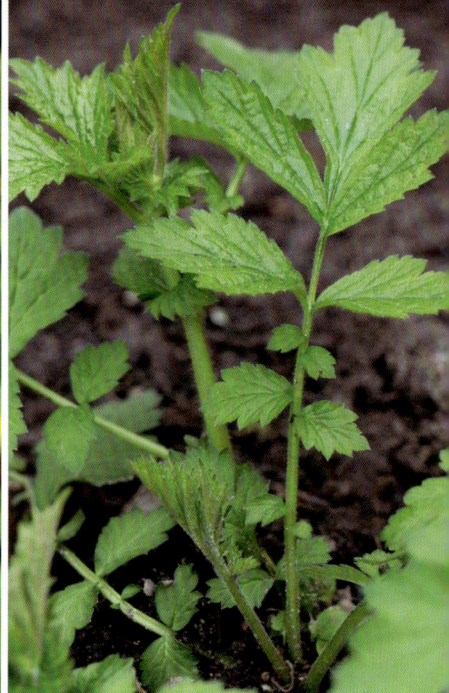

Echte Nelkenwurz

Geum urbanum — Rosengewächse — Mai – Oktober — H 30–100 cm

MERKMALE: Staude. Behaart, aromatisch riechende Wurzel, Stängel aufrecht. Blätter der ausdauernden Grundrosette mit 1–5 Paar Seitenfiedern und großer runder Endfieder. Stängelblätter 3-zählig, grob gezähnt, spitz zulaufend, mit großen Nebenblättern. Gelbe Blüten einzeln, unscheinbar mit 5 Blütenblättern, 5 grüne Kelchblattzipfel in den Lücken, lang gestielt, kleiner als 1 cm. Klettenartige Früchte.

VORKOMMEN: Häufig. Wälder, Waldränder, Hecken, Gebüsche, Mauern, alte Gemäuer.

VERWECHSLUNG: Kleiner Odermennig (*Agrimonia eupatoria*, S. 144). Alle Blätter unpaarig gefiedert, Unterseite dicht graufilzig behaart, lange ährenförmige Blütenstände mit vielen gelben Blüten direkt am Stängel sitzend.

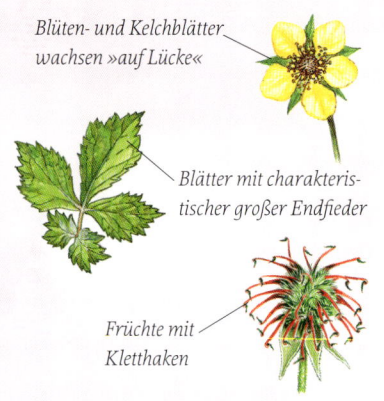

Blüten- und Kelchblätter wachsen »auf Lücke«

Blätter mit charakteristischer großer Endfieder

Früchte mit Kletthaken

Nelkenwurz — **N**

NELKEN-WÜRZE FÜR ALLE

Nelkenwurz enthält in ihrem ätherischen Öl Eugenol – genauso wie die Gewürz-Nelke. Eugenol wird in der Zahnheilkunde zur Desinfektion verwendet. Die Wurzeln der Nelkenwurz wurden früher getrocknet und anschließend pulverisiert. Sie waren Ersatz für die oft unerschwinglich teuren Gewürz-Nelken aus tropischen Gefilden. Als Heil- und Gewürzpflanze wurde sie besonders gerne in Klostergärten angebaut. Heute ist sie überall am Wegesrand zu finden.

LINDERT ENTZÜNDUNGEN

Nelkenwurz hemmt mit ihrem ätherischen Öl und vielen Gerbstoffen die Entzündungen von Haut und Schleimhaut. Sie hilft, wenn der Hals schmerzt, das Zahnfleisch entzündet, die Verdauung gestört oder der Stuhlgang zu dünn ist. Pflücken Sie die jungen Blätter im frühen Frühjahr und bereiten sich daraus einen Tee. Übergießen Sie 1 Blatt mit 250 ml heißem Wasser und lassen Sie den Tee 5 Minuten ziehen. Dieser Tee hat ein feines, würziges Aroma. Er macht gute Laune, stärkt einen empfindlichen Darm und beruhigt die gereizten Schleimhäute. Tee und Tinktur aus der Wurzel helfen auch bei der Ausleitung von Pestiziden und Umweltgiften.

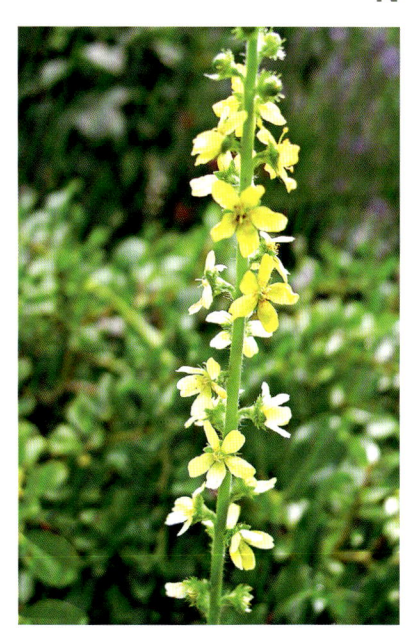

Die Blüten des Kleinen Odermennigs bilden eine aufrecht stehende Blütenkerze.

VERMITTELT RUHE

Im botanischen Namen *Geum* steckt *Ge*, das ist die *Erde*. Überall wo ein wenig Erde ist, wächst diese Pflanze. Selbst zwischen den Pflastersteinen einer Stadt. Manche halten sie deshalb für ein Unkraut. Weil sie gerne in der Nähe vieler Menschen wächst, heißt sie *urbanum* – die *Städterin*. Vielleicht wächst sie dort auch, weil sie die Stille der Erde in die hektischen Städte bringen will, denn sie beruhigt das Nervenkostüm und lenkt den Blick auf das Schöne.

Liebestrank im April

Unterstützen Sie Ihre Frühlingsgefühle durch einen Liebeswein. Im April ist das Aroma am besten. Graben Sie die jungen Wurzeln, säubern und zerkleinern Sie sie und legen Sie sie für 2–3 Stunden in Weißwein. Wer es kräftiger mag, kann die Wurzel auch 2–3 Tage im Wein ausziehen lassen. Dieser Wein *entflammt zur Liebe und erquickt das Herz* – das wusste schon Hildegard von Bingen. Wer weiß, vielleicht wurde die Pflanze deswegen auch *Mannskraftwurzel* genannt?

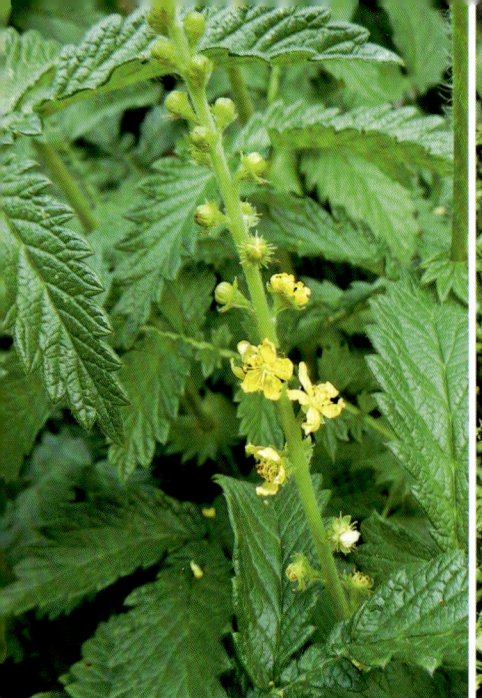

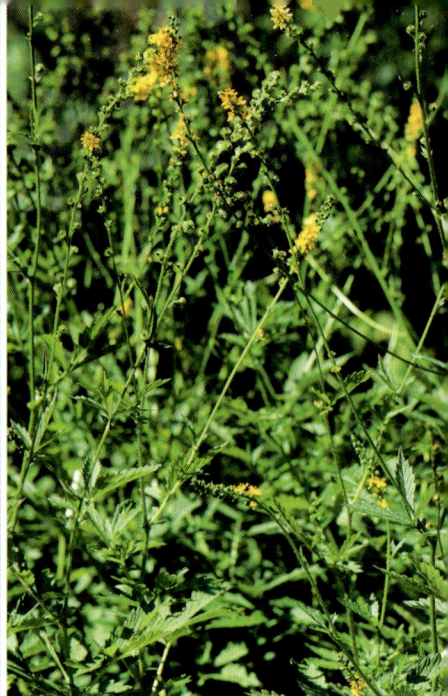

Kleiner Odermennig

Agrimonia eupatoria — Rosengewächse — Juni – September — H 30–100 cm

MERKMALE: Staude. Behaart. Stängel aufrecht, fest, nur oben verzweigt. Untere Blätter rosettig stehend, rau behaart, Blätter direkt am Stängel, unpaarig gefiedert. Gelbe Blüten ährenförmig angeordnet, Krone 5–8 mm lang, 5 Blütenblätter. Früchte verkehrt kegelförmig, tief gefurcht, am oberen Rand mit zahlreichen Hakenborsten, die äußeren rechtwinklig abstehend.
VORKOMMEN: Wald- und Wegränder, Hecken, sonnige Standorte, trockene Wiesen.
VERWECHSLUNG: Die Blätter mit denen des Gänse-Fingerkrauts (*Potentilla anserina*, S. 58). Dessen Blätter sind auf der Unterseite aber silbrig behaart. Blütenstand mit dem der Schwarzen Königskerze *(Verbascum nigrum)*. Deren Blätter sind gestielt und ganzrandig, Blüten mit violetten Haaren auf den Staubblättern. Hustenpflanze.

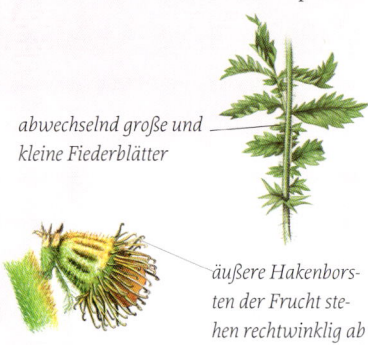

abwechselnd große und kleine Fiederblätter

äußere Hakenborsten der Frucht stehen rechtwinklig ab

Odermennig — O

FÖRDERT DAS GEDÄCHTNIS

Die Griechen weihten den Odermennig der Athene, der Göttin der Weisheit und der Wissenschaften. Sie war eine »Kopfgeburt« und entsprang dem Kopf ihres allmächtigen Vaters Zeus. Vielleicht legten die Griechen deswegen die zerquetschten Wurzeln des Odermennigs auf den Kopf jener Menschen, die unter Gedächtnisschwund litten.

BERUHIGT DEN GEREIZTEN DARM

Ernten Sie den Odermennig, sobald er anfängt zu blühen, und trocknen Sie das Kraut im luftigen Schatten. Ein Tee daraus – 1 TL mit 250 ml heißem Wasser übergießen, 5 Minuten ziehen lassen – reinigt alle Schleimhäute des Körpers. Er hilft bei verstopften und entzündeten Nasennebenhöhlen und Entzündungen der Darmschleimhaut mit dünnem Stuhlgang. Weil er die Stimmbänder pflegt und klärt, heißt er auch *Sängerkraut*. Er löst auf wohltuende Art Krämpfe – zum Beispiel auch bei Gallenschmerzen und Koliken – und stillt die Schmerzen. Mit der einmaligen Komposition aus Gerbstoffen, Triterpenen, Bitterstoffen, ätherischem Öl und Kieselsäure stärkt der Odermennig den ganzen Körper, aktiviert die Milz und das Immunsystem. Er mobilisiert – so wie der grüne Tee – die Abwehrkräfte gegen Krebs.

HARMONISIERT STIMME UND SEELE

Agrimonia bedeutet *Feldbewohner*. Eupator war ein griechischer König, der die entgiftende Wirkung dieser *Leberklette* entdeckte. Von Kindheit an trank er das Blut vergifteter Enten, um seine Leber zu trainieren und sich selbst so vor Giftmord zu schüt-

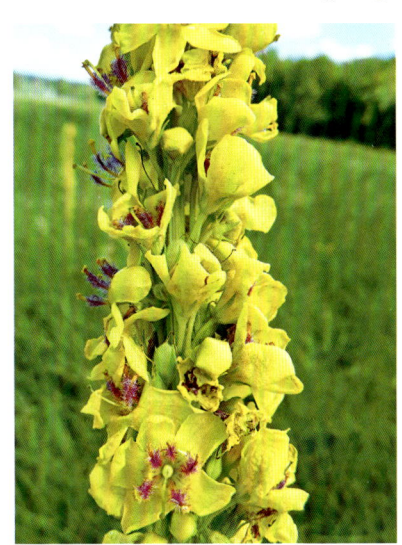

Die Blüte der Schwarzen Königskerze hat purpurviolette Staubfäden.

zen. Wer mit dem Tee aus diesem *Sängerkraut* gurgelt, pflegt seine Stimmbänder und bekommt eine klare, reine Stimme. Die Bach-Blüte *Agrimony* führt zur Harmonie mit sich selbst.

Zur Entspannung

Bei fast allen körperlichen Problemen können Sie jedem Tee eine Prise Odermennig zusetzen. Bei Gallen-, Magen- und Darmbeschwerden bereiten Sie einen Odermennig-Wein. Pflücken Sie etwa 50 g des blühenden Krauts, zerschneiden Sie es und übergießen Sie es mit 1 Liter gutem Rotwein. Lassen Sie diesen Ansatz 2 Wochen lang ausziehen, filtrieren Sie ihn dann ab und trinken Sie vor dem Schlafengehen ein Likörgläschen davon. Über Nacht werden so Leber, Darm und Schleimhäute gereinigt.

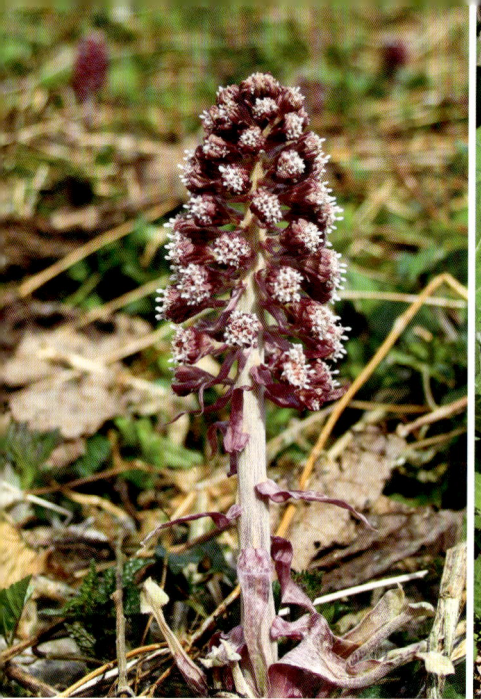

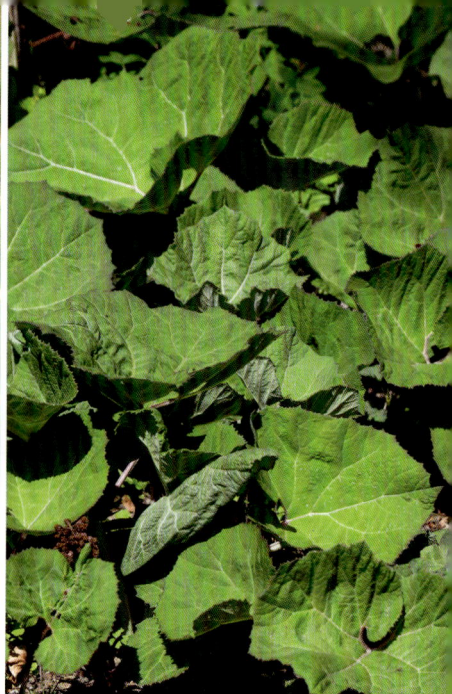

Gewöhnliche Pestwurz

Petasites hybridus — Korbblütler — Februar – Mai — H 20–100 cm

MERKMALE: Staude. Blätter erscheinen erst zum Ende der Blütezeit, grundständig, lang gestielt, Stiel oben gefurcht, Blätter im Sommer bis zu 60 cm breit, 100 cm lang, oberseits graugrün, unterseits graufilzig. Blütenstängel mit rötlichen Schuppenblättern. Nur Röhrenblüten, blassrosa, selten weiß. Blütenkörbchen 0,5–1 cm, zahlreich in dichter Traube. Blütentraube nach der Blüte stark verlängert, mit weißen, bis zu 12 mm langen Flughaaren (Pappus). Blätter in spitzen Stachel auslaufend. Früchte mit 12 mm langen weißen Pappusborsten. Heilkundlich nicht verwendbar.

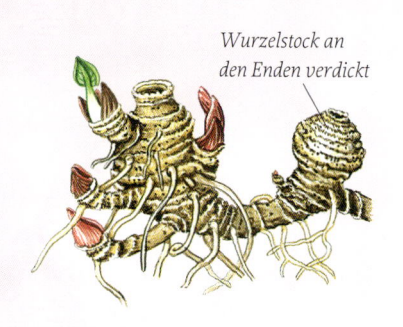

VORKOMMEN: Bachufer, Feucht- und Bruchwälder.

VERWECHSLUNG: Weiße Pestwurz (*Petasites albus*). Blüten weiß, wuscheliger, Stängel mit bleichen Schuppenblättern.

Wurzelstock an den Enden verdickt

Pestwurz — P

BLÄTTER DEM RHABARBER ÄHNLICH

Dort, wo es feucht genug ist, kommen ihre Blüten als Frühlingskünder aus der Erde, oft noch zwischen den letzten Schneeflecken und oft atemberaubend schnell. Fast macht es den Eindruck, als würden diese Blüten mit aller Kraft aus dem mächtigen Wurzelstock herausgepresst. Später entfaltet die Pflanze ihre riesengroßen Blätter, deren Aussehen ein wenig an wild wachsenden Rhabarber erinnert.

HILFE BEI ALLERGIEN UND MIGRÄNE

Ein Tee aus den Blättern hilft bei Erkältungen im Frühling. Dazu übergießt man 1 TL getrocknete Blätter mit 250 ml heißem Wasser und lässt den Tee 5 Minuten ziehen. Er aktiviert die Entschlackung über die Lymphe und schwemmt durch seine schweißtreibende Wirkung die Krankheitskeime aus dem Körper. Präparate aus Pestwurz gibt es in der Apotheke. Sie lösen Krämpfe und stillen Schmerzen, helfen bei Migräne, in der Migräne-Prophylaxe und bei Spannungskopfschmerzen. Auch bei

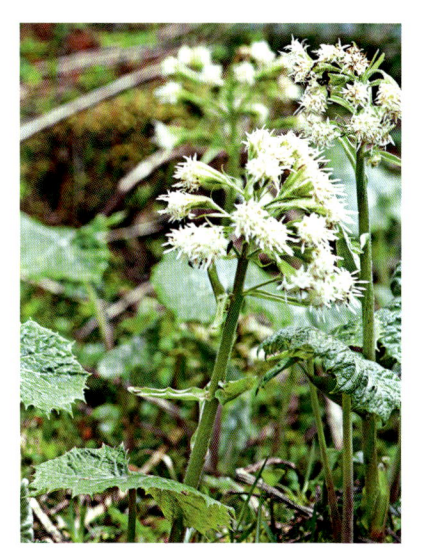

Die Weiße Pestwurz kann bis zu 50 cm hoch werden.

Allergien und Heuschnupfen lohnt sich ein Versuch.
Vorsicht: Die Wurzel der Pestwurz enthält Pyrrolizidin-Alkaloide, die Krebs erregen können. Deswegen ist die Anwendung auf 3–4 Wochen zu begrenzen. Im Handel wird eine pyrrolizidinfreie Züchtung verwendet. Die Blätter der Pestwurz sind frei von Pyrrolizidin-Alkaloiden.

EIN HUT MIT GROSSER KREMPE GEGEN SONNE UND REGEN

Petasos wird abgeleitet von dem griechischen Begriff für *breitkrempiger Regenhut*. Die Blätter machen diesem Namen alle Ehre. *Hybridus* ist ebenfalls griechischen Ursprungs, bedeutet *Mischling*. Pestwurz erzählt von der Verwendung der Pflanze im Mittelalter gegen die Pest. Die Namen *Kraftwurz*, *Sonnendächle*, *Regenschirm*, *Sonnenschirm*, *Bachblätter* verraten weitere Verwendungen.

Sonnenschutz zum Mitnehmen

Sollten Sie bei einer Bergtour zu lange Zeit in der Sonne gewandert sein und einen Sonnenbrand bekommen haben, so suchen Sie sich ein Blatt der Pestwurz und legen es auf die gerötete Haut. Es schützt Sie nicht nur vor weiterer Sonneneinstrahlung, sondern kühlt auch auf angenehme Weise und zieht die zu große Hitze wieder aus den Zellen heraus, sodass die Rötung ausbleibt.

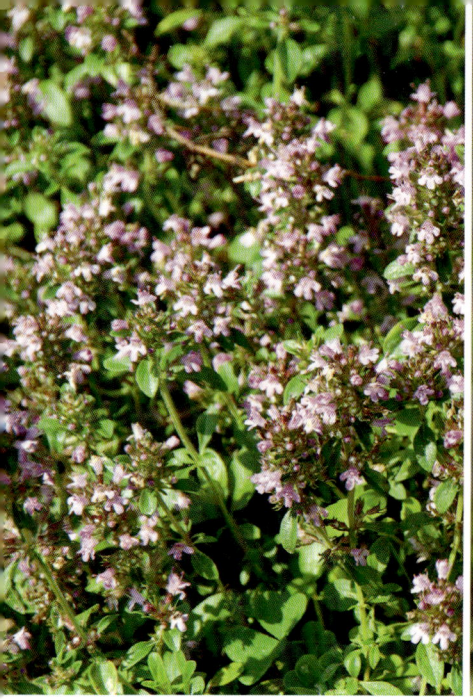

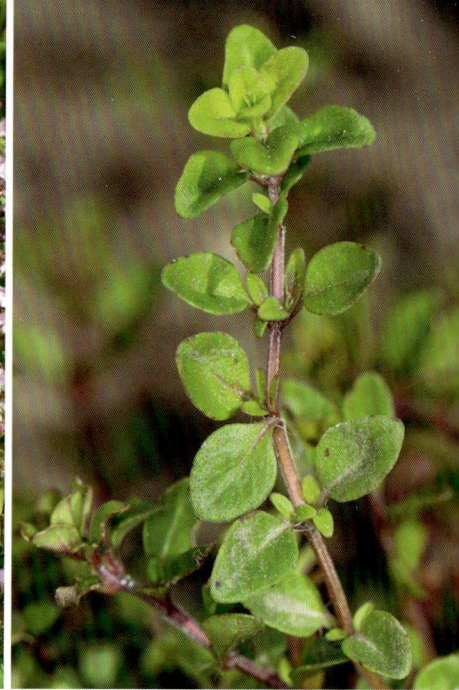

Quendel, Feld-Thymian

Thymus pulegioides — Lippenblütler — Juni – Oktober — H 5–25 cm

MERKMALE: Staude. Tief reichende Wurzeln, aromatisch duftend, Zweige kriechend und aufsteigend. Kleine eiförmige Blätter, kurz gestielt, nur am Grund bewimpert. Stängel 4-kantig, an den Kanten leicht behaart. Blütenstände länglich, kopfig am Stängelende, Blüten rosaviolett, 3–6 mm lang. Blüten mit hellvioletter Krone, 4–6 mm lang, in Scheinquirlen. Alte Heilpflanze, stärker wirksam.

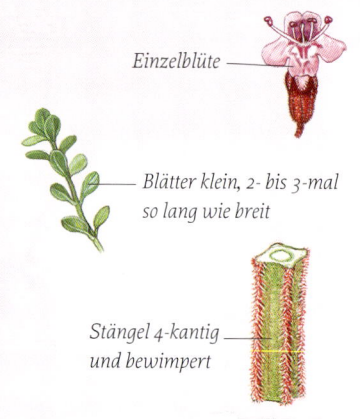

VORKOMMEN: Trockenrasen, steinige Böden, sonnige Hänge, Wegränder, liebt Licht und Wärme.

VERWECHSLUNG: Viele Kleinarten. Echter Thymian *(Thymus vulgaris)*. Kleiner Halbstrauch, unten verholzt, Blätter kleiner, sitzend, lineal-lanzettlich, am Rand meist gerollt, Unterseite filzig behaart.

Einzelblüte

Blätter klein, 2- bis 3-mal so lang wie breit

Stängel 4-kantig und bewimpert

Quendel — Q

BERUHIGT UND DESINFIZIERT

Quendel gehörte zu den sogenannten Bettstrohkräutern. Das sind duftende Kräuter, die mit ihren ätherischen Ölen den Frauen die Geburt erleichterten. Auch in der Stillzeit haben die jungen Mütter Quendel-Tee getrunken. Die Pflanze beruhigt, gibt Kraft und desinfiziert gleichzeitig.

MACHT DEM HUSTEN DEN GARAUS

Ernten Sie die Zweiglein des Quendels am Wegrand, wenn er gerade anfängt zu blühen, und trocknen Sie sie schonend im lichten Schatten. Das ätherische Öl mit Carvacrol und Thymol sorgt für gesunde Atemwege. Unterstützend wirken auch Flavonoide und besondere Gerbstoffe, die nur in Lippenblütlern vorkommen. Inhalieren Sie mit dem Tee, wenn Ihre Bronchien verschleimt sind: Legen Sie ein großes Handtuch bereit, erhitzen Sie 2 Liter Wasser, geben Sie es in eine Waschschüssel und streuen Sie 2 EL Quendel-Kraut darüber. Dann decken Sie Kopf und Schüssel mit dem Handtuch ab. Atmen Sie diesen Dampf so heiß wie möglich ein, solange es angenehm ist. Diese Dampfinhalation erleichtert das Abhusten, löst Krämpfe in den Bronchien und hemmt Entzündungen. Ein Erkältungsbad mit dem Kraut stärkt die Abwehrkräfte und weckt neue Lebensgeister.

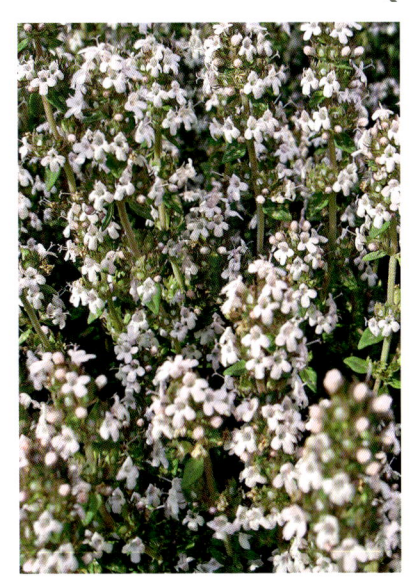

Echter Thymian ist ein kleiner Strauch mit aufrechten Zweigen.

DUFTENDES RÄUCHERKRAUT

Thymos leitet sich ab von dem griechischen Wort *thyo* und bedeutet in etwa *den Göttern ein Opfer bringen*. Quendel wurde nicht nur verräuchert, um die Götter zu erfreuen, sondern auch ganz praktisch, um Räume zu reinigen und sie mit feinem Duft zu erfüllen. Als *Karwendel* beendete er Sorgen, Kummer und Leid. Am Sonnenwendtag wurde die Pflanze an das Vieh verfüttert, damit die Kühe mehr Milch gaben. Die Frauen im Salzburger Land hängten Kränze aus blühendem *Kranzlkraut* ans Fenster und waren dann sicher, dass es nicht der Teufel war, der in Gestalt eines schmucken jungen Burschen zu ihnen hereinkletterte.

Fördert die Verdauung

In der Küche können Sie Quendel genauso verwenden wie den Echten Thymian. Sein ätherisches Öl ist milder und würzt dennoch sehr geschmackvoll. Er bringt die Sonnenwärme in die Speisen und sorgt für gute Verdauung. Hildegard von Bingen war davon überzeugt, dass Quendel sogar die Gehirnfunktion verbessert.

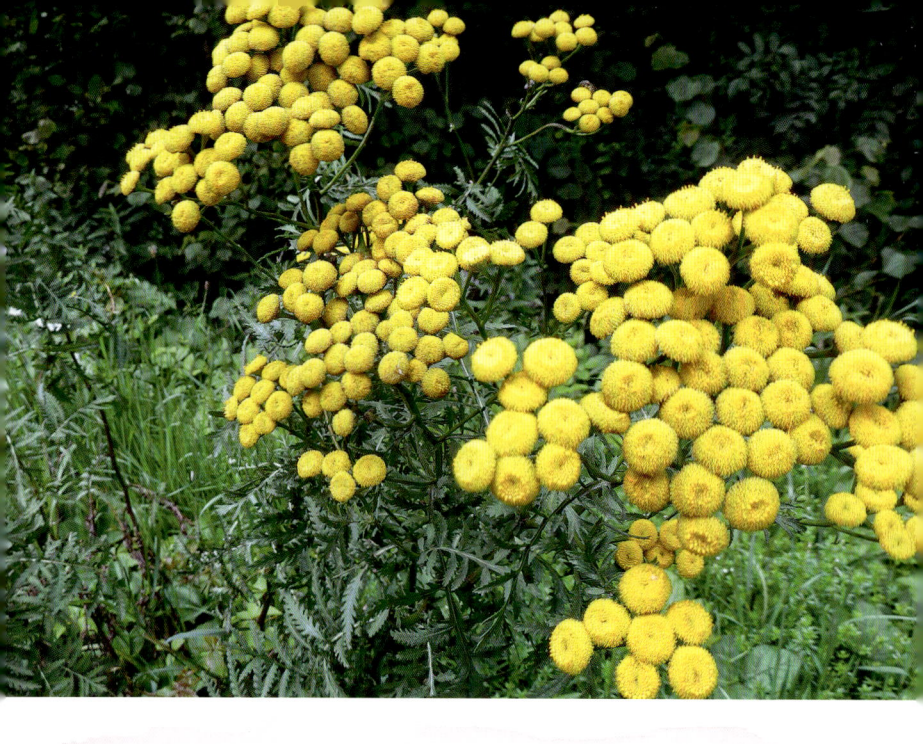

Rainfarn

Tanacetum vulgare — Korbblütler — Juli – September — H 60–150 cm

MERKMALE: Staude. Stängel aufrecht, kräftig, gerillt, erst im oberen Teil verzweigt. Blätter fiederteilig, Fiedern gesägt. Blüten intensiv gelb, 8–11 mm Durchmesser, nur Röhrenblüten, zu mehreren in Doldenrispe am Ende des Stängels. Aromatischer Duft beim Zerreiben.

VORKOMMEN: Häufig. Sonnige Raine, Böschungen, Brachen, Schuttplätze, Wegränder, Ufer.

VERWECHSLUNG: Gänse-Fingerkraut (*Potentilla anserina*, S. 58). Blätter im jungen Zustand sehr ähnlich, aber alle bodenständig. Pflanze kriechend, höchstens 15 cm hoch. Blüten 5-zählig, gehört zu den Rosengewächsen.

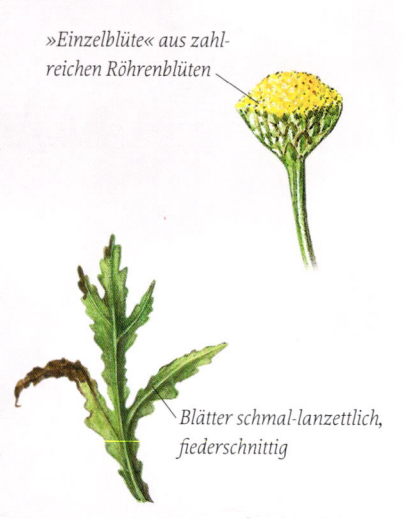

»Einzelblüte« aus zahlreichen Röhrenblüten

Blätter schmal-lanzettlich, fiederschnittig

Rainfarn — R

SCHÖNES GELB FÜR TROCKENSTRÄUSSE

Die auch *Knöpfleskraut* genannte Pflanze ist ein dekorativer Bestandteil von Trockensträußen, denn die Blüten behalten ihre schöne gelbe Farbe den ganzen Winter lang. An Mariä Himmelfahrt (15. August) gehört sie mit in das geweihte Kräuterbüschel. Als *Donnerkraut* wehrt sie Gewitter ab. Und im Haus treibt sie Motten, Fliegen und anderes Ungeziefer in die Flucht.

GIFTIG – WIRD HEUTE NICHT MEHR VERWENDET

Rainfarn enthält heilsame und giftige Inhaltsstoffe zugleich. Zu den heilsamen zählen die Sesquiterpenlactone, die Migräne vorbeugen (Parthenolid) und Malaria abwehren (Crispolid).

Die Giftwirkung der Pflanze überwiegt allerdings. Das intensiv riechende ätherische Öl enthält bis zu 95 % Thujon. Thujon ist ein Nervengift, das auch im Wermut enthalten ist. Es führt zu irreversiblen Lähmungserscheinungen, begleitet von Krämpfen bis zur Atemnot, Schädigung von Leber, Nieren und Magen. Deswegen wird der Rainfarn heute nicht mehr verwendet.

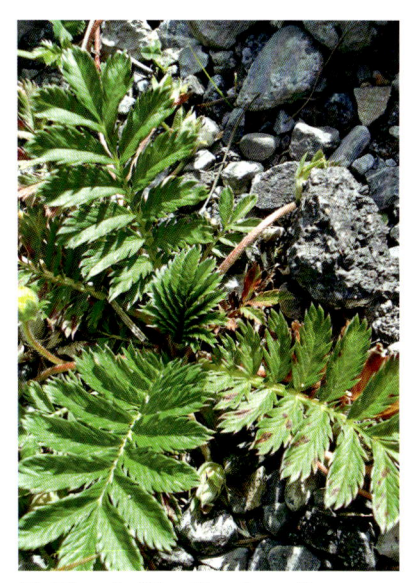

Die Blätter des Gänse-Fingerkrauts liegen – anders als die des Rainfarns – fast auf der Erde.

WÄCHST AM WEGESRAIN UND MACHT UNSTERBLICH

Tanacetum leitet sich von dem griechischen Wort *athanasia* ab und bedeutet *unsterblich*. Als Zeus jung war, verliebte er sich in den Jüngling Ganymed. Der war so schön, dass der Gott nicht ohne ihn sein wollte. So machte er ihn mit einem Rainfarn-Absud zunächst unsterblich und dann zum Mundschenk aller Götter. Offensichtlich wirkte der griechische Rainfarn damals anders als unser mitteleuropäischer ... Im Mittelalter gaben die Menschen den Verstorbenen Sträuße mit auf ihre Reise ins Jenseits. Rauch und Duft des getrockneten Krautes sollten die Verwesung aufhalten.

Vertreibt Läuse von Pflanzen

Rainfarn enthält Pyrethrum, das als natürliches Insektengift Verwendung findet. Ein Aufguss aus dem blühenden Kraut dient zur Behandlung von Pflanzen, die von Schädlingen befallen sind. Dazu überbrühen Sie 2 Handvoll Blätter, Blüten und Stängel mit 1 Liter kochendem Wasser. Mit dem erkalteten »Tee« gießen Sie die Pflanzen. Rainfarn wurde auch angepflanzt, um Kartoffelkäfer zu vertreiben. Imker rauchen ihn in ihrer Pfeife, damit die Bienen sie nicht stechen.

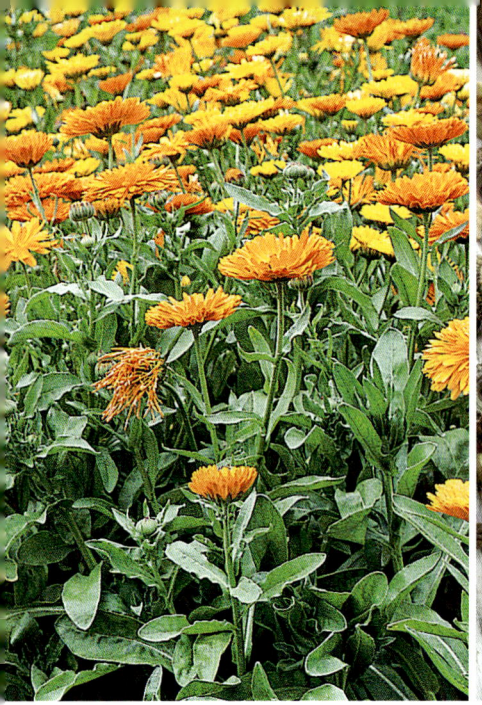

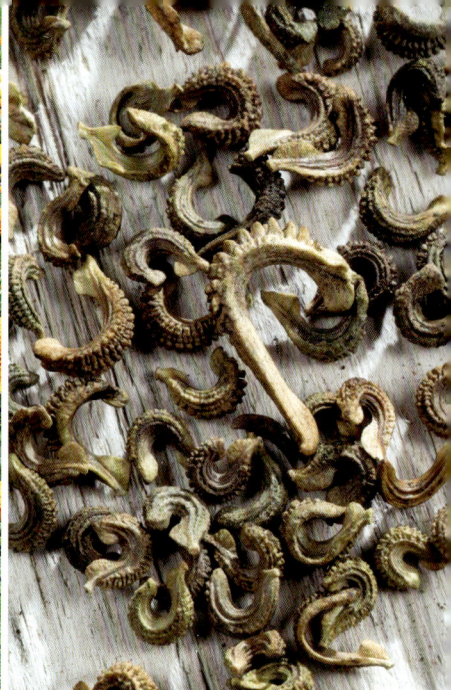

Garten-Ringelblume

Calendula officinalis — Korbblütler — Mai – November — H 25–50 cm

MERKMALE: Einjährig. Klebrig behaarte, grüne Pflanzenteile. Blätter eiförmig bis lanzettlich, obere mit verschmälertem Grund sitzend. Zungen- und Röhrenblüten leuchtend gelb oder orange, 3–7 cm Durchmesser. Früchte einwärtsgekrümmt, 3 verschiedene Formen, mit Häkchen und flügelartigen Kanten.
VORKOMMEN: Gartenpflanze, verwildert.
VERWECHSLUNG: Acker-Ringelblume *(Calendula arvensis)*. Ganze Pflanze kleiner und zarter, Blätter schmaler, Blüten 1–2 cm Durchmesser. Früchte stacheliger. Wächst auf Unkrautfluren. Genauso wirksam.

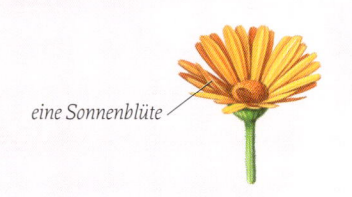

eine Sonnenblüte

neue Triebe aus Blattachseln

Stängel mit klebrigen Härchen

Ringelblume — R

BEWEGT SICH MIT DER SONNE

Die Ringelblume gehört zu den »Sonnenbräuten«. So nannte man Pflanzen, deren Köpfchen sich bei Sonnenaufgang in Richtung Osten öffnen, die mit ihrem »Blütengesicht« den ganzen Tag über dem Lauf der Sonne folgen und sich bei Sonnenuntergang nach Westen gewandt wieder schließen. Naht Regen, bleiben die Blüten schon morgens geschlossen.

SANFTES ALLHEILMITTEL

Zupfen Sie bei schönem Wetter die gelben Blütenblätter und lassen Sie sie im Schatten trocknen. Übergießen Sie 1 TL getrocknete Blüten mit 250 ml heißem Wasser, lassen Sie sie 5 Minuten lang ziehen und sieben Sie den Tee dann ab. Er entgiftet den Körper, löst Krämpfe, hemmt Entzündungen und ist eine Wohltat für alle Schleimhäute. Trinken Sie ihn bei gereiztem Magen, bei Galle- und Leberstörungen oder wenn Ihr Darm empfindlich ist. Bei Entzündungen der Mund- und Rachenschleimhaut gurgeln Sie mit dem Tee. Auch Hautunreinheiten, Akne oder Ekzeme bessern sich. Bei einer Fastenkur unterstützt er die Blutreinigung. Bei häufigen viralen oder bakteriellen Infektionen stärkt er die Abwehrkräfte. In aufgeregten, hektischen Zeiten sorgt er für gute Nerven, innere Ruhe und spendet neue Energie. Ringelblumen in Form von Umschlägen, Spülungen, Salben und Puder helfen bei Entzündungen der Venen und bei Wunden, die schlecht heilen. Auch bei Sportverletzungen, Verbrennungen, Erfrierungen – überall sind sie hilfreich.

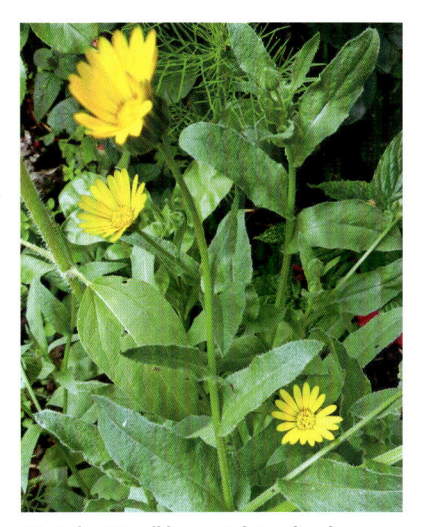

Die Acker-Ringelblume wächst auf trockenen Böden.

BLÜHT UNERMÜDLICH BIS ZUM FROST

Der lateinische Name *Calendula* ist verwandt mit dem Wort für Kalender, denn die Ringelblume blüht das ganze Jahr hindurch bis zum ersten Frost. *Officinalis* bezeichnet eine alte Apothekenpflanze. Die Ringelblume bildet drei verschieden gekrümmte Samen. Die äußeren fliegen mit dem Wind, die mittleren haften mit Haken an vorbeistreifenden Tieren und die inneren fallen einfach auf die Erde. Deswegen ist sie so unverwüstlich.

Seifenbad bei Entzündungen des Nagelbetts

Lösen Sie 1 EL Schmierseife in 250 ml warmem Wasser und geben Sie dann 2 TL Blüten hinzu. Kochen Sie alles zusammen vorsichtig auf und lassen Sie es noch 5 Minuten ziehen. Sieben Sie die Lösung ab und baden Sie Finger oder Zehen etwa 10 Minuten in dem Seifenbad.

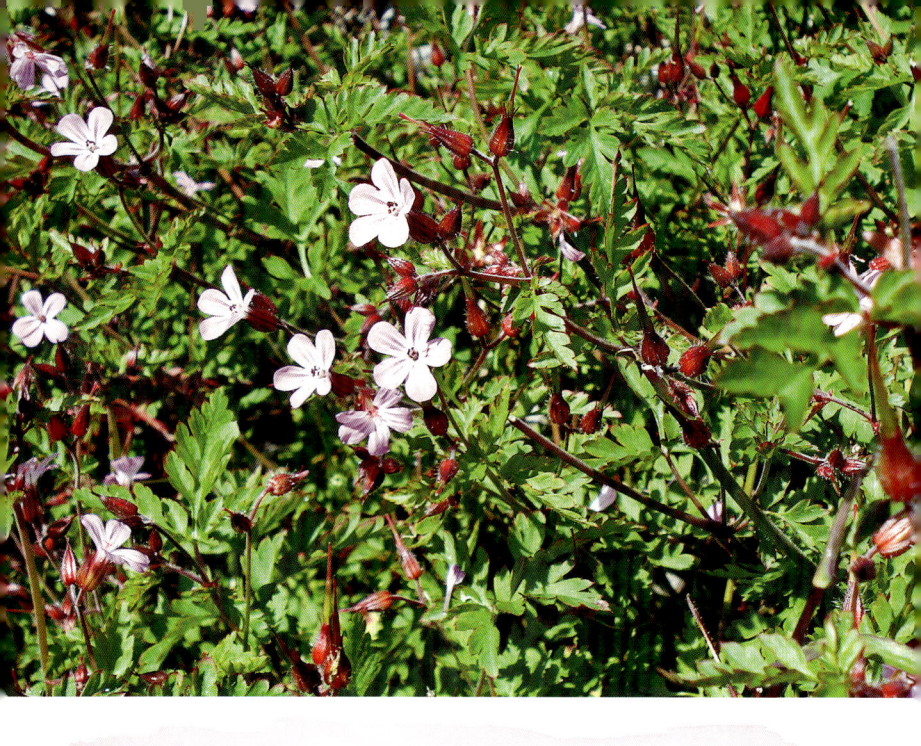

Ruprechtskraut, Stink-Storchschnabel

Geranium robertianum — Storchschnabelgewächse — Mai – Oktober — H 10–50 cm

MERKMALE: Einjährig. Aufrechter, verzweigter Stängel. Meist rot überlaufen, dicht drüsig behaart. Blätter bis zum Grund handförmig, 3- bis 5-zählig gefiedert, duften beim Zerreiben. Blüten rosa mit weißen Streifen, 9–12 mm, lang gestielt, Staubbeutel rotbraun. Früchte geschnäbelt, d. h. die Staubblätter wachsen nach der Blüte zusammen und bilden einen langen Schnabel an den Früchten, Schnabelteile nach dem Aufspringen nach außen gebogen.
VORKOMMEN: Gebüsche, Zäune, Mauern, Wälder.
VERWECHSLUNG: Weicher Storchschnabel *(Geranium molle)*. Kleiner, heller grün, ganze Pflanze leicht behaart. Stängel niederliegend oder aufsteigend. Blätter gröber, nur bis zur Mitte geteilt. Blüten blau-violett, violett geädert. Unwirksam.

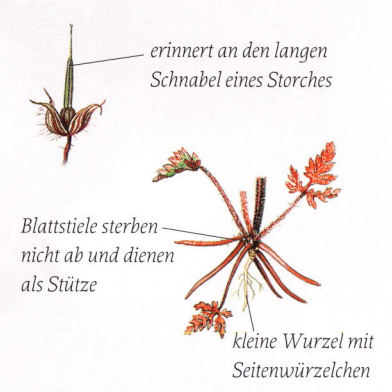

erinnert an den langen Schnabel eines Storches

Blattstiele sterben nicht ab und dienen als Stütze

kleine Wurzel mit Seitenwürzelchen

Ruprechtskraut — R

SCHLEUDERMECHANISMUS FÜR DIE SAMEN

Finden wir hier das Vorbild für eine Schleuder? Wenn an dem aus zusammengewachsenen Staubfäden entstandenen »Storchenschnabel« die Samen reif sind, schleudert die Pflanze sie bei trockenem Wetter in hohem Bogen so weit weg wie möglich. Bei Feuchtigkeit bohren sich die Samen dann mit einer Drehbewegung in den Boden und keimen.

REINIGT DIE LYMPHE

Ernten Sie das blühende Kraut und trocknen Sie es gründlich im warmen Schatten. Bereiten Sie aus 1 TL des getrockneten Krautes und 250 ml heißem Wasser einen Tee. Er entgiftet den Körper über die Lymphe, hilft bei Drüsenschwellungen, Hautkrankheiten, Ekzemen und Insektenstichen. Wer empfindlich ist gegenüber elektromagnetischer Strahlung von Handys, Computern oder Umwelt, sollte regelmäßig Ruprechtskraut-Tee trinken. Auf die reinigende Wirkung geht auch die erstaunliche Fähigkeit zurück, die Fruchtbarkeit zu fördern – und zwar bei Tieren wie Menschen, wie wir sowohl aus alten als auch aus aktuellen Berichten wissen. Eine Essenz aus den Blüten hilft, mit Schreck und Schock besser umgehen zu können. Bei Aphthen oder Herpes-Bläschen können Sie den unverdünnten Pflanzen-Presssaft direkt auf die betroffenen Stellen auftragen.

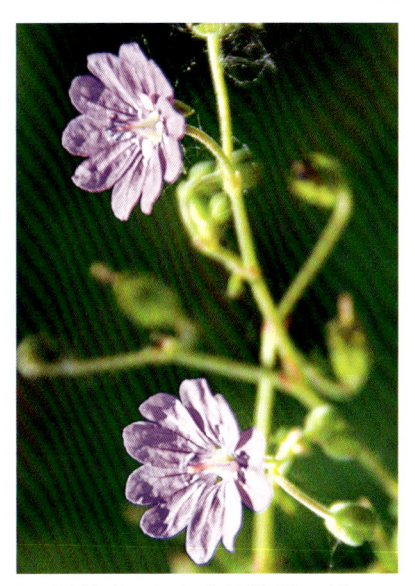

Der Weiche Storchschnabel blüht blauviolett.

Kompresse bei Ekzemen

Probieren Sie bei Hautproblemen oder Ekzemen eine Kompresse aus frischem Ruprechtskraut. Dazu nehmen Sie Blätter und Stängel, legen sie auf ein kleines Baumwolltuch, schlagen es über dem Kraut zusammen und zerquetschen das Kraut. Dieses feuchte »Päckchen« legen Sie auf die betroffene Hautstelle und binden es mit einer Mullbinde fest. Erneuern Sie den Umschlag bei Bedarf – auch mehrmals täglich.

EIGENTLICH EIN KRANICHSCHNABEL

Geranos bedeutet im Griechischen der *Kranich*. Aus dem Kranich wurde im Deutschen ein Storch, der in alten Zeiten bei uns die Babys brachte. So erinnert der Name daran, dass die Frauen den Tee aus dieser Pflanze tranken, um schwanger zu werden. *Robertianum* geht zurück auf Ruprecht (Robert), Erzbischof von Salzburg, dessen Hämorrhoiden mit diesem Kraut geheilt wurden. Weil viele Menschen den Geruch des Storchschnabels nicht mögen, nannten sie ihn auch *Stink-Storchschnabel*.

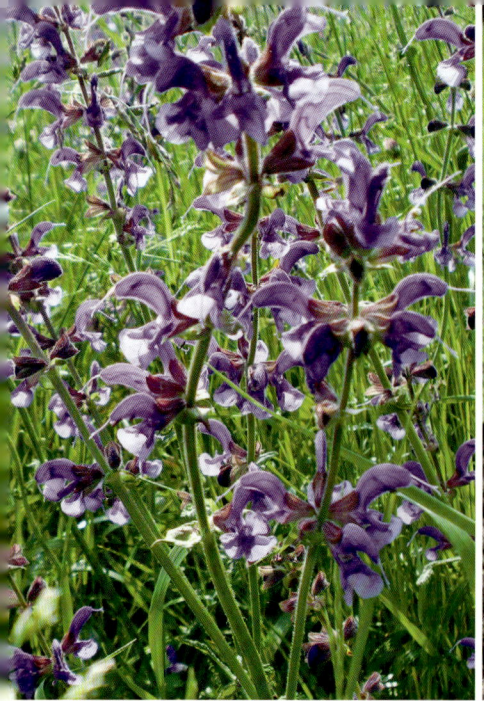

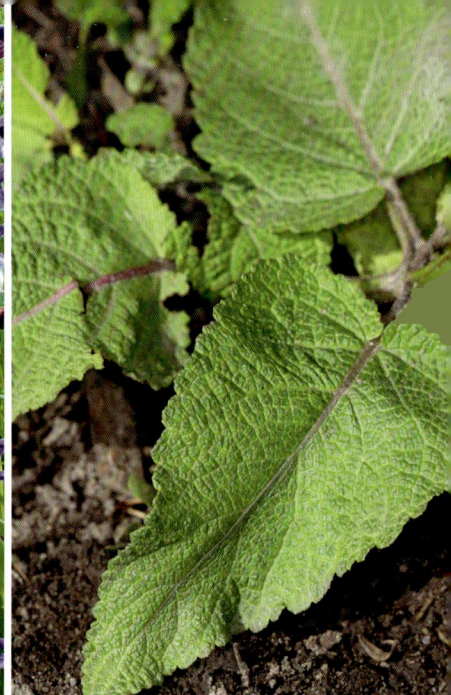

Wiesen-Salbei

Salvia pratensis — Lippenblütler — April – August — H 30–60 cm

MERKMALE: Staude. Stängel aufrecht, hohl. Grundständige Blätter lang gestielt, herzeiförmig, unregelmäßig stumpf gezähnt, runzelig. Wenige schmale, sitzende Stängelblätter, mehr oder weniger behaart. Blüten quirlig, in lockeren Scheinähren in den Achseln kleiner Hochblätter. Blüte dunkelblau, seltener rötlich, Krone bis zu 2,5 cm lang, mit hoher helmartig gewölbter Oberlippe und 3-teiliger Unterlippe. 2 Staubblätter. zettlich. Blüten violett mit mehr oder weniger gerader Oberlippe, Kelch 10–14 mm lang. Alte Heilpflanze.

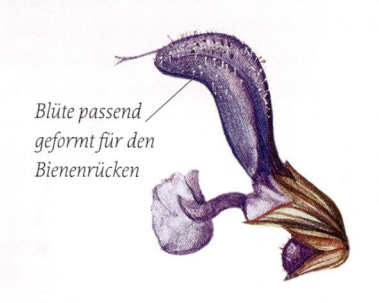

VORKOMMEN: Trockenwiesen, sonnige Raine, Böschungen.

VERWECHSLUNG: Echter Salbei *(Salvia officinalis)*. Heimat Mittelmeergebiet. Halbstrauch. Blätter kleiner, grauer, lan-

Blüte passend geformt für den Bienenrücken

Salbei — S

BLÜTEN MIT HEBELFUNKTION

Es ist ein königliches Blau, mit dem der Salbei im Sommer die Wiesen schmückt. Die Blüte hat eine beeindruckende Oberlippe mit einem Hebelmechanismus, der sehr effektiv den Pollen auf dem Rücken der Bienen und Hummeln ablädt. Und die Pflanze hat eine beeindruckende Wurzel, die bis zu 1 m tief in den Boden reicht und sie so fast unabhängig vom Regen macht.

NICHT NUR SCHÖN, AUCH KRÄFTIGEND

Der Wiesen-Salbei ist viel milder im Aroma und enthält sehr viel weniger ätherisches Öl als der Echte Salbei. Wem der Echte Salbei zu intensiv ist und wer lieber einen dezenten, milderen Geschmack möchte, liegt bei dem heimischen Wiesen-Salbei deshalb genau richtig. Ernten Sie die jungen Blätter, bevor die Pflanze anfängt zu blühen. So frisch riechen sie zwar noch ein bisschen muffig, dafür schmeckt der Tee daraus umso besser: Übergießen Sie etwa 1 Blatt (frisch oder getrocknet) mit 250 ml heißem Wasser und lassen Sie den Tee zugedeckt 5 Minuten lang ziehen.

Er aktiviert den Blutkreislauf und hilft bei allgemeiner Schwäche wieder auf die Beine, sorgt bei Nervosität für bessere Nerven und zeigt auch gute Erfolge bei der Behandlung von Ekzemen. Bei Erkältung und Halsschmerzen können Sie mit ihm gurgeln. Die Heilpflanze ist auch in Kräutermischungen zur Begleitung einer Diabetes-Therapie enthalten.

DIE HEILENDE VON DER WIESE

Salvia leitet sich vom lateinischen *salvare* ab und bedeutet *die Heilende*. *Pratensis* beschreibt den Standort *auf der Wiese*. Aus dem lateinischen *Salvia* wurde im Lauf der Jahrhunderte unser Wort *Salbei*. Die Badener nannten die wippenden Blüten *Blaue Husaren*.

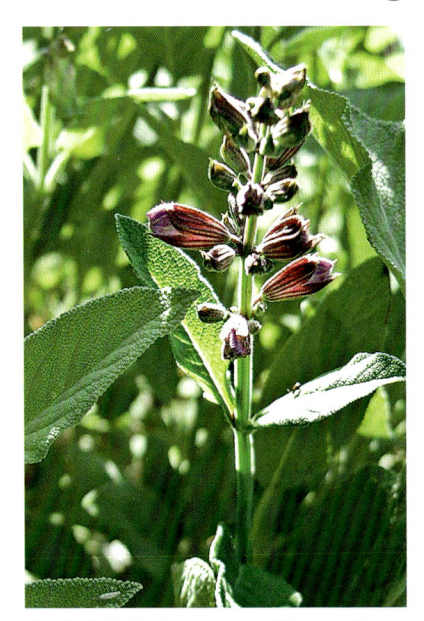

Der Echte Salbei ist in unseren Gärten zu Hause.

Sammeln Sie die Blüten

Es ist zwar ein bisschen mühsam, die königsblauen Blüten zu zupfen – aber probieren Sie es doch einmal aus und nehmen Sie sich ein Sommerstündchen Zeit dafür. Setzen Sie sich mitten in die Wiese und spüren Sie die Rückenstärkung, die Sie von diesem Heilkraut erfahren. Einige Blüten legen Sie zu Hause in eine Karaffe mit Wasser, andere legen Sie zum Trocknen aus. Ein Tee daraus wird Ihnen den Rücken stärken und eine gute Erdung bringen, wenn sie dies in schwierigen persönlichen Situationen brauchen.

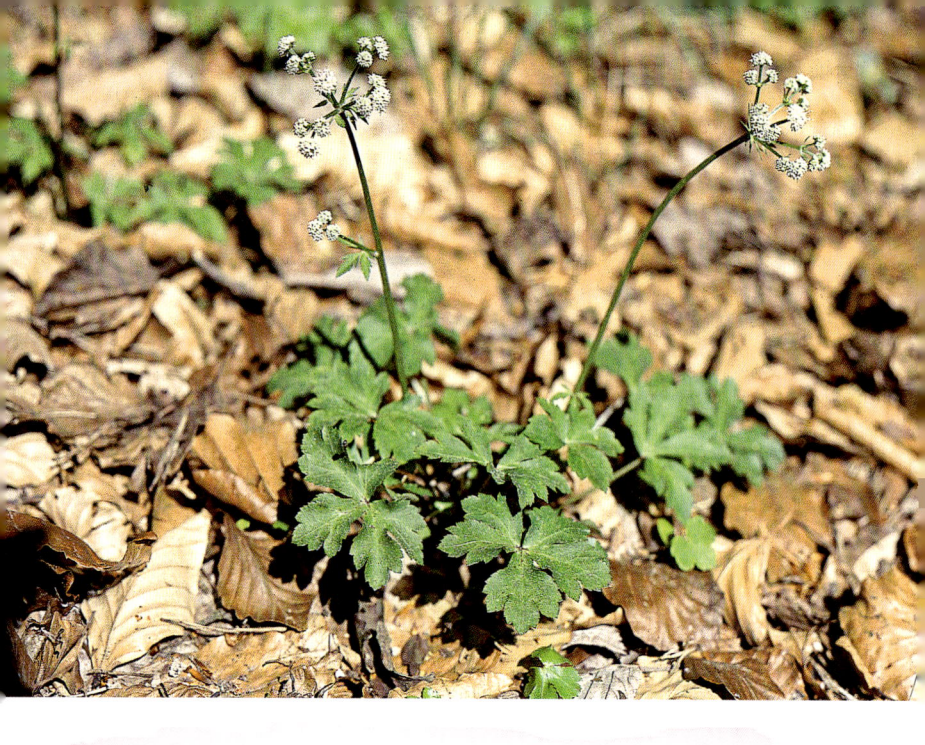

Sanikel

Sanicula europaea — Doldenblütler — Mai – Juli — H 20–40 cm

MERKMALE: Staude. Stängel aufrecht, wenig verzweigt, kahl. Grundblätter lang gestielt, immergrün, tief handförmig, 3- bis 5-lappig, mit gezähnten Lappen, Zähne in einer Granne auslaufend, keine Stängelblätter. Blüten weißlich bis rosa, in kleinen, endständigen kopfigen Döldchen. Frucht rundlich, mit hakenförmigen Stacheln.
VORKOMMEN: Schattenpflanze, Laub- und Mischwälder, humose Böden.
VERWECHSLUNG: Mit den Blättern der Echten Nelkenwurz (*Geum urbanum*, S. 142). Blätter behaart, nicht handförmig, 3- bis 5-teilig gefiedert mit großer Endfieder. Blüht gelb.

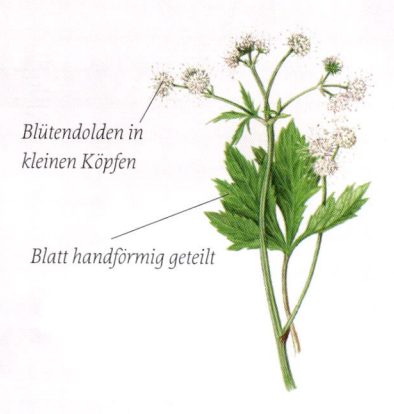

Blütendolden in kleinen Köpfen

Blatt handförmig geteilt

Sanikel — S

SELTENE WALDPFLANZE

Es ist jedes Mal eine Freude, ihm zu begegnen, denn der Sanikel ist selten geworden und wird deswegen auch leicht übersehen. Im lichten Schatten eines kühlen Buchenwaldes leuchten seine weißen Blüten vom Boden herauf und spielen mit den wenigen Sonnenstrahlen, die bis hier unten durchkommen. Ein geheimnisvoller Anblick voller Kraft.

EIN STARKES KRAUT, DAS SOGAR DIE KNOCHEN HEILT

Sanikel ist heute als Heilkraut vergessen, war aber im Mittelalter sehr geschätzt. Untersuchungen identifizierten Saponine, Gerbstoffe, Bitterstoffe, Flavonoide, wenig ätherisches Öl und Allantoin als Inhaltsstoffe. Sie erklären, warum die Pflanze bei Erkrankungen der Atemwege und auch bei Störungen im Verdauungstrakt angewendet wurde. Die Blätter, mit der Unterseite auf die Wunden gelegt, lassen Verletzungen, Quetschungen, Blutergüsse rasch und

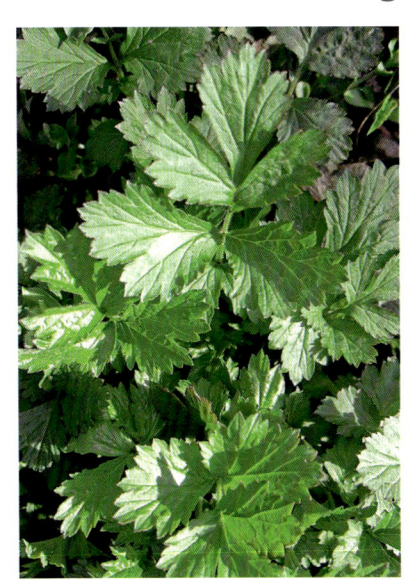

Die jungen Blätter der Echten Nelkenwurz riechen würzig.

ohne Narben heilen. Ein Tee aus dem Kraut stärkt außerdem die Knochen und unterstützt den Heilungsvorgang von Brüchen. Überbrühen Sie 1 TL getrockneter Blätter mit 250 ml heißem Wasser und sieben Sie den Tee nach 5 Minuten ab. Bei Ekzemen helfen Auflagen oder Kompressen mit einem Absud der Blätter. Wer aus den frischen Blättern eine Tinktur herstellt, kann damit bei Entzündungen im Mund- und Rachenraum gurgeln und sie außerdem für alle oben genannten Zwecke verwenden.

DIE KLEINE HEILENDE AUS EUROPA

Sanare heißt im Lateinischen *heilen*. Europa nennt seine Heimat – auch wenn er mittlerweile nach Nordamerika ausgewandert ist. Nach seinen Anwendungen wurde er auch *Heildolde* oder *Bruchkraut* genannt.

Tinktur aus den Blättern

Pflücken Sie die Blätter, solange der Sanikel blüht. Schon 1 Handvoll davon genügt. Übergießen Sie die Blätter in einem Schraubdeckelglas mit 200 ml 40–50 %igem Alkohol, lassen Sie das Glas 4 Wochen lang bei Zimmertemperatur stehen, schütteln Sie es täglich um und filtrieren Sie die Mischung dann durch einen Kaffeefilter ab. Bewahren Sie die Tinktur in dunklen Gläsern auf, das erhöht die Haltbarkeit. Bei Bedarf nehmen Sie 3-mal täglich 5–8 Tropfen. Zum Gurgeln geben Sie 5 Tropfen auf ½ Glas Wasser.

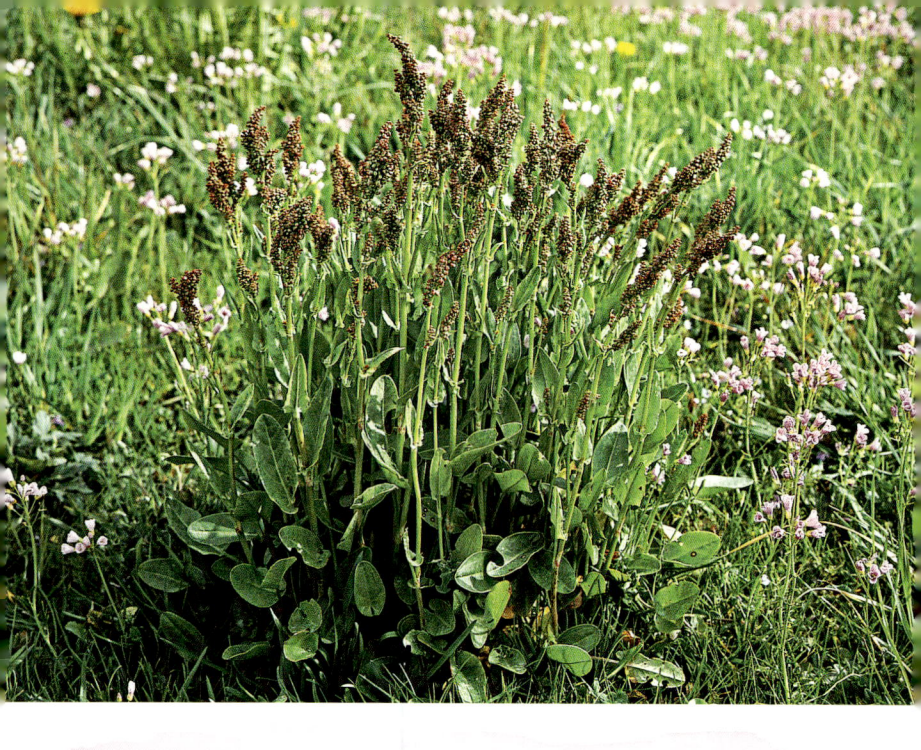

Großer Sauerampfer

Rumex acetosa — Knöterichgewächse — Mai – Juni — H 30–90 cm

MERKMALE: Staude. Grundständige Blätter 2- bis 6-mal so lang wie breit, pfeilförmig, mit spitzen, abwärts gerichteten Ecken, etwas fleischig, sauer schmeckend. Obere Blätter stängelumfassend, am Blattgrund eine tütenförmige, stängelumfassende Blattscheide (Ochrea). Blüten rotgrün, in lockeren Rispen.

VORKOMMEN: Wiesen, Weiden, Wegränder.

VERWECHSLUNG: Kleiner Sauerampfer *(Rumex acetosella)*. Nur bis zu 30 cm hoch, pfeilförmige Ecken der Grund- und Stängelblätter meist aufwärtsgebogen, obere Blätter gestielt. Trockene, warme Standorte. Weniger wirksam.

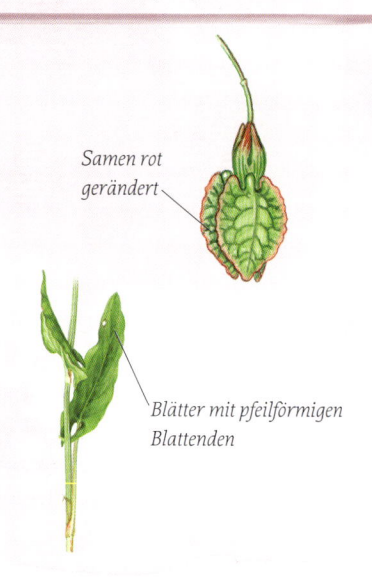

Samen rot gerändert

Blätter mit pfeilförmigen Blattenden

Sauerampfer — S

SAURER GENUSS VON DER WIESE

Junger Sauerampfer, von der Wiese direkt in den Mund und ausführlich gekaut, lässt den Speichel zusammenlaufen, löscht den Durst und macht wach und lebendig. Sie werden es spüren: Sauer macht lustig und bereit für die süßen Dinge des Frühlings.

FITMACHER UND VITAMIN-C-SPENDER

Die Pflanze ist ein beliebtes Wildgemüse, reich an Mineralstoffen und sollte am besten nur frisch verzehrt werden. Ihr erfrischender saurer Geschmack, bedingt durch Vitamin C und Oxalsäure, eignet sich gut als Gegengewicht in sahnigen Gerichten. In alten Zeiten war sie ein Heilmittel gegen Skorbut, eine Krankheit, die durch einen Mangel an Vitamin C ausgelöst wurde. Da die Oxalsäure mit Kalzium unlösliche Salze bildet, sollten Menschen mit Nieren- oder Blasensteinen nur wenig Sauerampfer essen. Das Heilkraut reinigt Darm und Blut, entwässert den Körper und auch Haut und Schleimhaut profitieren davon. Es eignet sich gut für eine Frühjahrskur. Sie werden wieder frisch, knackig und attraktiver – also richtig frühlingsfit. Bei Schnupfen und Erkrankungen der Nebenhöhlen löst es den zähen Schleim und sorgt für freie Atemwege. Zu diesem Zwecke ist es auch in Präparaten enthalten.

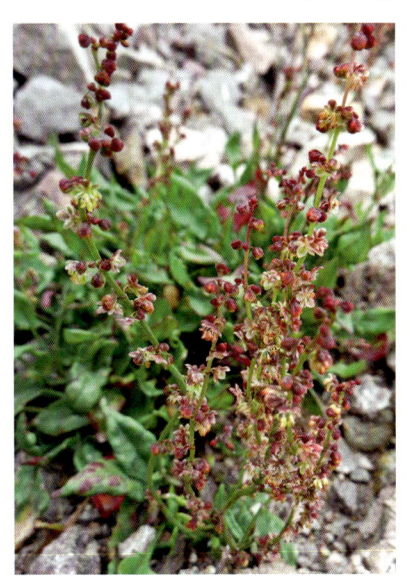

Der Kleine Sauerampfer liebt karge, trockene Böden.

Gesundes Getränk

Smoothies sind pürierte Getränke aus ganzen Früchten mit frischen grünen Kräutern. Schneiden Sie eine Banane und einen ungeschälten Apfel (aus biologischem Anbau) in kleine Stückchen und geben Sie alles in den Mixer. Mischen Sie alles zusammen mit 2 Tassen Wasser und 1 Handvoll Sauerampfer gut durch. Füllen Sie den Trunk in Gläser, dekorieren Sie ihn mit einem grünen Blatt und genießen die aufkeimenden Frühlingsgefühle.

SAUER, BITTER UND SPITZ

Für den Begriff *Rumex* gibt es zwei Herleitungen: Zum einen bedeutet er *sauer, bitter* und zum anderen auch *spitzes Wurfgeschoss*. Beides ist im pfeilförmigen Blatt des Sauerampfers vereint. *Acetosa* leitet sich ab von *acetum* und bedeutet *Essig*. Auch das deutsche *Sauerampfer* ist eine Doppelbezeichnung, denn Ampfer entstammt einem alten germanischen Wort für *scharf, sauer*. Brot des Kuckucks ist ein volkstümlicher Name – vielleicht glaubte man, dass der Kuckuck Sauerampfer fraß, um seine Kehle zu reinigen.

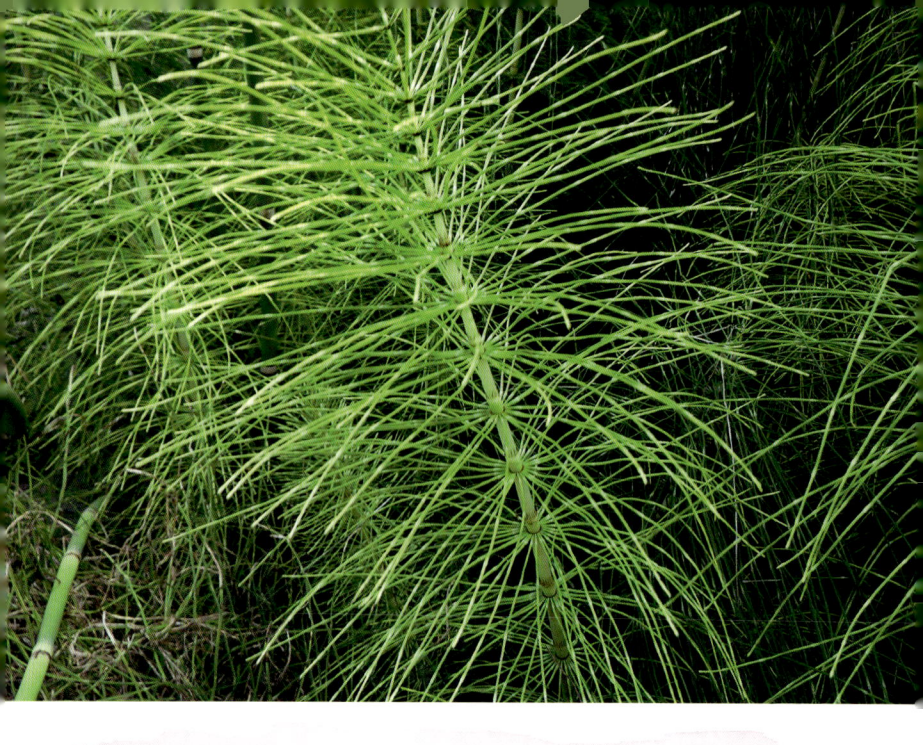

Acker-Schachtelhalm

Equisetum arvense — Schachtelhalmgewächse — H 20–50 cm

MERKMALE: Keine Blütenpflanze. Fruchtbare Sprosse mit Sporen im Frühjahr, gelbbraun, astlos, mit 2–4 cm langer Ähre am Stängelende, sterben später ab. Im Sommer sterile Triebe, grün, gerieft, 3- bis 5-kantig, 3–4 mm dick. Blätter in Quirlen am Stängel, ihr erstes Glied ist länger als das der Stängelscheide.

VORKOMMEN: Äcker, Wegränder, Ufer.

VERWECHSLUNG: Wald-Schachtelhalm (*Equisetum sylvaticum*). Äste feiner und weicher, in Bögen herabhängend, verzweigt. Ährentragende und unfruchtbare Triebe gleichzeitig, beide grün. Zähne der Blattscheiden am Stängel in bräunlichen Lappen. Sumpf-Schachtelhalm (*Equisetrum palustre*). Bis zu 80 cm hoch, erstes Glied der Blätter kürzer als das der Stängelscheide. Beide Arten giftig.

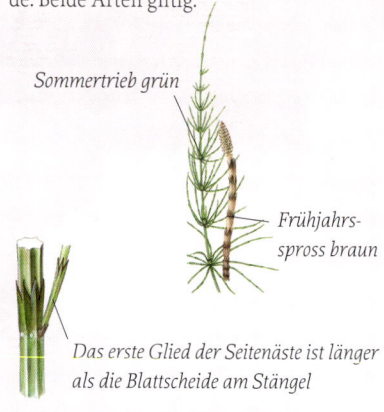

Sommertrieb grün

Frühjahrsspross braun

Das erste Glied der Seitenäste ist länger als die Blattscheide am Stängel

Schachtelhalm — S

ARBEITSTEILUNG SEIT URZEITEN

Diese Pflanzenart gibt es seit rund 400 Millionen Jahren, und genauso lange sind die braunen Sporentriebe für die Fortpflanzung im Frühjahr zuständig. Wenige Wochen später wachsen die grünen Triebe, deren Aufgabe die Fotosynthese ist und die schon unsere Vorfahren heilkundlich nutzten.

STÄRKT UNS VON GRUND AUF

Ernten Sie die grünen Triebe bis Ende Juni. Für einen Tee geben Sie 1 TL Kraut in 500 ml Wasser und lassen ihn 10–15 Minuten köcheln. Trinken Sie täglich 2–3 Tassen. Acker-Schachtelhalm enthält Kieselsäure und viele Mineralien (Kaliumsalze, Kalzium, Magnesium, Aluminium, Eisen, Mangan), die Haut und Schleimhaut kräftigen und bei Husten und Bronchitis sowie Entzündungen der Nebenhöhlen helfen. Der Tee wirkt als »Gewebestraffer« bei schlaffem Bindegewebe, Blasenschwäche und Gebärmuttervorfall. Bei Sodbrennen puffert er überschüssige Magensäure ab.

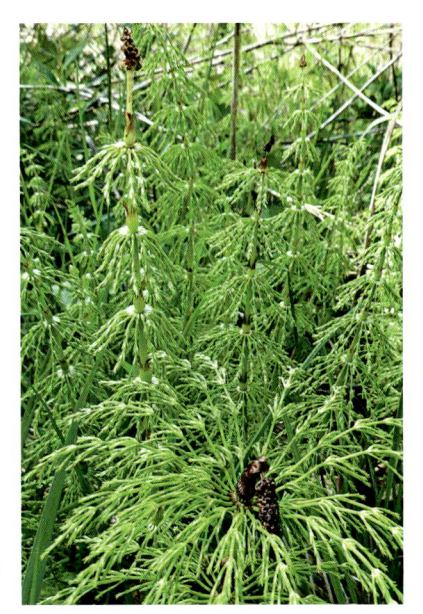

Der Wald-Schachtelhalm hat feine, biegsame Ästchen.

Bei Knochenbrüchen, Problemen mit den Bandscheiben und Entzündungen der Schleimbeutel beschleunigt er die Heilung. Und er aktiviert die Arbeit von Niere und Blase – auch bei rheumatischen Erkrankungen. Nebenbei hält er die Blutgefäße flexibel und stärkt das Gedächtnis.

NÜTZLICH ALS SCHEUERMITTEL

Equisetum bedeutet im Lateinischen *Pferdeschwanz*. Rau wie ein Pferdeschwanz fassen sich die grünen Wedel an. *Arvense* beschreibt den Standort – *auf dem Acker*. Die Pflanze wird Schachtelhalm genannt, weil sich ihre Stängelglieder leicht wie aufeinandergestapelte Schachteln auseinanderziehen lassen. Der Name *Zinnkraut* zeugt davon, dass unsere Vorfahren dieses Kraut nutzten, um damit wie mit einem Scheuerpulver ihr Zinngeschirr blank zu polieren.

Schützt Pflanzen gegen Pilze

Weichen Sie 100 g getrockneten Acker-Schachtelhalm in 5 Liter Wasser über Nacht ein und kochen Sie ihn dann 30 Minuten vorsichtig auf. Zur Vorbeugung von Pilzerkrankungen oder auch bei akutem Befall gießen oder spritzen Sie Ihre Garten- oder Topfpflanzen mit einer Verdünnung von 1 Teil Brühe mit 9 Teilen Wasser. Die Pflanzen lagern die Kieselsäure in ihre Zellwände ein – die Schädlinge beißen sozusagen auf Sand, sie »beißen sich die Zähne daran aus«.

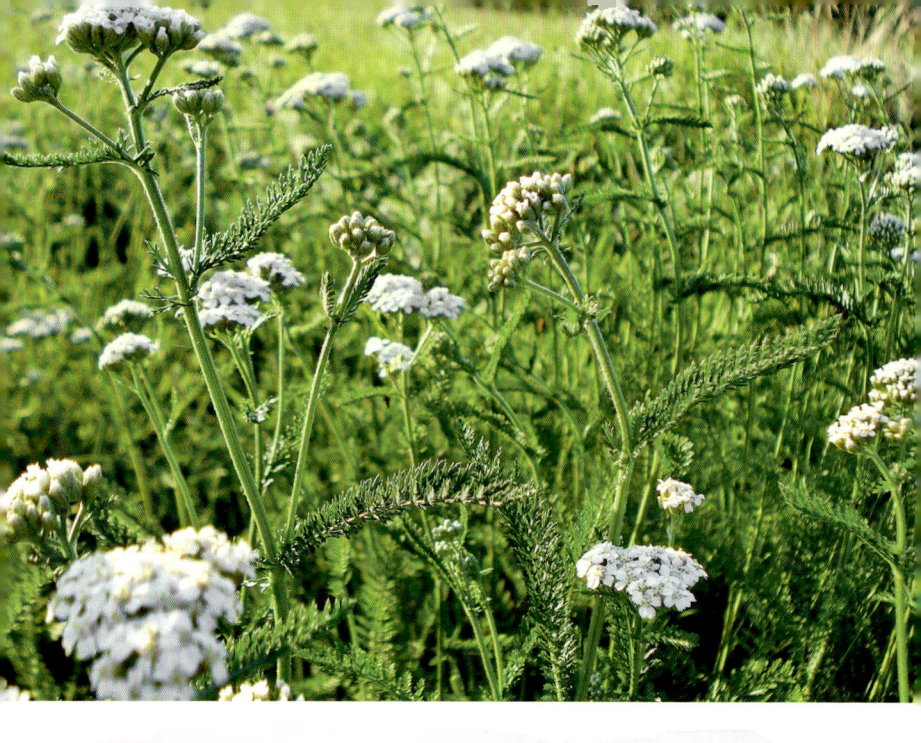

Schafgarbe

Achillea millefolium — Korbblütler — Juni – November — H 15–60 cm

MERKMALE: Staude. Unterirdische Ausläufer. Stängel aufrecht, sehr fest. Blätter dunkelgrün, 2- bis 3-fach fein gefiedert. Zahlreiche 4–9 mm große Blüten mit 4–6 kurzen, weißen Zungenblüten, manchmal rosa, Röhrenblüten cremefarben. Wachsen zusammen in bis zu 8 cm breiten Blütenkörbchen in einer endständigen, flachen Doldentraube.
VORKOMMEN: Wiesen, Weiden, Wegränder.
VERWECHSLUNG: Wilde Möhre (*Daucus carota*, S. 138). Blätter breiter, weicher, länger, größer, leicht behaart, nicht so fein gefiedert. Doldenblüte mit purpurnem Punkt in der Mitte. Schmackhafte Wurzel.

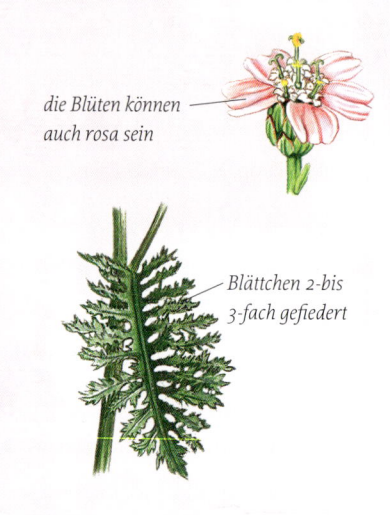

die Blüten können auch rosa sein

Blättchen 2- bis 3-fach gefiedert

Schafgarbe — S

WÄCHST AN STÄRKENDEN ORTEN

Schafgarbe wächst auf starken, positiven Energielinien der Erde. Setzen Sie sich einmal nahe an die Stammplätze dieser Pflanze, vielleicht spüren Sie ihre Kraft und können auftanken. Sie gehört in jedes Kräuterbüschel zum Kräuterweihtag am 15. August und garantiert ein Jahr voller Gesundheit und Wohlergehen.

»SCHAFGARBE IM LEIB TUT WOHL JEDEM WEIB«

Im Frühjahr enthält das Kraut viele Mineralien, aktiviert den Stoffwechsel und reinigt das Blut. Es vertreibt wetterbedingte Migräne und Kopfschmerzen und motiviert. Der Tee aus dem blühenden Kraut – 1 TL mit 250 ml heißem Wasser übergießen und 5 Minuten ziehen lassen – hilft bei allen Problemen mit Menstruation, Zysten und Myomen. Er beseitigt Durchblutungsstörungen in Becken und Beinen, entlastet Herz und Kreislauf und wärmt kalte Finger

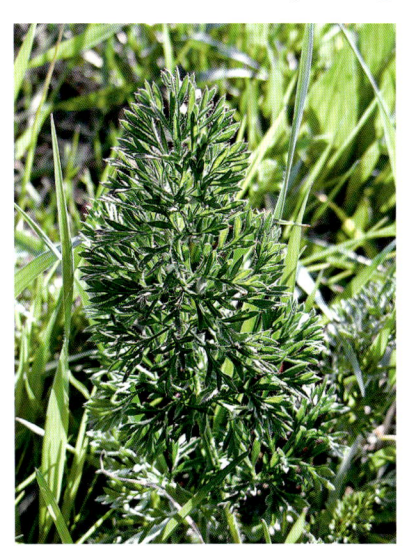

Die Blätter der Wilden Möhre sind gröber gefiedert.

und Füße bei Verspannungen, Stress und Kälte. Das Heilkraut stärkt das nervöse Herz und beruhigt die Nerven. In Form von Fuß- und Armbädern hilft es auch bei Nervenentzündungen an Armen und Beinen. Die Heilwirkung gilt übrigens auch für Männer …

GESUNDMACHER DER SCHAFE

Achilles, der Held des Trojanischen Krieges, war nur an der Ferse verletzlich und ausgerechnet da traf ihn der vergiftete Pfeil des Paris. *Mille* heißt tausend und *folium* ist das Blatt. Gemeint sind die tausendfach fein ziselierten Fiederblättchen. *Garbe* ist ein altes deutsches Wort für Gesundmacher. Hirten gaben dieses Kraut den Schafen, wenn bei den Tieren der Hundebandwurm zur Drehkrankheit führte. Die Österreicher nennen es *Bauchwehkraut*, weil es diese Schmerzen nimmt. *Zimmermannskraut* heißt es, weil es auch große Wunden heilt.

Ein wohltuender Leberwickel

Ein feuchtwarmer Leberwickel mit dem Tee unterstützt die Leber in ihrer Entgiftungsfunktion. Kochen Sie ihn aus 2 TL Kraut in 500 ml Wasser, lassen Sie ihn 5 Minuten ziehen und tauchen Sie ein doppelt gefaltetes Handtuch hinein. Drücken Sie es aus, schlagen Sie es in ein zweites, trockenes Handtuch ein und legen Sie es auf die Lebergegend (rechter unterer Rippenbogen). Mit einer Wärmflasche obendrauf und zugedeckt mit einer Wolldecke können Sie entspannen und gesunden.

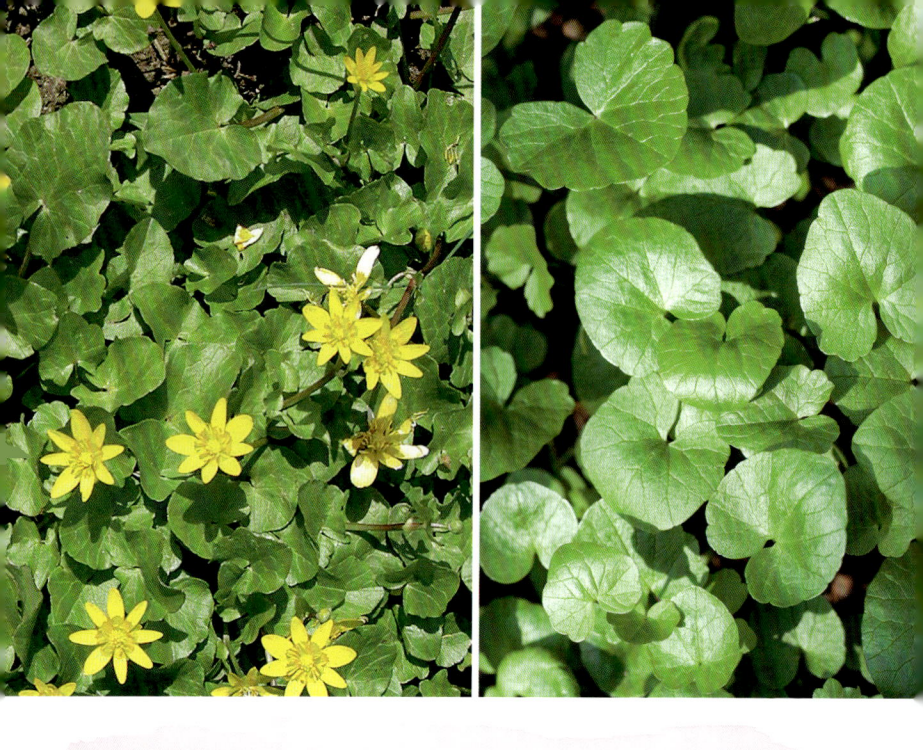

Scharbockskraut

Ranunculus ficaria — Hahnenfußgewächse — März – April — H 5–15 cm

MERKMALE: Staude. Pflanze mit Wurzelknollen. Stängel niederliegend bis aufsteigend. Blätter leicht fleischig, kahl, rundlich herzförmig, gestielt, dunkelgrün glänzend. Blüten 2–3 cm Durchmesser, mit 3–5 grünen Kelchblättern und 8–12 buttergelben, glänzenden Blütenblättern. Bei einer Unterart (ssp. *bulbifera*) bilden sich nach der Blütezeit Brutknospen in den Blattachseln.

VORKOMMEN: Feuchte, nährstoffreiche Böden, Hecken, Auenwälder, Laubmischwälder, Feuchtwiesen, Bachufer.

VERWECHSLUNG: Keine.

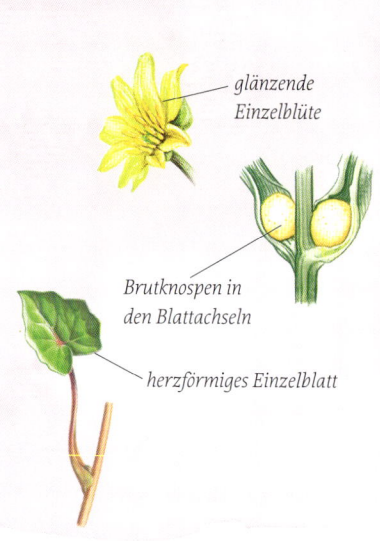

glänzende Einzelblüte

Brutknospen in den Blattachseln

herzförmiges Einzelblatt

Scharbockskraut — S

KÜNDER DES FRÜHLINGS

Die kleinen grünen, herzförmigen Blätter dieses Frühlingskünders wagen sich an die noch kalte Luft und schmücken Wald und Wiese mit einem frischen grünen Teppich. Ihr sattes, saftiges Grün glänzt, als wäre jedes Blatt einzeln sorgfältig lackiert.

VITAMIN-C-QUELLE

Für Blutreinigungskuren im zeitigen Frühjahr ist Scharbockskraut wunderbar geeignet. Seine Scharfstoffe bringen den Stoffwechsel auf Trab, Mineralien reinigen das Blut und Vitamin C vertreibt die Frühjahrsmüdigkeit. Pflücken Sie die jungen Blätter vor der Blüte. 1 Handvoll der Blätter pro Tag ist ausreichend. Sobald die Pflanze anfängt zu blühen, bildet sie Protoanemonin, einen Stoff, der scharf schmeckt und bei empfindlichen Menschen Magen-Darm-Reizungen verursachen kann. Der Tee aus den getrockneten Blättern birgt diese Gefahren nicht, denn beim Trocknen gehen die Scharfstoffe verloren und werden unschädlich. Für die Zubereitung übergießen Sie 1 TL voll getrockneter Blätter mit 250 ml heißem Wasser und lassen den Tee 5 Minuten ziehen.

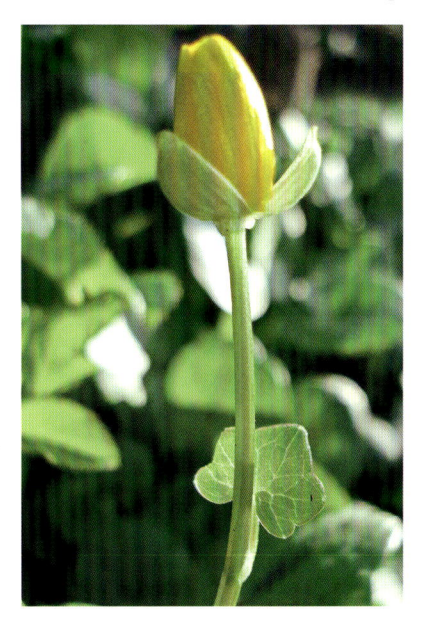

Das Scharbockskraut blüht als eine der ersten Pflanzen im zeitigen Frühjahr.

Eine Salbe gegen Hämorrhoiden

Kochen Sie sich aus den Wurzelknollen eine Salbe gegen Hämorrhoiden. Schmelzen Sie in einem alten Emailletopf bei geringer Hitze 200 g Vaseline (aus der Apotheke) und geben Sie 2 EL frische Wurzelknöllchen hinzu. Lassen Sie alles zusammen 10 Minuten ganz leicht kochen. Gießen Sie dann die flüssige Vaseline durch ein Mulltuch ab und gleich in Salbendöschen. Verschließen Sie diese erst nach dem völligen Erkalten. Die Salbe nimmt den Druckschmerz und verringert die Blutung.

VERHINDERT SKORBUT

Ranunculus ist die lateinische Verkleinerungsform von *rana* und bedeutet *Frosch*. Der Name spielt auf den nassen Standort vieler Hahnenfußgewächse an. Die Wurzelknollen sehen aus wie Feigwarzen und brachten der Pflanze den Namen *Feigwurzel* ein, auf Lateinisch *ficaria*. *Scharbock* ist ein alter Name für Skorbut, eine Vitamin-C-Mangelkrankheit, die früher nach langen Wintern eine große Rolle spielte. Scharbockskraut war das Vitamin-C-haltige Gegenmittel. *Butterblume*, *Goldblümchen*, *Sternli*, *Pfennigsalat* und *Mäusebrot* sind liebevolle, volkstümliche Namen.

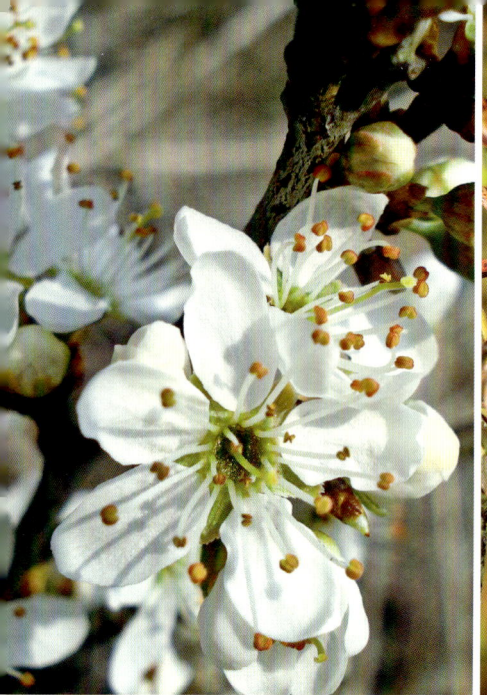

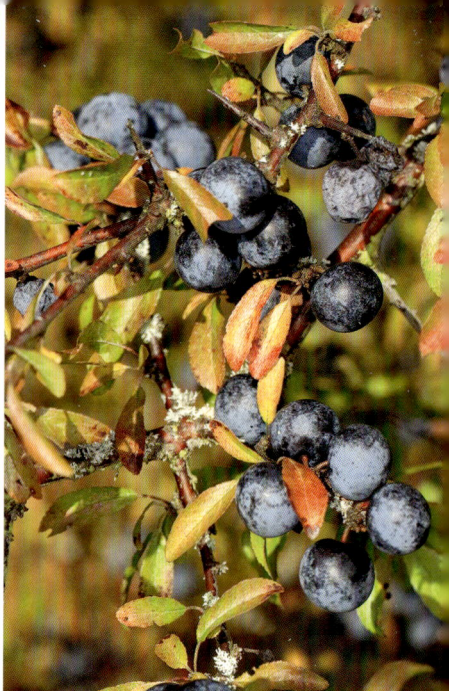

Schlehe, Schlehdorn, Schwarzdorn

Prunus spinosa — Rosengewächse — März – April — H 100–400 cm

MERKMALE: Strauch. Sparrig, stark verzweigt, Zweige schwarz, mit kräftigen Dornen. Blüten weiß, einzeln oder gebüschelt, auf kurzen, kahlen Stielen, erscheinen vor dem Blattaustrieb. Kronblätter 5–8 mm lang. Blätter oval, leicht gezähnt. Steinfrucht blauschwarz, leicht bereift, 10–15 mm Durchmesser, erst nach Frost genießbar.
VORKOMMEN: Hecken, Gebüsch, Wald- und Wegränder, liebt Lehmboden.
VERWECHSLUNG: Weißdorn (*Crataegus* sp., S. 210). Blüten erscheinen später, erst nach dem Laubaustrieb. Holz heller und braun. Blätter sehr tief lappig geteilt. Früchte kleiner und rot, höchstens 1 cm Durchmesser. Alte Heilpflanze für das Herz.

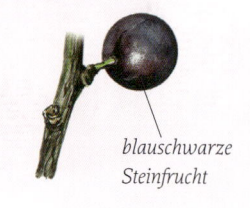

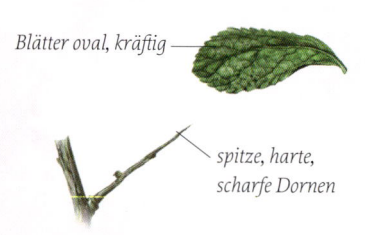

blauschwarze Steinfrucht

Blätter oval, kräftig

spitze, harte, scharfe Dornen

Schlehe — S

TINTE AUS DEN DORNEN

Die spitzen, harten, schwarzen Dornen fallen als Allererstes an diesem Busch auf. Der Neuntöter spießt auf ihnen Insektenvorräte auf. Unsere Vorfahren schnitten diese Dornen im Winter, trockneten sie auf dem Ofen und verwendeten sie zum Schließen der Enden beim Wurstmachen. Aus der tiefschwarzen Farbe der Dornen fertigten sie schwarze Tinte.

SANFTES ABFÜHRMITTEL

Die Blüten enthalten Flavone, Cumarine und Spuren von Amygdalin. Ein Tee aus den frischen Blüten reinigt das Blut von der Erschöpfung des Winters und erleichtert die Umstellung auf das Frühlingswetter. Geben Sie sie dafür einfach in eine Kanne mit etwa 60 °C heißem Wasser. Schon nach 3 Minuten hat er genug gezogen und ist trinkfertig. Er weckt neue Kräfte und unterstützt das Immunsystem. Er hilft auch beim Entschlacken und Abnehmen.

Für Sebastian Kneipp waren die Blüten das harmloseste Abführmittel, das es gibt. Sie wirken mild und nachhaltig, vor allem dann, wenn schon eine Gewöhnung an Abführmittel besteht.

Die Früchte enthalten sehr viele Gerbstoffe, Fruchtsäuren, Mineralstoffe und Vitamin C. Sie stärken bei Erschöpfungszuständen, in der Rekonvaleszenz und in Erkältungszeiten. Die getrockneten Beeren, Schlehen-Saft oder -Gelee beruhigen den gereizten Magen-Darm-Trakt, auch nach Erbrechen oder Durchfall.

VERWANDT MIT DER ZWETSCHGE

Prunus steht für ein *beerenartiges Kernobst*. Zwetschge, Mirabelle oder Pflaume sind Verwandte des Schlehdorns. *Spinosa* heißt *stachelig*. *Schlehe* leitet sich ab von dem slawischen *sliva*, der Zwetschge, und von *sleha*, was so viel wie *stumpf* bedeutet. *Schwarzdorn* heißt dieser Busch wegen seines schwarzen Holzes, das im Winter gut zu erkennen ist.

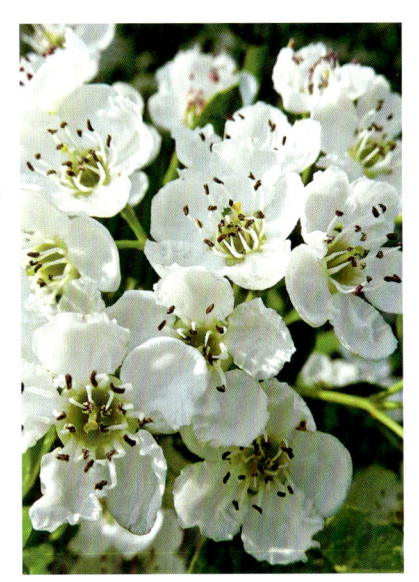

Weißdorn blüht erst nach dem Austrieb des Laubs.

Öl aus den Blüten für die Haut

Füllen Sie ein Schraubdeckelglas mit den Blüten und übergießen Sie sie mit gutem Mandel-Öl, bis alles gut bedeckt ist. Lassen Sie den Ansatz 3 Wochen reifen und filtrieren Sie ihn dann durch einen Kaffeefilter ab und füllen ihn in eine hübsche Flasche. Ein wohltuender zarter Frühlingsduft versorgt Haut und Gemüt mit frischen Kräften. Dieses Öl ist auch wunderbar geeignet, um Schwangerschaftsstreifen vorzubeugen.

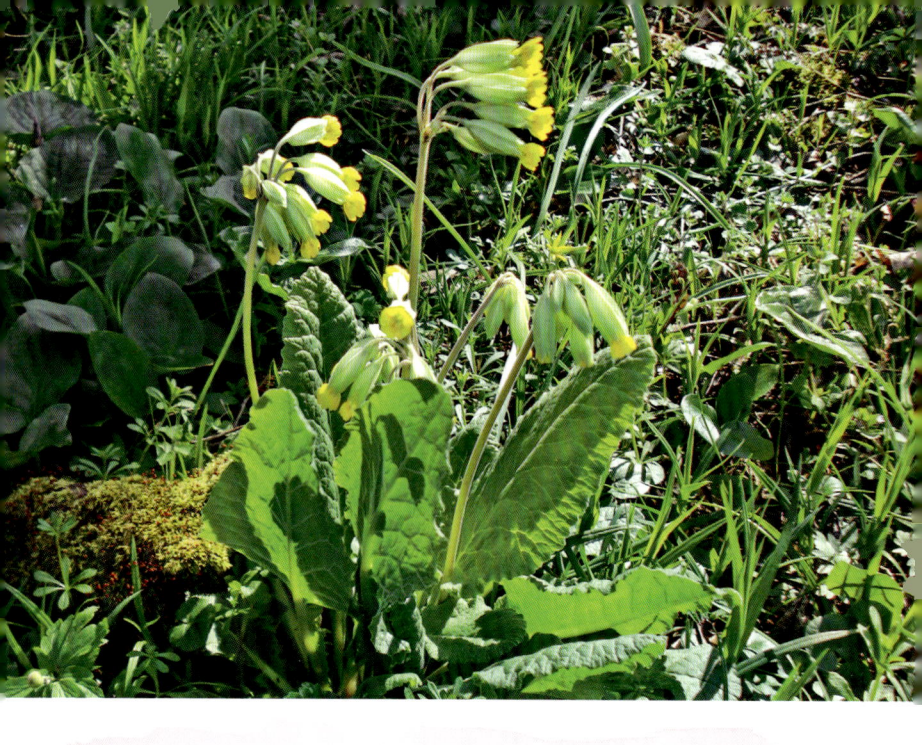

Echte Schlüsselblume

Primula veris — Primelgewächse — April – Mai — H 10–20 cm

MERKMALE: Staude. Grundständige Blattrosette. Blätter länglich eiförmig, Oberseite dunkelgrün, Unterseite heller, behaart, runzelig, verschmälern sich plötzlich in den geflügelten Blattstiel. Blüten wohlriechend, sattgelb, Krone glockig, am Schlund orange gefleckt, bis zu 20 in einseitiger Dolde auf 10–20 cm langem Stängel. Hellgrüner Kelch bauchig abstehend, doppelt so lang wie die Blüten.
VORKOMMEN: Kalkmagerrasen und trockene Wiesen, Gebüsche.
VERWECHSLUNG: Hohe Schlüsselblume *(Primula elatior)*. Auf eher feuchtem Grund. Blätter verschmälern sich allmählich in den Blattstiel. Blütenkrone größer, hellgelb, ohne Schlundflecken, blüht ab März. Kelch eng anliegend, genauso lang wie die Blüte. Genauso wirksam.

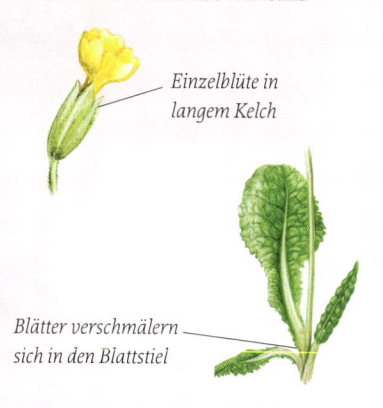

Einzelblüte in langem Kelch

Blätter verschmälern sich in den Blattstiel

Schlüsselblume — S

MACHT SCHWINDELFREI

In Mitteleuropa war sie Heilkraut und Zauberpflanze. Mit einer solchen Blütendolde in der Hand ließen sich zu Neumond alte Schätze finden. Liebespaare schenkten sich Schlüsselblumen. Seiltänzer trugen sie bei sich oder kauten die Wurzel, um in großen Höhen schwindelfrei zu sein.

LÄSST TIEF UND FREI DURCHATMEN

Die Pflanze enthält Glykoside, Saponine, Gerbstoffe, Flavonoide und ätherische Öle. Damit löst sie den zähen Schleim, der aus kalten Wintertagen noch in den Bronchien und Nebenhöhlen sitzt. Sie hemmt Entzündungen und regt die Entschlackung an. So entlastet sie den Kreislauf, stärkt das Herz und beruhigt die Nerven.
Bereiten Sie einen Tee aus Blüten und Kelchen. Übergießen Sie dazu 1 TL mit 250 ml heißem Wasser und lassen Sie ihn 5 Minuten ziehen. Das ist ein gutes Hustenmittel, das auch Kindern schmeckt. Sie können den Tee auch mit Honig süßen. Außerdem

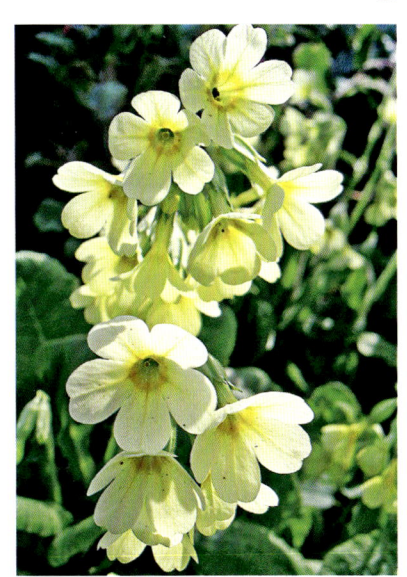

Die Hohe Schlüsselblume blüht früher als die Echte Schlüsselblume.

ist er genau richtig, um den Körper an die lauen Winde des Frühlings zu gewöhnen und die Umstellung ohne Müdigkeit zu meistern. Er eignet sich auch für eine entschlackende Frühjahrskur – dann besser ohne Honig. Bei Schlaflosigkeit hilft ein Schlafkissen, das Sie mit getrockneten, traumhaft duftenden Blüten füllen und neben das Kopfkissen legen.

DIE WURZEL NICHT AUSGRABEN

Primus ist im Lateinischen *der Erste* und *ver* der *Frühling*. *Kleiner Erstling des Frühlings* heißt sie – und sobald sie blüht, ist er da, der Frühling. Die Schlüsselblume sieht aus wie ein himmlischer Schlüsselbund und führt zu verborgenen Schätzen – zumindest im Märchen. Die Pflanze steht unter Naturschutz. Die Wurzel darf man nicht ausgraben, es ist jedoch erlaubt, Blätter und Blüten zu ernten.

Ein Glühwein für Frühlingsabende

Übergießen Sie in einem Kochtopf 2 Handvoll frischer Blüten mit einer Flasche gutem Weißwein und erhitzen Sie alles bis kurz vor dem Siedepunkt, so wie bei Glühwein auch. Ziehen Sie den Topf von der Platte, lassen Sie alles 10 Minuten zugedeckt ziehen – und genießen Sie ein erstes Frühlingsgläschen, vielleicht sogar schon auf dem Balkon. Dieser Wein macht einen klaren Kopf – wenn es bei dem einen Glas bleibt.

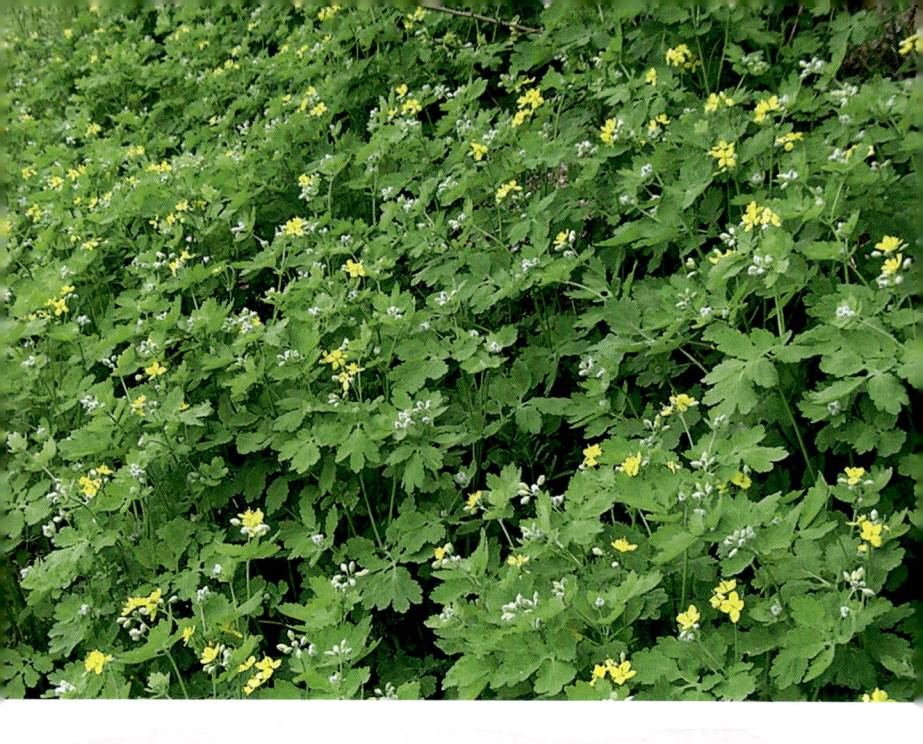

Schöllkraut

Chelidonium majus — Mohngewächse — April – November — H 30–80 cm

MERKMALE: Staude. Mit orangefarbenem Milchsaft. Stängel abstehend behaart, verzweigt, brüchig. Blätter blaugrün, gefiedert, unregelmäßig gelappt, meist wintergrün. Blüten gelb, 1–2 cm breit, mit langem Stiel, 4 Kronblätter, zu 2–8 in doldenähnlichen Blütenständen. Frucht eine 2–5 cm lange schotenförmige Kapsel. Samen schwarz mit weißem Anhängsel.
VORKOMMEN: Hecken, Schuttplätze, Wegränder, Mauern.
VERWECHSLUNG: Keine.

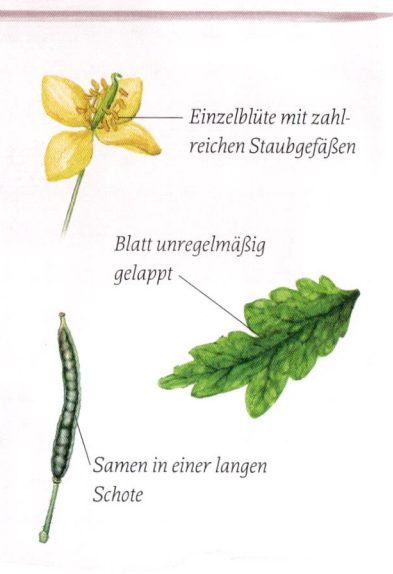

Einzelblüte mit zahlreichen Staubgefäßen

Blatt unregelmäßig gelappt

Samen in einer langen Schote

Schöllkraut — S

GERNE AN ALTEN MAUERN

Der schwarze Same dieser Pflanze hat ein weißes, ölhaltiges Anhängsel, das die Ameisen zu ihren Lieblingsspeisen zählen. So lässt das Schöllkraut für seine Verbreitung sorgen. Sein Lieblingsplatz scheinen alte, hohe Sandsteinmauern zu sein.

ENTSPANNUNG FÜR LEBER UND GALLE

Schöllkraut ist ein Mohngewächs und verwandt mit dem viel stärker wirksamen Schlaf-Mohn, aus dem das Opium gewonnen wird. Es enthält zu etwa 1,2% Alkaloide, und zwar 30 verschiedene, die für seine Wirkung verantwortlich sind. Dosieren Sie deswegen dieses Heilkraut vorsichtig. Es entspannt bei Krämpfen von Leber, Galle und Gallenwegen und auch bei Störungen im Magen-Darm-Trakt. Auch beruhigt es das zentrale Nervensystem, sodass die Nervosität nachlässt und man auch bei Schmerzen innere Ruhe bewahren kann. Hautkrankheiten, die durch einen gestörten Leberstoffwechsel bedingt sind, wie juckende Ekzeme oder Psoriasis, bessern sich. Fertigpräparate mit standardisiertem Inhalt aus der Apotheke sollten Sie nicht länger als 4 Wochen anwenden. Der frische orangefarbene Milchsaft des Schöllkrauts beseitigt hartnäckige Warzen. Betupfen Sie sie mehrmals täglich mit frisch abgebrochenen Stängeln.

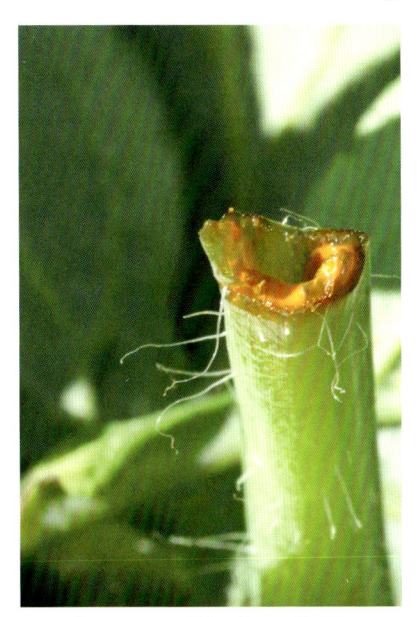

Der gelb-orangene Milchsaft vertreibt Warzen.

HIMMELSGABE VOLLER GOLD

Coeli donum kommt aus dem Lateinischen und heißt *Himmelsgabe* – die Alchemisten gaben dem Kraut diesen Namen, weil sie darin die Kraft der Sonne und des Goldes erkannten. *Chelidon* aus dem Griechischen bedeutet *Schwalbe*. Schwalbenwurz ist ein sehr alter Name und geht zurück auf Aristoteles, der berichtete, dass Schwalbenmütter ihren Jungen das Kraut über die Augen streichen, damit sie die Augen öffnen und gut sehen können. Das deutsche *Schöllkraut* ist lautmalerisch dem botanischem *chelidonum* nachgebildet.

Ein Bad für die Hände

Gönnen Sie es sich nach einem Tag voller Ärger. Nehmen Sie eine kleine Handvoll frisches Schöllkraut und erhitzen es in 1 Liter Wasser zum Kochen. Lassen Sie es so weit abkühlen, bis Sie Ihre Hände etwa 10 Minuten darin baden können. Das entspannt und beruhigt und erreicht über die Reflexzonen an den Händen auch eine Reinigung der inneren Organe. Danach sieht das Leben gleich ganz anders aus.

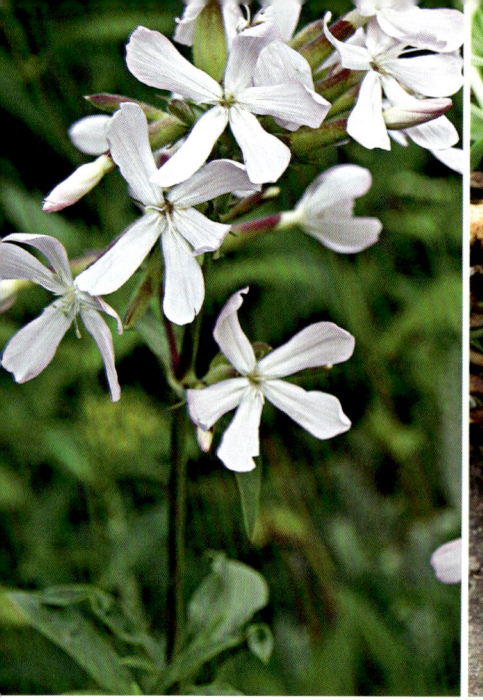

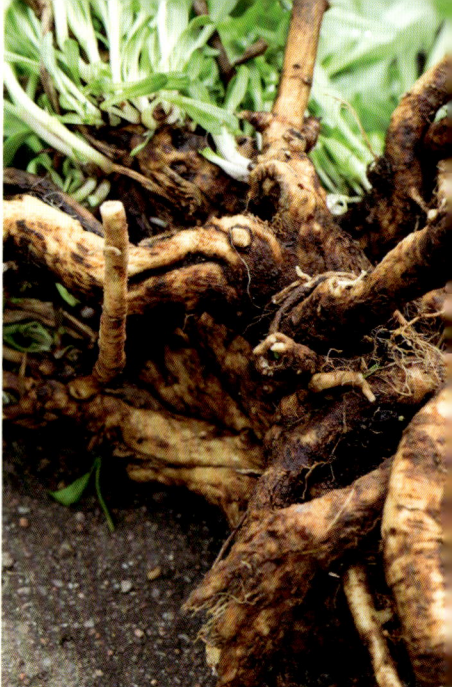

Gewöhnliches Seifenkraut

Saponaria officinalis — Nelkengewächse — Juli – September — H 30–80 cm

MERKMALE: Staude. Pflanze mit meist kahlen unterirdischen Ausläufern, häufig ausgebreitet kriechend oder niederliegend. Blätter gegenständig, breit lanzettlich, spitz, 3-nervig. Blüten mit rosafarbenen oder weißen Kronblättern, 10–15 mm lang, gerundet oder etwas ausgerandet. Blüten in gestielten doldigen Blütenständen am Ende des Stängels. Kelch röhrenförmig, Kronblätter lang herausragend. Kapsel mit 4 Zähnen sich öffnend.
VORKOMMEN: Wegränder, Flussufer, Schotterfluren, Schuttplätze.
VERWECHSLUNG: Keine.

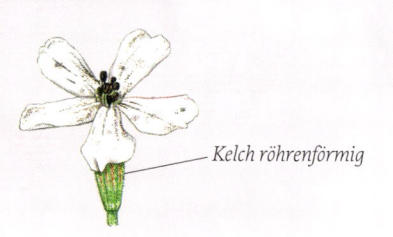

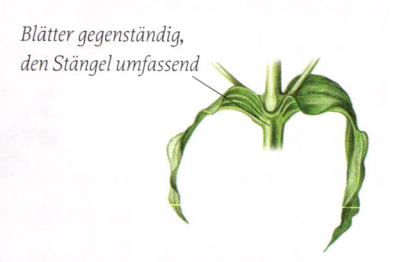

Kelch röhrenförmig

Blätter gegenständig, den Stängel umfassend

Seifenkraut — S

ETWAS FÜR DIE NACHTSCHWÄRMER

Die Blüten dieses einheimischen Nelkengewächses verströmen besonders abends und nachts einen betörenden Duft. Deswegen lieben Nachtfalter und andere Nachtschwärmer sie. Nur sie erreichen mit ihrem langen Rüssel den tief in der Blüte verborgenen Nektar.

ERWEICHT UND REINIGT

Die Wurzeln enthalten viele Saponine. Das sind seifenähnliche Stoffe, die beim Schütteln mit Wasser einen dichten Schaum entwickeln. So ein Wurzelwasser wurde früher genutzt als Waschmittel für empfindliche Stoffe wie Wolle und Seide. Seifenkraut-Wurzeln waren auch die ersten Zahnbürsten. Wer seine Zähne pflegen wollte, kaute einige Zeit auf der faserigen Wurzel herum. Die frei werdenden Seifenstoffe reinigten die Mundhöhle und die Wurzelfasern polierten die Zähne.

Ein kalt angesetzter Tee wurde bei Bronchitis eingesetzt, denn Saponine lösen den zähen Schleim und erleichtern das Abhusten. Da es bei gereizten Schleimhäuten durch die Wirkung der Saponine zu inneren Blutungen kommen kann, wird diese Anwendung heute nicht mehr empfohlen. Bei leichten Entzündungen, Ekzemen und Pilzerkrankungen der Haut können Sie die Haut allerdings gefahrlos mit einem wässrigen Auszug der Wurzel waschen oder auch Umschläge damit machen. Geben Sie dafür 1 Handvoll getrocknete Wurzel in 1 Liter kaltes Wasser und lassen Sie es einige Stunden bei Zimmertemperatur stehen. Dann tauchen Sie ein Baumwolltuch hinein und reiben damit immer wieder die betroffenen Hautpartien ab – oder lassen das Tuch auf der Haut liegen.

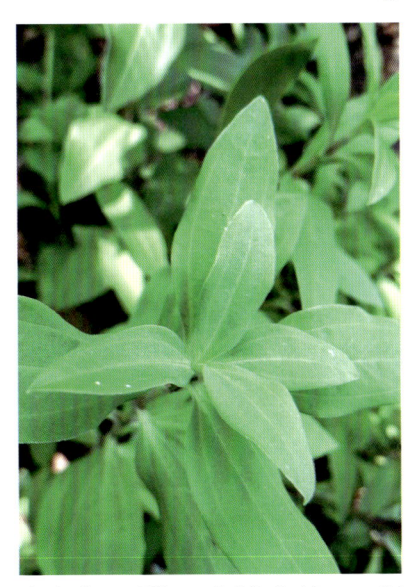

An den jungen Blättern sind die drei fast parallel verlaufenden Blattnerven gut zu erkennen.

SEIFE FÜR HEILZWECKE

Saponaria ist vom lateinischen *sapo* für Seife abgeleitet. *Sapo* war ursprünglich ein Haarfärbemittel der Gallier, das auch zur Versteifung des Haupthaars benutzt wurde. Erst später wurde aus *sapo* Seife im heutigen Sinne. *Officinalis* bezeichnet eine alte Apothekerpflanze.

Seife und Shampoo herstellen

Geben Sie 3 Handvoll Seifenkraut und -wurzeln in 1 Liter Wasser und lassen Sie es über Nacht stehen. Am nächsten Morgen hat sich eine Seifenlauge gebildet, in der Sie nicht nur Ihre Hände waschen, sondern auch den Abwasch erledigen können. Vielleicht testen Sie diese Seifenlauge auch einmal als Shampoo.

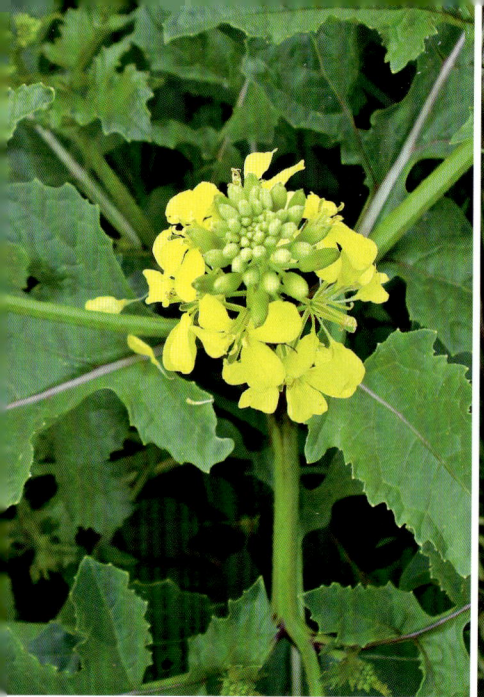

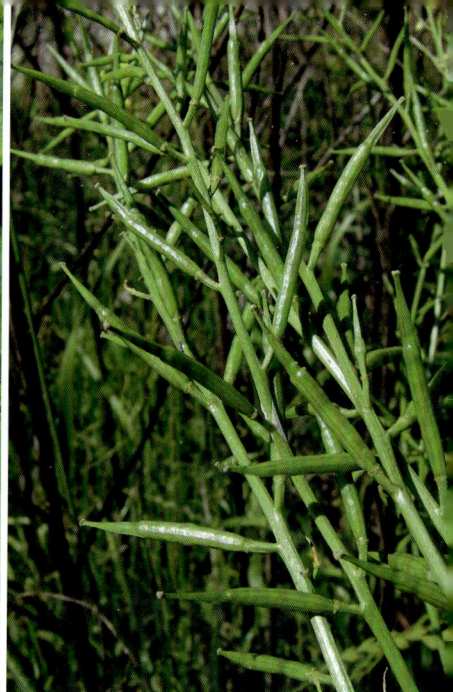

Acker-Senf

Sinapis arvensis — Kreuzblütler — Mai – Oktober — H 20–60 cm

MERKMALE: Einjährig. Rau behaarte Pflanze. Nur unterste Blätter gestielt, obere sitzend, buchtig gezähnt, mit großem Endabschnitt. Blüten schwefelgelb, 4 Kronblätter, lang benagelt, 8–12 mm lang, gelblich grüne Kelchblätter waagerecht abstehend. Blütenstiele höchstens so lang wie die Kelchblätter. Schoten aufrecht bis waagerecht abstehend, 2,5–4 cm lang, 2–3 mm dick, mit 10–15 mm langem Schnabel. Samen schwarzbraun. gelblätter nach oben hin ganzrandig. Blütentraube verlängert. Kelchblätter aufrecht abstehend. Schoten bis zu 10 cm lang, 4 mm dick. Nicht genießbar.

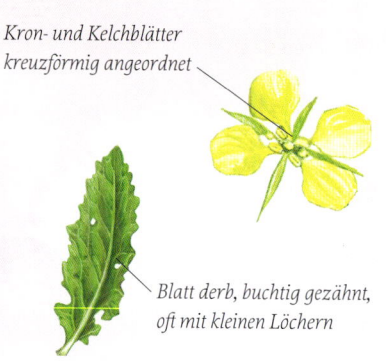

VORKOMMEN: Äcker, Wegränder, Ödland.

VERWECHSLUNG: Raps *(Brassica napus)*. Pflanze sehr viel größer, bis zu 1,2 m hoch, Blätter kahl, bläulich bereift, Stän-

Kron- und Kelchblätter kreuzförmig angeordnet

Blatt derb, buchtig gezähnt, oft mit kleinen Löchern

Senf — S

DIE BLÜTE FÜR GELASSENHEIT

Früher war er auf jedem Acker zu finden. Heute haben ihn Herbizide zu einer seltenen Pflanze gemacht. Dabei verbreiten seine gelben Blüten sonnige Lebensfreude. Die Essenz daraus bringt als Bach-Blüte *Mustard* heitere Gelassenheit und innere Stabilität.

EIN SENF-MEHL-FUSSBAD TUT GUT

Neben den Samen der Wildform *Sinapis arvensis* verwendet man auch die von den verwandten Kulturformen, dem Weißen *(S. alba)* und Schwarzen Senf *(Brassica nigra)*. Sie sind ein wichtiges Ableitungsmittel über die Haut und helfen als Senf-Mehl-Wickel oder -Auflagen bei Asthma, Rheuma, Gicht und Ischias. In den Senf-Körnern sind Eiweiß, fettes Öl, Schleime und das Senf-Öl-Glykosid Sinigrin enthalten. Daraus entsteht Allyl-Senf-Öl, das die Haut reizt, die Durchblutung fördert, Krämpfe löst und Schmerzen stillt.

Füllen Sie einen Eimer mit heißem Wasser und stellen Sie Ihre Füße bis über die Knö-

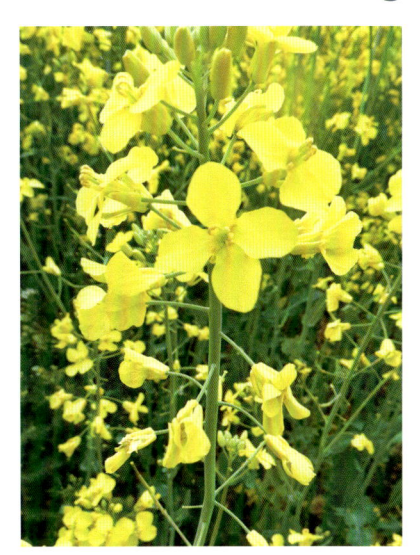

Auch Raps blüht gelb, wird aber viel höher als der Senf.

chel hinein, sobald die Wassertemperatur angenehm ist. Dann geben Sie 2–3 EL Senf-Pulver hinzu. Wenn die Haut anfängt zu brennen, nehmen Sie die Füße heraus. Das kann schon nach wenigen Minuten sein. Spülen Sie die Füße mit warmem Wasser ab, trocknen Sie sie ab und ziehen Sie warme Wollsocken an. Danach ruhen Sie möglichst 20 Minuten.

So ein Fußbad bringt Erleichterung bei Erkältungen, Entzündungen der Nebenhöhlen, Asthma, Migräne und hat sich bewährt bei Glaukom (Grüner Star). Bei Kreislaufproblemen, Krampfadern, Venenleiden, in der Schwangerschaft oder für Kinder unter sechs Jahren dürfen Sie es nicht anwenden.

SCHARFES VOM ACKER

Sinapis hieß der Senf schon bei den Römern, sie haben dieses Wort von den Griechen übernommen. *Arvensis* bezeichnet den Standort *auf dem Acker*.

Senf – lecker und gesund

Wenn Sie die Senf-Körner pur kauen, schmecken sie zuerst ölig und danach brennend scharf. Gemahlen und mit Salz, Wasser, Zucker, Essig und Gewürzen im richtigen Verhältnis vermischt, wird daraus Senf, den wir zu Fleisch, Wurst, Käse oder Brot genießen. Senf ist rundum gesund: Er steigert die Speichelmenge, regt die Tätigkeit der Magendrüsen an und verbessert die Motorik von Darm und Gallenblase. Und er besitzt antibakterielle Eigenschaften.

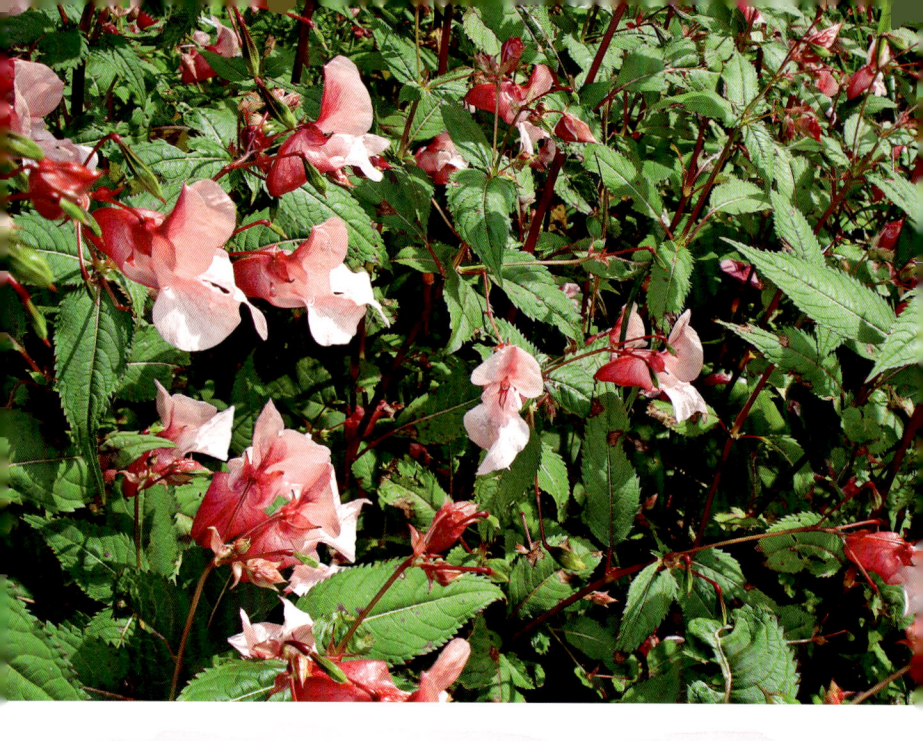

Drüsiges Springkraut

Impatiens glandulifera — Balsaminengewächse — Juni – Oktober — H 50–200 cm

MERKMALE: Einjährig. Stängel rötlich, aufrecht, meist unverzweigt, kahl. Blätter gegenständig, oben oft quirlständig, schmal lanzettlich, gestielt, meist scharf gezähnt, an den Blattrandzähnen und am Blattstiel mit zahlreichen rötlichen Drüsen. Blüten lebendig rosa, 2,5–4 cm, lang gestielt, in lockeren, hängenden Trauben, mit kurzem, grünlichem Sporn. Frucht 3–5 cm lang, spindelförmig, zur Reife explosionsartig aufspringend.

VORKOMMEN: Feuchte Standorte, Bachufer, Auenwälder.

VERWECHSLUNG: Kleinblütiges Springkraut *(Impatiens parviflora)*. Nur bis zu 60 cm hoch, Blätter wechselständig, geflügelter Blattstiel. Blüten blassgelb, nur bis zu 1 cm lang, gerader Sporn. Frucht 1,5–2 cm lang. Unwirksam.

hängende Einzelblüte

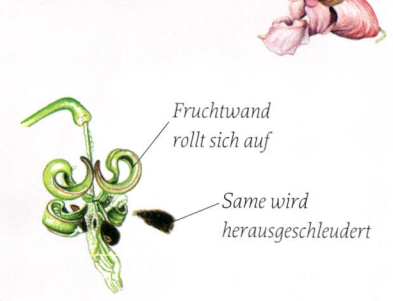

Fruchtwand rollt sich auf

Same wird herausgeschleudert

Springkraut — S

WELTMEISTER IM SAMENWEITSCHLEUDERN

Die reife Fruchtwand steht so sehr unter Spannung, dass sie sofort aufspringt, wenn die Druckverhältnisse sich ändern. Sogar der Wind oder ein Regentropfen können Auslöser sein. Bis zu 7 m weit fliegen dann die kleinen schwarzen Samen.

SORGT GANZ SCHNELL FÜR GEDULD

Die Heimat dieser Pflanze ist der Himalaja. Von dort wurde sie 1830 nach England gebracht und hat nach 1945 Europa erobert – ganz friedlich. Das Springkraut fühlt sich an Flüssen und Bächen besonders wohl. Dort verbreitet es sich vor allem nach der Sommersonnenwende so stark, dass es durchaus einen Bach zuwuchern und den Wasserfluss stoppen kann.

Wenn Sie das frische Kraut zwischen Ihren Händen verreiben, tritt ein Pflanzensaft aus, der juckende Insektenstiche angenehm kühlt. Auch bei Bläschen, die nach dem Kontakt mit Brennnesseln auftreten, oder bei anderen allergischen Hautreaktionen legt sich der Saft wie ein beruhigender wohltuender Balsam über die aufgeregten Hautpartien.

Eine Tinktur aus den frischen Blüten dient in China zur Behandlung von Pilz-Erkrankungen. Bei den Bach-Blüten bringt die Essenz *Impatiens* Geduld und Ruhe in hektische Angelegenheiten. Die Samen können Sie auf einem Spaziergang knabbern – sie schmecken wie kleine Nüsschen.

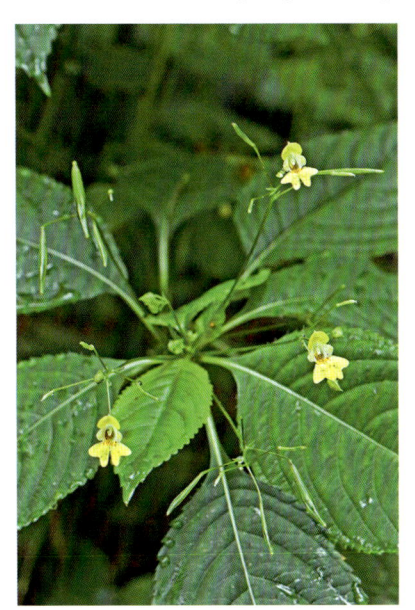

Das Kleinblütige Springkraut wächst im Schatten.

Tinktur bei Pilzbefall

Sammeln Sie die Blüten, füllen Sie sie locker in ein Schraubdeckelglas und bedecken Sie sie reichlich mit etwa 40%-igem Alkohol (Doppelkorn). Diesen Ansatz lassen Sie – gut verschlossen – 3 Wochen bei Zimmertemperatur stehen, schütteln ihn täglich um und filtrieren ihn dann ab. Wenn Sie unter Darmpilz leiden, nehmen Sie davon 3-mal täglich 10 Tropfen. Bei Haut- oder Nagelpilz können Sie auch Umschläge damit machen.

BALSAM AUS DEM HIMALAJA

Aufgrund seiner so schnell aufspringenden Samenkapseln bekam dieses Kraut den Namen *Impatiens*, das heißt *Ungeduld*. Auch *Springkraut* spricht für sich. *Glandulifera* bedeutet *Drüsen tragend*. Sein charakteristischer Duft verrät es als Familienmitglied der Balsaminengewächse. Nach seiner Herkunft wird es auch Himalaja-Balsam genannt.

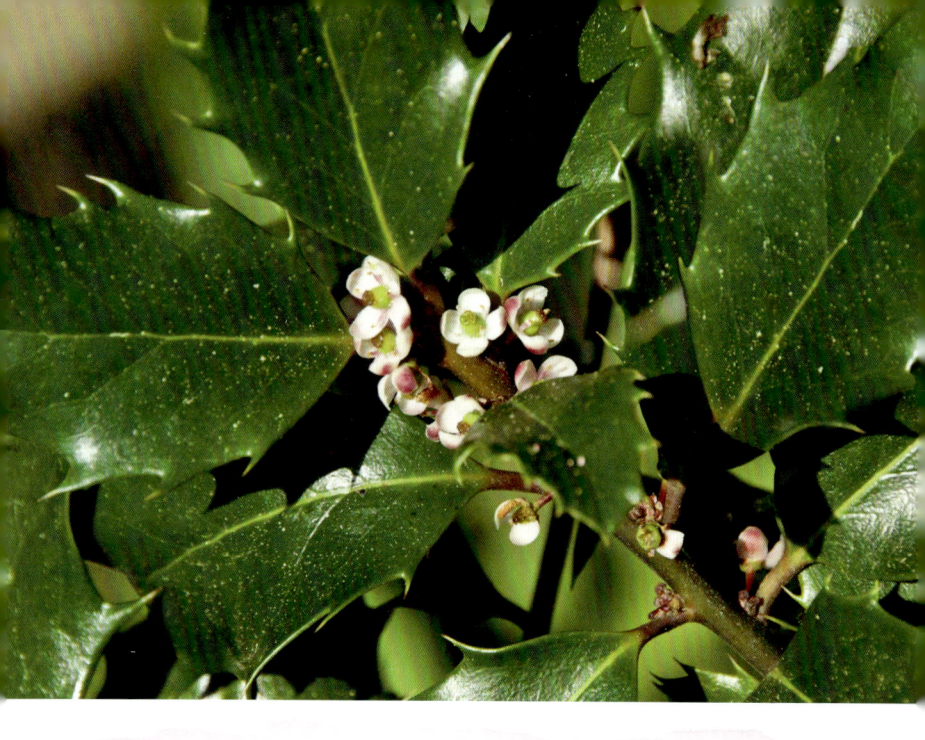

Stechpalme

Ilex aquifolium — Stechpalmengewächse — Mai – Juni — H 100–500 cm

MERKMALE: Kleiner Baum oder 2-häusiger Strauch. Stark verzweigt, immergrün. Blätter ledrig derb, stachelig gezähnt, dunkelgrün, glänzend, besonders an alten Pflanzen auch ganzrandig. Blüten mit 4- bis 5-zipfeliger weißer Krone, sitzen zu mehreren in den Blattachseln (Bachblüte: Holly). Frucht beerenartig, leuchtend rot, nur an weiblichen Büschen, 6– 8 mm, giftig.
VORKOMMEN: Lichte Laubwälder und Gebüsche.
VERWECHSLUNG: Mahonie *(Mahonia aquifolium)*. Niedriger Strauch mit gelbem Holz. Blätter nicht ganz so fest, weniger glänzend, leicht gewellt, am Rand fein stachelig gezähnt. Blüten gelb, in langen aufrechten Trauben. Beeren dunkelblau, oval, nach dem Kochen essbar.

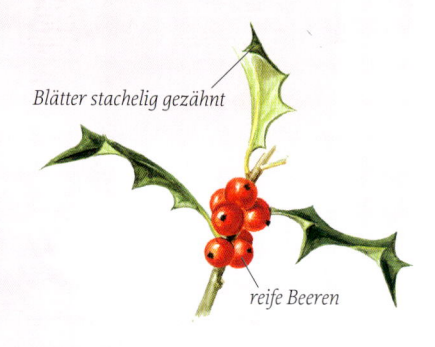

Blätter stachelig gezähnt

reife Beeren

Stechpalme — **S**

WEIHNACHTSSCHMUCK DER BRITEN

Kaum einer weiß es – und doch wurde die größte Filmmetropole der westlichen Welt ursprünglich in einen Wald voller Stechpalmen gebaut: Hollywood. In der angelsächsischen Welt ist Holly – die Stechpalme – der Baum der Wintersonnenwende und des Weihnachtsfestes. Mit den immergrünen Blättern luden die Menschen die guten Naturgeister zu sich ins Haus ein. Ein Besen aus den stacheligen Blättern und Zweigen putzte den Schornstein durch, damit Santa Claus unbeschadet mit all seinen guten Gaben hindurchrutschen konnte.

HOMÖOPATHISCH VERWENDEN

Die Blätter der Stechpalme enthalten Flavonoide, Steroide und Triterpensaponine – deren leichte Giftwirkung möglicherweise darauf beruht, dass sie die Körperzellen schädigen. Früher wurden sie in der Volksheilkunde zur Unterstützung der Nieren herangezogen. Kräuterkundige schätzten Extrakte aus den Blättern besonders bei Erkältungskrankheiten und grippalen Infekten, weil sie das Fieber senkten und die Entzündungen bekämpften. Wegen ihrer

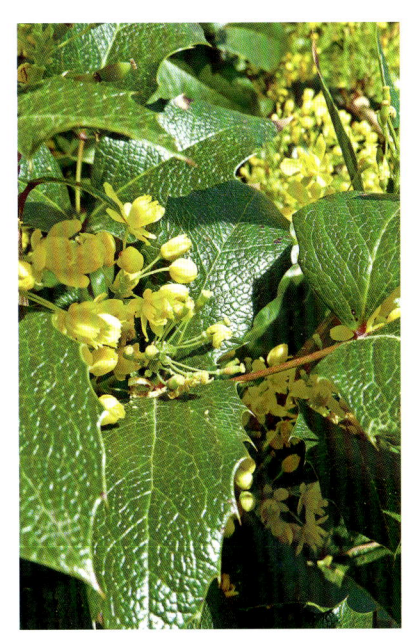

Die Mahonie findet sich an Waldrändern und Hecken.

leichten Giftwirkung werden heute die Blätter der Stechpalme nur noch homöopathisch bei Grippe, Gelenkbeschwerden und Bindehaut-Entzündungen genutzt. Bei den Bach-Blüten öffnet die *Holly*-Essenz aus den Blüten das verschlossene Herz und führt zu Mitgefühl, Verständnis, Verbundenheit und Liebe.

Hoffnung und Liebe

Machen Sie es wie die alten Kelten und holen Sie sich zur Winterzeit einige Ilex-Zweige mit den dekorativen, roten Beeren ins Haus. Mit ihren immergrünen Blättern sind sie das Symbol dafür, dass auch in der kalten und dunklen Jahreszeit das Leben weitergeht. Sie symbolisieren Liebe, Hoffnung und Ewigkeit. Die roten Beeren versprechen neue Fruchtbarkeit und neue Liebe.

EINFACH STACHELIG

Ilex ist ein ganz alter Name. Er bezieht sich auf das keltische *ic*. Das bedeutet *Spitze* und beschreibt die stacheligen Blattspitzen. Auch *Aquifolium* spricht die spitzigen, stacheligen Blätter an. Den ehrenvollen Namen *Palme* bekam die Pflanze, weil sie als immergrüner Strauch am Palmsonntag in der Kirche geweiht werden konnte – in Ermangelung echter Palmzweige.

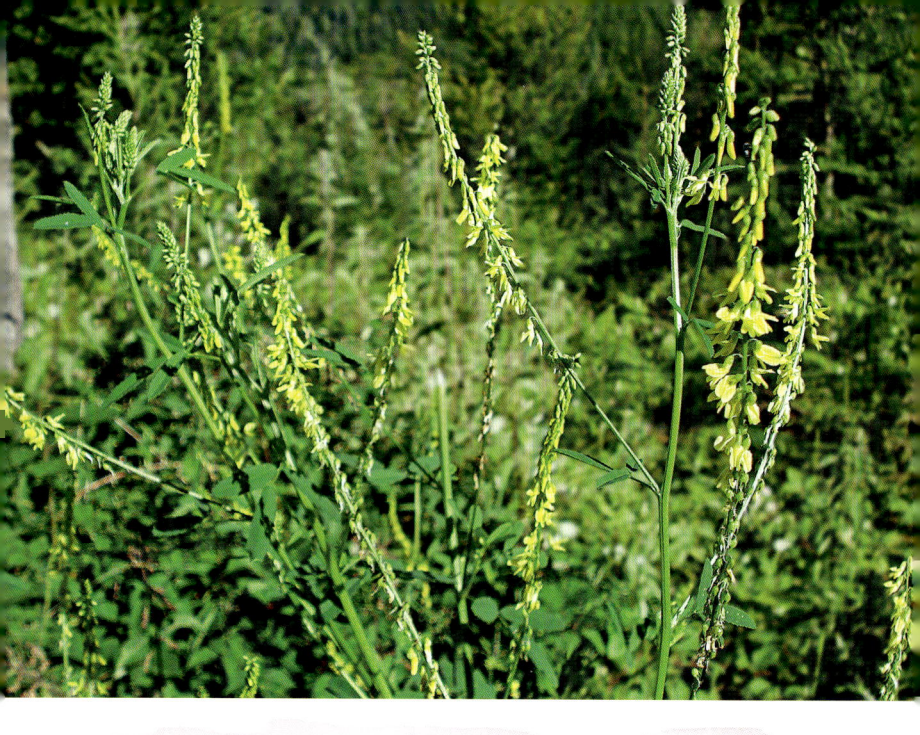

Echter Steinklee

Melilotus officinalis — Schmetterlingsblütler — Juni – September — H 30–120 cm

MERKMALE: Zweijährig. Kahl, Stängel aufrecht, verzweigt. Blätter 3-zählig, gefiedert mit gezähnten Teilblättchen. Gelbe Blüten hängen in 4–10 cm langen einseitswendigen Trauben, Krone 5–7 mm lang, Schiffchen kürzer als Flügel und Fahne. Fruchthülsen kahl und leicht querrunzlig, mit 5–8 Samen.
VORKOMMEN: Unkrautfluren, Wegränder, Schuttplätze, Bahndämme, Straßenränder, trockene steinige Böden.
VERWECHSLUNG: Weißer Steinklee (*M. albus*). Blüten weiß, Krone 4–5 mm lang, Früchte netznervig. Hoher Steinklee (*M. altissimus*) mit gelben Blüten, deren Flügel und Fahne aber etwa gleich lang sind wie das Schiffchen; Früchte netzrunzlig mit 2 Samen. Der Echte Steinklee ist etwas wirksamer als diese beiden.

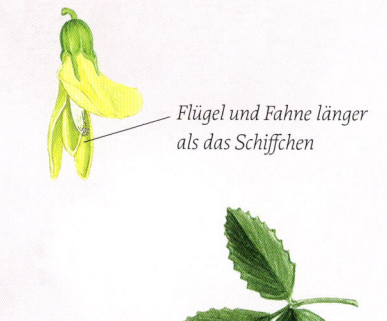

Flügel und Fahne länger als das Schiffchen

Teilblättchen fein gezähnt

Steinklee — S

ANGENEHMER RAUM-BEDUFTER

Weil er so belebend duftet, streuten schon unsere Vorfahren den Steinklee zur Aromatisierung der Räume auf die Lehmböden ihrer Häuser. Und wer eine weite Reise unternehmen wollte, legte sich das Kraut in die Schuhe, verbesserte damit seine sympathische Ausstrahlung und wusste das Glück auf seiner Seite.

BEI KRAMPFADERN UND BESENREISERN

Cumaringlykoside, Flavonoide, Triterpenglykoside, Gerbstoffe und Schleim sind im Steinklee enthalten. Beim Trocknen duftet er genauso wie frisches Heu und Waldmeister. Das Heilkraut wirkt in erster Linie auf die Venen. Der wohlschmeckende Tee – 1 TL frisches oder getrocknetes Kraut auf 250 ml heißes Wasser – steigert die Widerstandskraft der Gefäßwände und fördert den Rückfluss des venösen Blutes zum Herzen. Bei müden Beinen, Erkrankungen der Venen, Krampfadern und nächtlichen Wadenkrämpfen nimmt es die Schmerzen und hemmt Entzündungen. Äußerlich können Sie diese Wirkung noch durch Salbe oder Öl verstärken. Beide helfen auch bei Prellungen, Verstauchungen, Blutergüssen und Besenreisern.

Da Steinklee das Blut verflüssigt, ist Vorsicht geboten, wenn Sie gleichzeitig blutverdünnende Medikamente einnehmen. Verzichten Sie auch in Schwangerschaft und Stillzeit auf diese Pflanze.

BELIEBTE BIENENWEIDE

Mel bedeutet *Honig*, *lotos* ist die *Blüte*. *Officinalis* ist der Beiname für eine alte Apothekerpflanze. Von dem süßen Duft des *Honigklees* leitet sich also der lateinische Name ab. Manchmal trägt die Pflanze den Beinamen

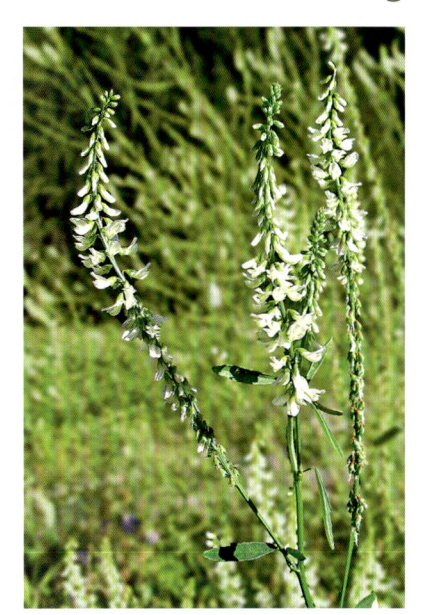

Auch der Weiße Steinklee verbreitet belebenden Duft.

Bienenweide, denn die Bienen lieben ihren süßen Nektar. Wegen der schönen Blütenform heißt sie auch *Liebfrauenschühlein*.

Duftendes Hautpflege-Öl

Ernten Sie den Steinklee, solange er blüht. Pflücken Sie etwa die oberen 30 cm, zerkleinern Sie sie und legen Sie sie in kostbares Mandel-Öl ein. Lassen Sie es 4 Wochen bei Zimmertemperatur stehen, hell und nicht in der Sonne, und schütteln Sie es täglich um. Filtrieren Sie es dann durch einen Kaffeefilter – Sie erhalten ein wunderbar duftendes Hautpflege-Öl, das jedes Parfüm überflüssig macht. Ein getrocknetes Sträußchen Steinklee im Kleiderschrank vertreibt die Motten.

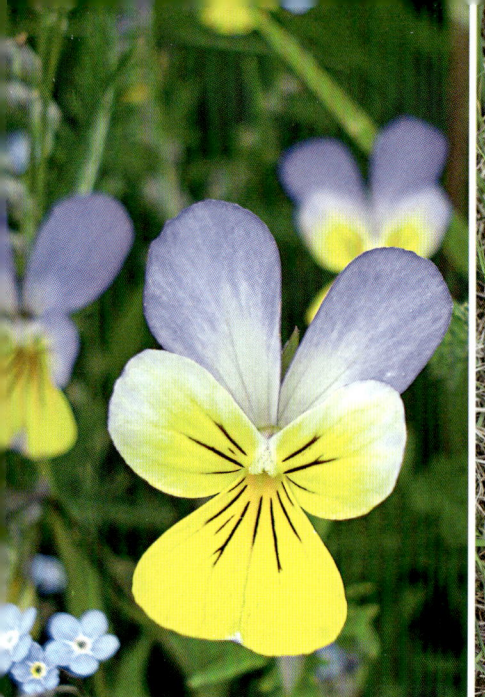

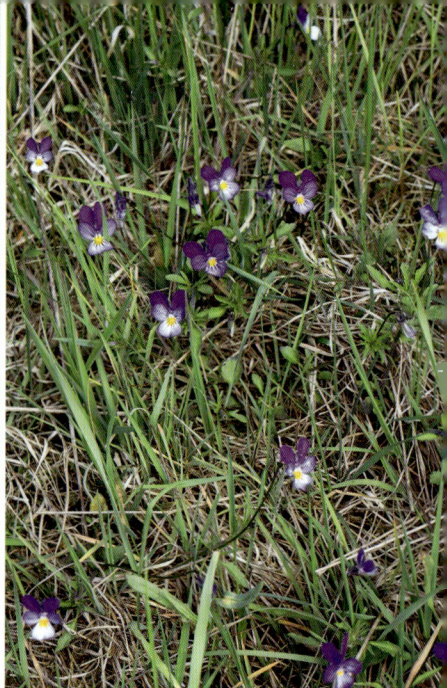

Wildes Stiefmütterchen

Viola tricolor — Veilchengewächse — Mai – August — H 10–30 cm

MERKMALE: Staude mit gut ausgebildetem Stängel, im unteren Teil meist verzweigt. Blätter eiförmig bis lanzettlich, gekerbt bis gesägt, mit fiederlappigen, laubblattartigen Nebenblättern. Blüten 3-farbig, blauviolett, gelb und weiß, bis zu 3 cm groß, das unterste Kronblatt mit langem Sporn 12–25 mm lang, bis zu 2-mal so lang wie die Kelchblätter. Frucht eine 3-klappige Kapsel.
VORKOMMEN: Äcker, Wegränder, Wiesen.
VERWECHSLUNG: Acker-Stiefmütterchen *(Viola arvensis)*. Pflanze und Blätter kleiner, Blüten mit blassgelben Kronblättern, höchstens die beiden oberen ein bisschen violett, das unterste mit dem Sporn 8–15 mm lang, etwa so lang wie die Kelchblätter. Ähnliche Verwendung.

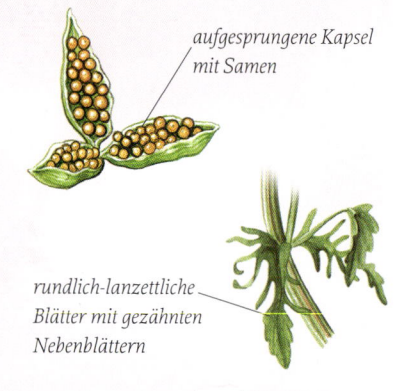

aufgesprungene Kapsel mit Samen

rundlich-lanzettliche Blätter mit gezähnten Nebenblättern

Stiefmütterchen — S

DIE GROSSMUTTER ALLER STIEF-MÜTTERCHEN

Diese kleinen Pflanzen mit den hübschen Blütengesichtern waren für Blumenzüchter das Vorbild für all die Stiefmütterchen, die selbst im Winter Vorgarten und Anlagen zieren. Diese erfreuen uns zwar mit ihren großen und bunten Blüten, sind aber als Heilpflanzen nicht zu nutzen.

In alten Mythen und Legenden wird das Stiefmütterchen mit Herzensangelegenheiten in Verbindung gebracht. Die Essenz aus den Blüten entspannt unruhige Herzen, tröstet bei Liebeskummer und lindert die Schmerzen bei Trennungen.

SPEZIALIST FÜR HAUTUNREINHEITEN

Sammeln Sie das ganze Kraut zur Blütezeit. Es wirkt harn- und schweißtreibend, reinigt das Blut und aktiviert den Hautstoffwechsel. Sein Spezialgebiet sind Hautunreinheiten aller Art. Besonders beim Milchschorf der Säuglinge hat es sich bewährt. Stillende Mütter können täglich 250 ml Stiefmütterchen-Tee trinken. Und wenn die Babys etwas größer geworden sind, trinken sie ihn selber aus dem Fläschchen. Bei Ekzemen, Neurodermitis und Akne leistet das Heilkraut in jedem Alter gute Dienste. Bäder oder Kompressen mit dem Tee regenerieren Haut und Schleimhaut – und begleiten eine Tee-Kur.

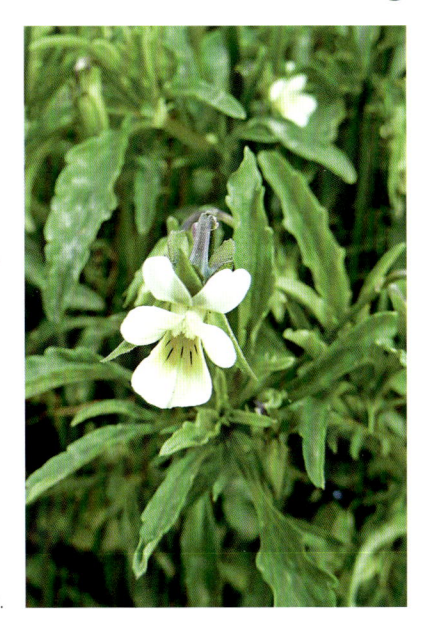

Das Acker-Stiefmütterchen wächst am Feldrand.

VON WEGEN BÖSER BLICK …

Viola entstammt der griechischen Sprache und wurde eingedeutscht zu *Veilchen*. *Tricolor* benennt die drei Farben der Blüte. *Stiefmütterchen* heißt sie wegen des vermeintlich bösen Blicks der Blüte. Wer die Blüte von hinten ansieht, entdeckt noch eine andere Interpretationsmöglichkeit: Das untere, größte Kronblatt ist die Stiefmutter, sie sitzt auf zwei Hockern (2 Kelchblättern). Die zwei anschließenden Blütenblätter sind ihre Töchter, diese sitzen auf je einem Hocker (je 1 Kelchblatt) und die zwei Stieftöchter teilen sich einen Hocker (1 Kelchblatt).

> ### Bäder und Tee beruhigen die Haut
>
> Übergießen Sie 2 TL getrocknetes Kraut mit 500 ml kochendem Wasser und lassen Sie alles zugedeckt 10 Minuten ziehen. Trinken Sie morgens und abends je 1 Tasse davon und waschen Sie mit dem Rest mehrmals täglich die juckende Haut. Wenn Sie einen Säugling mit Neurodermitis haben, bereiten Sie seine Nahrung mit diesem Tee zu.

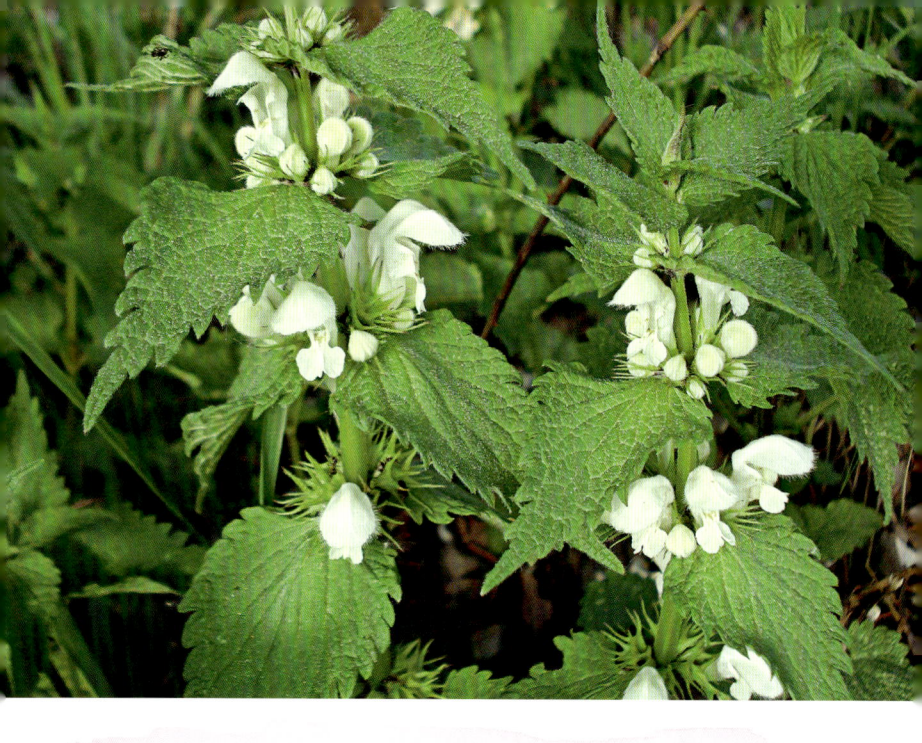

Weiße Taubnessel

Lamium album — Lippenblütler — April – Oktober — H 20–50 cm

MERKMALE: Staude. Leicht behaart. Stängel aufrecht bis aufsteigend, einfach. Blätter gestielt, herz-eiförmig, gesägt, nesselartig, gegenständig. Blüten weiß, Krone 2 cm lang, mit schwarzen Staubbeuteln, Kelch 5-zählig, am Grund violett gefleckt, Blüten stehen in Scheinquirlen in den Blattachseln.
VORKOMMEN: Hecken, Wegränder, Schuttplätze.
VERWECHSLUNG: Echte Goldnessel *(Lamium galeobdolon)*. Stängel nur unten behaart, verzweigt sich, treibt während oder kurz nach der Blüte lange Ausläufer. Oberste Stängelblätter schmaler, fast lanzettlich, mit scharf zugespitzten Zähnen, 3-mal so lang wie breit. Blüten goldgelb, Unterlippe mit rötlicher Zeichnung. Weniger wirksam.

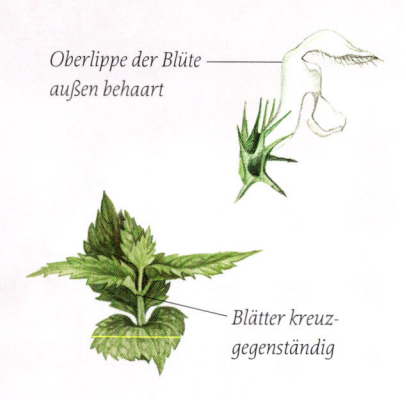

Oberlippe der Blüte außen behaart

Blätter kreuz-gegenständig

Taubnessel — T

DIESE NESSEL BRENNT NICHT

Wer im frühen Frühjahr nicht so genau hinschaut, kann die Taubnessel mit der Brennnessel (S. 38) verwechseln. Die Blätter sehen ähnlich aus, sind aber zum Anfassen nahezu kuschelig mit einem weichen Flaum überzogen. Ab April kommen die schönen weißen Lippenblüten hinzu, die nach Honig duften. Wer hat nicht schon einmal in Kindertagen an ihrem süßen Nektar genascht?

STREICHELT HAUT UND SCHLEIMHAUT

Solange die Taubnessel blüht, können Sie die oberen 10 cm der Pflanze ernten. Noch besser ist es, wenn Sie sich Zeit nehmen und in einer Mußestunde nur die weißen Blüten zupfen. Daraus können Sie sich einen besonders wertvollen Tee zubereiten. Trocknen Sie die Blüten schnell und schonend, damit sie nicht braun werden. Der Tee daraus – 1 TL auf 250 ml heißes Wasser – ist ein liebevoll stärkender Schutz für

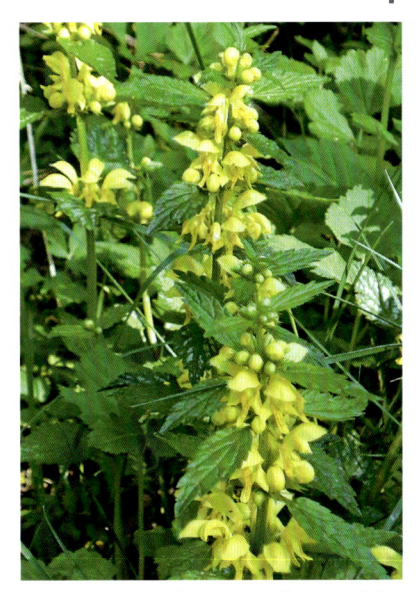

Die Echte Goldnessel leuchtet aus dem Unterholz.

alle Schleimhäute, besonders die der weiblichen Sexualorgane. Unterstützt durch Sitzbäder reinigen die Blüten diese sensiblen Areale und helfen bei Entzündungen und Zysten. Besonders bei jungen Frauen beseitigen sie den hellen Ausfluss. Sie fördern die Durchblutung der Beckenorgane und helfen bei unregelmäßiger und schmerzhafter Menstruation. Nach Operationen erleichtern sie den Abfluss der Lymphe in Brust und Armen.

Heilkraut bei Neurodermitis

Nutzen Sie übrig gebliebenen Tee als Gesichtswasser. Er reinigt die Haut besonders bei hormonbedingten Akneproblemen in der Pubertät oder während der Menstruation und reguliert die Talg-Absonderung der Haut. Bei Neurodermitis reguliert er den Hautstoffwechsel und beruhigt die Haut. Dabei können Sie ihn sowohl trinken als auch für Umschläge und kühlende Abreibungen verwenden. Am Abend getrunken beruhigt er und führt in einen friedlichen Schlaf.

ALTE FRAUENPFLANZE

Lamos ist das griechische Wort für *Schlund*, *Rachen* und beschreibt die Blütenform. Bei der Bestäubung sieht es aus, als würde die große Hummel von der Blüte verschlungen. *Albus* kommt aus dem Lateinischen und heißt *weiß*. Als alte Frauenpflanze war die Taubnessel der Maria geweiht. In der chinesischen Medizin wird sie *Kraut der lächelnden Mutter* genannt.

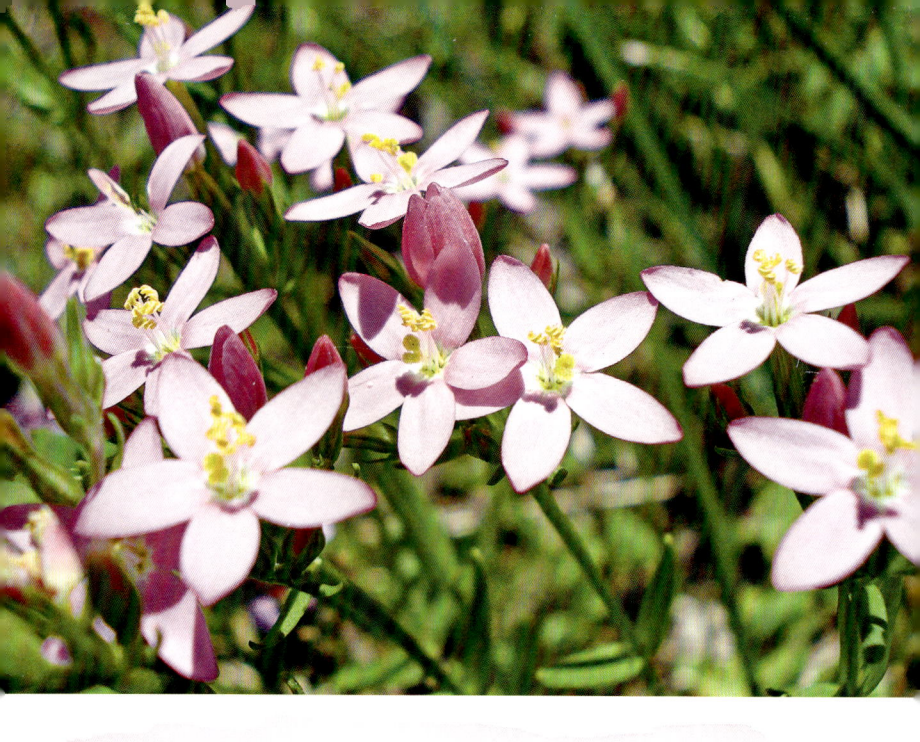

Tausendgüldenkraut

Centaurium erythraea — Enziangewächse — Juli – September — H 10–40 cm

MERKMALE: Ein- oder zweijährig. Stängel aufrecht, nur oben verzweigt. Grundblätter in einer Rosette, meist elliptisch. Stängelblätter gegenständig, länglich lanzettlich, obere gegenständig, viel schmaler und spitz, 5-nervig. Blüten sternförmig, rosarot, Kronröhre beim Aufblühen länger als der Kelch, mit 5–8 mm langen, ausgebreiteten Zipfeln, zahlreich in lockerer, endständiger Scheindolde. Frucht mit 2 Fächern, Samen klitzeklein, Lichtkeimer.
VORKOMMEN: Halbtrockenrasen, Waldränder, Gebüsche.
VERWECHSLUNG: Keine.

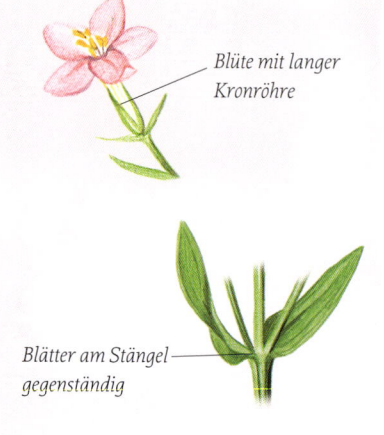

Blüte mit langer Kronröhre

Blätter am Stängel gegenständig

Tausendgüldenkraut — T

BLÜHT NUR, WENN ES SCHÖN WARM IST

Das Tausendgüldenkraut ist in Europa nicht sehr häufig und steht unter Naturschutz. Deswegen löst jede Begegnung mit ihm Freude aus. Seine rosaroten Blüten öffnen sich erst um die Mittagszeit und nur dann, wenn es sonnig genug ist. Auch müssen mindestens 20 °C herrschen – deshalb ist die Pflanze ein sehr guter Temperaturanzeiger in der Natur.

BEI FIEBER UND ERSCHÖPFUNG

Die Pflanze enthält Bitterstoffe. Ein wässriger Auszug aus dem Kraut schmeckt noch in einer 2000-fachen Verdünnung bitter. Bereiten Sie den Tee deshalb äußerst dünn zu. Übergießen Sie nur so viel Kraut, wie zwischen drei Finger passt, mit 250 ml heißem Wasser und lassen Sie es 5 Minuten ziehen. Der Tee ist ein Allheilmittel für alle Beschwerden, die auf kraftlose Verdauung zurückzuführen sind. Er hilft bei allen Infektionen mit Fieber, egal ob von Grippe-, Coxsackie- oder anderen Viren verursacht. Bei Erschöpfung bringt er jeden wieder auf die Beine. Außerdem beruhigt er und begleitet bei Übelkeit in der Schwangerschaft. *Centaury* ist bei den Bach-Blüten die Essenz, die den eigenen Willen wieder spürbar macht und hilft, die eigenen Bedürfnisse zum Ausdruck zu bringen.

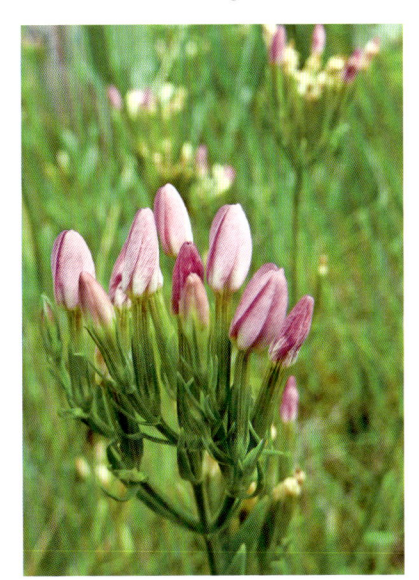

Zahlreiche kleine Blüten bilden einen dichten Blütenstand.

Wein für die Lebensfreude

Übergießen Sie in einem großen Weckglas 15 g Kraut, dazu 10 g Kamillen-Blüten und eine mit der Schale geschnittene unbehandelte Orange mit 750 ml mildem Weißwein und lassen Sie alles 10 Tage lang stehen. Dann sieben Sie den Wein ab und trinken täglich vor dem Essen ein Likörgläschen davon. »Bitter macht das Herz froh«, heißt es in der Volksmedizin.

TAUSEND GULDEN WERT

Der heilkundige Centaur Chiron im antiken Griechenland soll seine eitrigen Wunden mit diesem Heilkraut geheilt haben. *Erythros* ist das griechische Wort für *rot* und bezieht sich sowohl auf die Blütenfarbe als auch auf die Wirkung bei entzündeten Hautausschlägen. *Tausendgüldenkraut* heißt es wohl, weil einst ein reicher Mann, der immer wieder an Fieber litt, demjenigen 1000 Gulden versprach, der ihm ein Kraut gegen seine Krankheit bringen konnte: Das *Fieberkraut* wurde gebracht und der Kranke geheilt. Sebastian Kneipp schrieb: »Der Name lautet auf eine hohe Summe, die Hilfe spendet das Kraut jedem umsonst.«

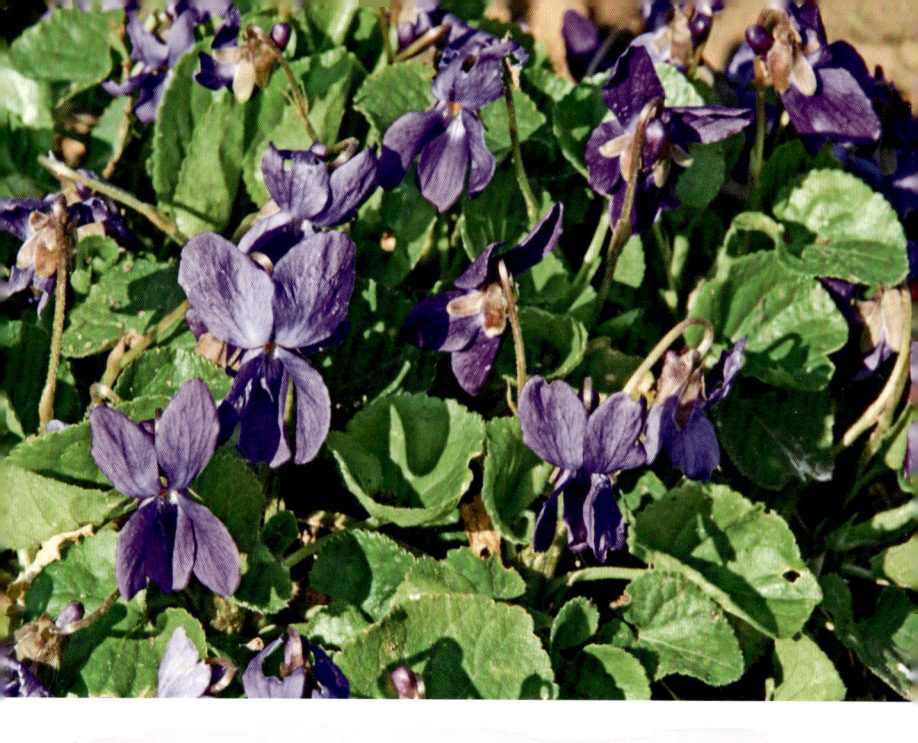

Wohlriechendes Veilchen

Viola odorata — Veilchengewächse — März – April — H 5–15 cm

MERKMALE: Staude. Pflanze mit oberirdischen, wurzelnden Ausläufern, kurz behaart. Alle Blätter in einer grundständigen Rosette, lang gestielt, herzförmig, Blattstiel mit rückwärts anliegenden Haaren. Blüten dunkelviolett, Sporn meist gerade, mit dem Sporn 1–2 cm lang. Kelchblätter stumpf.
VORKOMMEN: Waldränder, Bachauen, Gräben, Gebüsche.
VERWECHSLUNG: Hunds-Veilchen (*Viola canina*). Bis zu 30 cm hoch, Blätter stängelständig. Doppelt so lang wie breit, nur am Grund herzförmig. Blüten hellblau-lila mit weißem Schlund. Duftet nicht. Unwirksam.

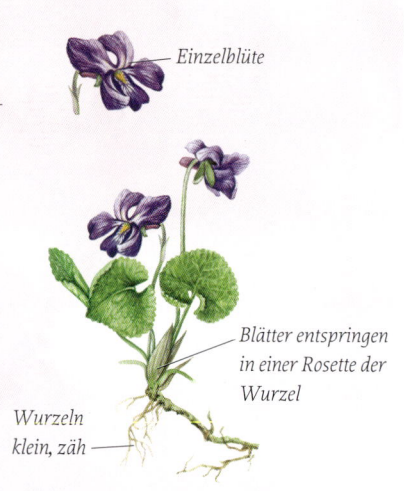

Einzelblüte

Blätter entspringen in einer Rosette der Wurzel

Wurzeln klein, zäh

Veilchen — V

DUFTENDE BLÜTEN IM MÄRZ

So zart das Veilchen aussieht, so fest und so zäh sind seine Wurzeln im Boden verankert. Nach der Blüte entstehen kleine schwarze Samen, die gerne von Ameisen verbreitet werden. Gleichzeitig breitet sich die Pflanze durch oberirdische Ausläufer aus, die sich einen neuen Platz zum Anwurzeln suchen. Dort verschenken die neuen Triebe im nächsten März wieder ihren köstlichen Duft.

STÄRKEND, BERUHIGEND, HEILEND

Die im Veilchen enthaltenen Saponine lösen festsitzenden Husten, das dem Aspirin verwandte Methylsalicylat lindert Kopfschmerzen und das duftende Odoratin beruhigt und senkt den Blutdruck. Veilchen stärken mit Kalzium die Knochen und mit Eisen das Blut – und unterstützen mithilfe der Vitamine A und C das Immunsystem. Der Tee beruhigt dank der Schleimstoffe entzündete und trockene Schleimhäute und bessert Hautunreinheiten und Hauterkrankungen. Besonders schmackhaft ist ein Tee aus den frischen Blüten. Sie können die Blüten auch gerne mit einigen Blättern mischen.

Überbrühen Sie 1 Handvoll Blüten mit 500 ml 60 °C heißem Wasser und lassen Sie den Tee gut zugedeckt 5 Minuten ziehen. Wenn Sie nicht alles trinken, können Sie den erkalteten Tee zur Hautpflege verwenden. Veilchen-Creme – nach Hildegard von Bingen – lindert Narbenschmerzen und verbessert die Heilung, besonders nach Brustkrebs-Operationen und Strahlenbehandlungen.

VOM VEIL ZUM VEILCHEN

Ion bedeutet auf griechisch sowohl *violett* als auch *Veilchen*. Das lateinische *odorata* heißt *wohlriechend*. *Veil* hieß diese Blume ursprünglich im Deutschen – erst im 16. Jahrhundert bekam sie den Kosenamen *Veilchen*.

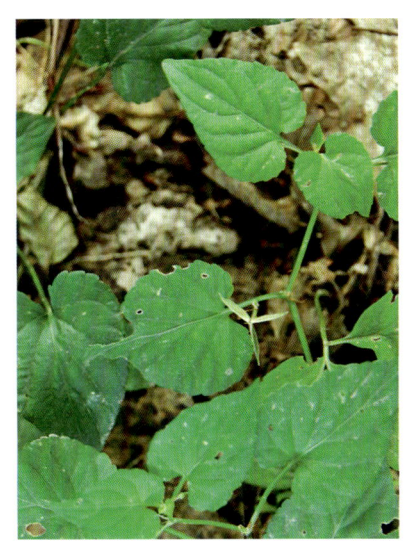

Die Blätter des Hunds-Veilchens entspringen dem Stängel, sind länger als breit und laufen spitz aus.

Veilchen-Essig – ein Hochgenuss

Je mehr Blüten Sie in der Frühlingsluft sammeln, umso violetter wird Ihr Essig. Legen Sie mindestens 2 Handvoll der Blüten in 500 ml gutem Weißweinessig ein und beobachten Sie das Farbspiel. Schon nach wenigen Stunden geben die Veilchen ihre Farbe an den Essig ab. Nach 2 Wochen filtrieren Sie den Essig und füllen ihn in eine schöne Karaffe. Zum Verschenken ist er fast zu schade. Bewahren Sie ihn vor Licht geschützt auf, dann behält er seine Farbe.

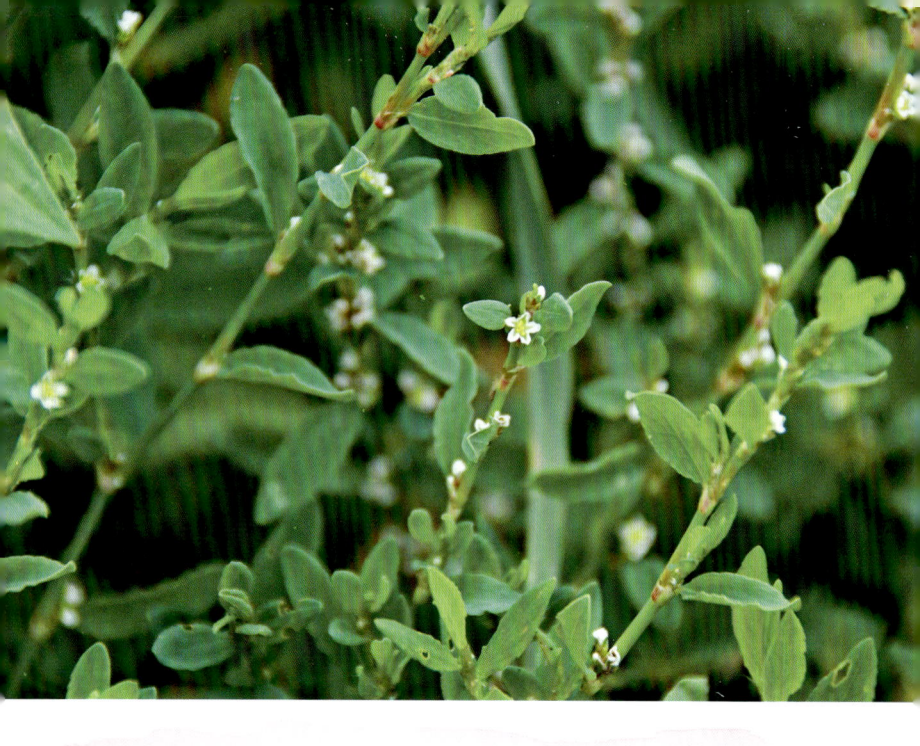

Acker-Vogelknöterich

Polygonum aviculare — Knöterichgewächse — Juli – Oktober — H 10–50 cm

MERKMALE: Einjährig. Niederliegende oder aufsteigende Pflanze, Stängel verzweigt. Blätter wechselständig, schmal, spitz, ohne Stiel, an Seitentrieben kleiner und schmaler, am Grund mit silbrig glänzender Blattscheide. Blüten klein, trichterförmig, mit roter bis grünlicher Blütenhülle, 2–3 mm lang, zu 1–3 in den Blattachseln. Blütenhülle schließt später die Frucht ein.
VORKOMMEN: Unkrautfluren, Wege, Äcker, Schutt; sehr zäh, heißt auch *Angerkraut* oder *Wegsitzer*. Kosmopolit.
VERWECHSLUNG: Wasserpfeffer-Knöterich *(Persicaria hydropiper)*. Sehr viel größer – bis zu 50 cm hoch. Blätter lanzettlich, mit scharfem, pfefferartigem Geschmack. Blüten in lockeren Scheinähren, oft überhängend. Wurde pulverisiert als Pfeffer-Ersatz genutzt.

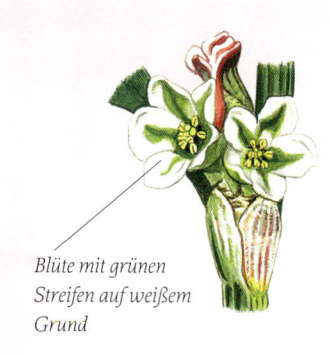

Blüte mit grünen Streifen auf weißem Grund

Vogelknöterich — **V**

GROSSE SORGFALT AN DEN STÄNGEL-KNOTEN

Wer wie in einem Zeitraffer das Wachstum eines Knöterichs verfolgt, stellt fest, wie viel Sorgfalt die Pflanze auf den Bau eines Knotens im Stängel verwendet, an dem neue Blätter entspringen. Sehr schnell wächst sie dann zum nächsten weiter, bildet dabei den Stängel – und baut wieder mit großer Sorgfalt den neuen Knoten.

WOHLTAT FÜR HAARE, NÄGEL UND HAUT

Kieselsäure, Gerbstoffe, Flavonoide und ein wenig Saponin stärken Bindegewebe und Schleimhäute. Bei Husten erleichtert das Heilkraut das Abhusten und stärkt das Lungengewebe. Außerdem wirkt es auf den Flüssigkeitshaushalt, bremst nächtliches Schwitzen und fördert die Ausscheidung über die Nieren. Die Gerbstoffe mit ihren zusammenziehenden Eigenschaften hemmen Entzündungen der Mund- und Rachenschleimhaut.

Bei brüchigen Haarspitzen oder leicht brechenden Nägeln empfiehlt sich eine 2- bis 3-monatige Tee-Kur mit Vogelknöterich und Acker-Schachtelhalm (S. 162). Setzen Sie dafür je 1 EL der beiden getrockneten Pflanzen mit 1 Liter kaltem Wasser an, kochen Sie es auf und lassen Sie den Tee noch 15 Minuten leicht sieden. Das löst die Kieselsäure gründlich heraus. Trinken Sie diese Menge über den Tag verteilt. Die Kieselsäure beider Pflanzen wird gut vom Körper aufgenommen und stärkt Haut, Haare, Nägel und auch das Bindegewebe – spürbar auch daran, dass Cellulite sich bessert.

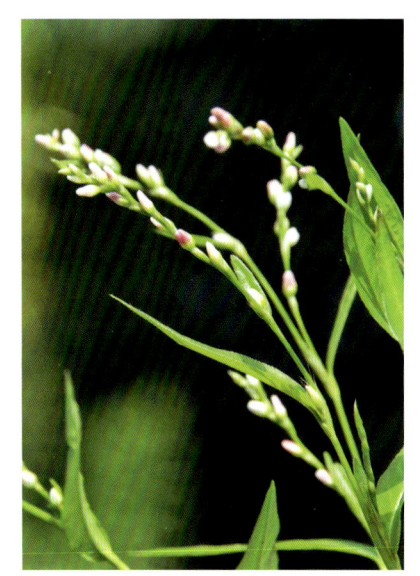

Die Blätter des Wasserpfeffer-Knöterichs schmecken scharf.

VIELE SAMEN FÜR DIE VÖGEL

Polygonum leitet sich aus dem Griechischen ab und bedeutet etwa *viele Knie*. *Avicula* ist das *Vögelchen*. Die Vögel – besonders die Spatzen – picken als Winterfutter liebend gerne die zahllosen Samen am Wegesrand. *Knöterich* bezieht sich auf die vielen Knoten in den Stängeln.

Kräftigt die Mund-Schleimhaut

Vogelknöterich ist das ganze Jahr zu finden. Ernten Sie ihn zur Blütezeit – zusammen mit den Wurzeln. Bei Nierenreizungen kochen Sie die Pflanze in Milch und trinken schluckweise 2–3 Tassen pro Tag. Wenn Sie Ihre Mund-Schleimhaut stärken wollten, spülen Sie mehrmals täglich mit erkaltetem Tee. Dazu geben Sie 5 g Kraut in 500 ml heißes Wasser und lassen alles 10 Minuten ziehen.

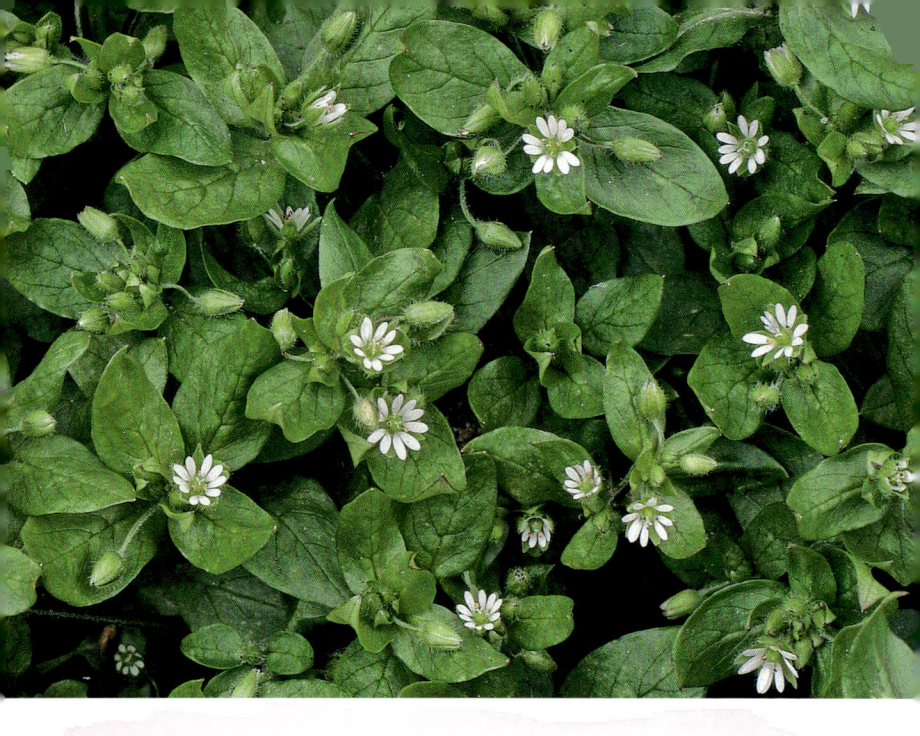

Vogelmiere

Stellaria media — Nelkengewächse — Januar – Dezember — H 10–30 cm

MERKMALE: Einjährig. Stängel niederliegend bis aufsteigend, mit linienförmiger Haarleiste. Blätter am Grund gerundet, eiförmig, spitz. 5 Kronblätter, weiß, tief geteilt, 3–5 mm lang, etwa so lang wie die Kelchblätter, 3–5 (oder 10) Staubblätter, Fruchtstiele 4- bis 6-mal so lang wie der Kelch, 3 Griffel. Samen 0,9–1,3 mm lang, mit breiten stumpfen Höckern.
VORKOMMEN: Lehmige, nährstoffreiche Böden, Äcker, Weinberge, Parkrasen, häufig.
VERWECHSLUNG: Keine.

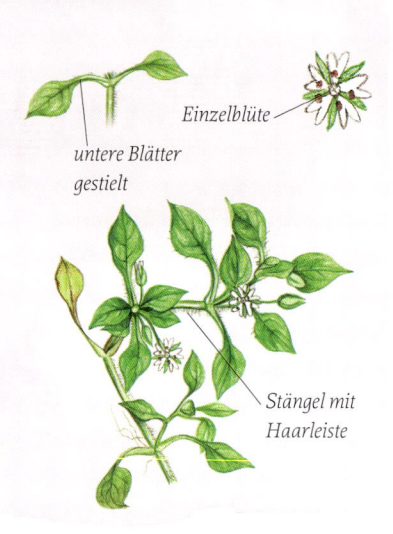

untere Blätter gestielt

Einzelblüte

Stängel mit Haarleiste

Vogelmiere — V

ZARTES PFLÄNZCHEN MIT EINER UNVERWÜSTLICHEN LEBENSKRAFT

Fünf bis sechs Generationen bringt die Vogelmiere pro Jahr hervor – mit 10 000 bis 20 000 Samen pro Generation und Pflanze. Aus einem Samen können etwa 120 000 Pflänzchen pro Jahr entstehen. Die Lebensdauer der Samen beträgt ungefähr 60 Jahre. So lange können sie in der Erde ruhen und auf geeignete Keimbedingungen warten. Manchmal blühen sie sogar unter dem Schnee und wachsen selbst im Winter, sobald es mildere Tage gibt. Diese unverwüstliche Lebenskraft überträgt sie auch auf den Menschen, der die Pflanze isst.

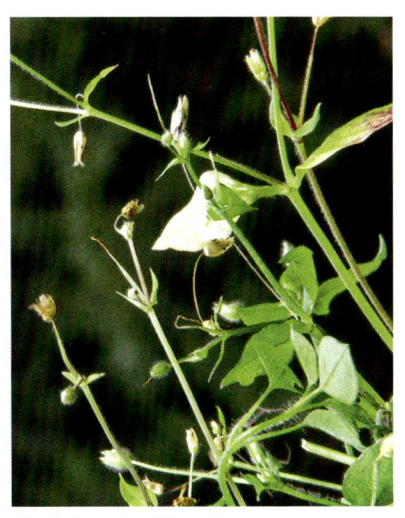

Vogelmiere mit zahllosen Samen.

PUTZT DEN KÖRPER DURCH

Die Vogelmiere ist reich an Vitamin A und vor allem Vitamin C, ätherischen Ölen und Schleimstoffen sowie an Mineralien. Neben Kalium und Kieselsäure enthält sie – unter anderen – Zink, Phosphor, Magnesium und Kupfer. Sie kann fast das ganze Jahr über geerntet und frisch verwendet werden. Vor allem im Frühjahr reinigt sie den Körper, entschlackt die Lymphe, regt die Nierentätigkeit an und löst den zähen Schleim der Atemwege. Außerdem hilft sie beim Abnehmen. Dafür eignet sich ein Tee aus dem frischen Kraut. Übergießen Sie 1 kleine Handvoll mit 500 ml heißem Wasser und lassen Sie den Tee 5 Minuten ziehen. Das ist die Tagesportion.

Gesundes Grün fürs ganze Jahr

Schneiden Sie das ganze Jahr über regelmäßig die oberen 10 cm der Vogelmiere mit einer Schere ab. Diese Blätter sind am knackigsten. Geben Sie die frisch gepflückten Blättchen mit ins Gemüse, über den Salat, auf das Butterbrot, ins Omelette, über die Tomaten und vieles mehr. Der Geschmack der Blätter erinnert an den von jungen Erbsen oder rohem Mais.

LIEBLINGSSPEISE DES FEDERVIEHS

Stellaria – Sternchen heißt die Pflanze nach der Form ihrer Blüten. Und tatsächlich sehen die vielen kleinen Blüten aus wie Sterne, die vom Himmel auf die Erde gefallen sind. *Media* spricht von der *mittleren* Größe der Blüten. Alle Vögel – auch Kanarienvögel, Hühner und Gänse – lieben die kleinen saftigen Blätter und bleiben mit ihrer Hilfe gesund. *Hühnerdarm* wird sie in manchen Gegenden genannt, weil sich der innere Gefäßbündelstrang wie ein Darm aus dem Stängel herausziehen lässt. Als *Wingertgras* ist sie ein Bodendecker unter den Reben im Weinberg.

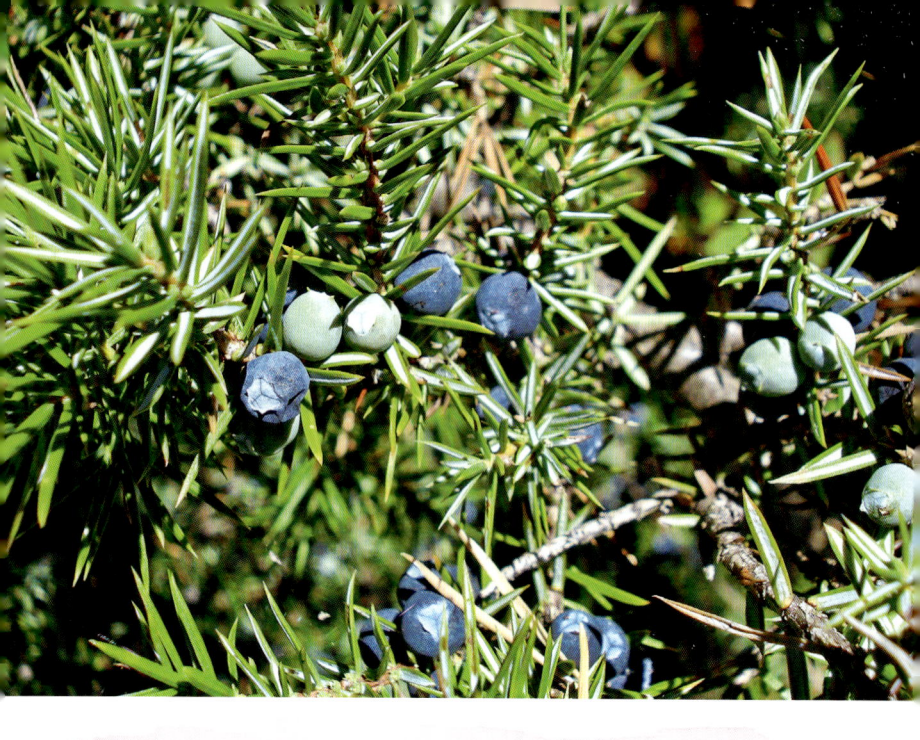

Gewöhnlicher Wacholder

Juniperus communis — Zypressengewächse — April – Mai — H 100–300 cm

MERKMALE: Säulenförmiger Strauch oder niedriger Baum. 2-häusig. Nadeln spitz, stechend, zu dritt im Wirtel, graugrün mit hellem Mittelband. Beerenzapfen 4–9 mm Durchmesser, reif schwarz, bläulich bereift, mit fleischigen verwachsenen Schuppen.
VORKOMMEN: Heiden, lichte Wälder, trockene Hänge.
VERWECHSLUNG: Sadebaum *(Juniperus sabina)*. Strauch von Grund an verzweigt, Blätter an jungen Trieben nadelförmig, an älteren schuppenförmig mit Stachelspitze. Beerenzapfen dunkelblau, weiß bereift, 5 mm groß. Giftig.

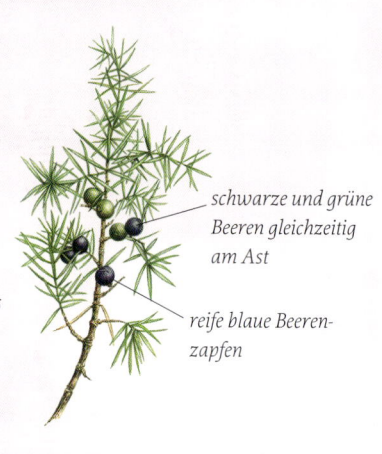

schwarze und grüne Beeren gleichzeitig am Ast

reife blaue Beerenzapfen

Wacholder — W

BEEREN VOLLER GESUNDHEIT

»Eure Nahrungsmittel sollen Eure Heilmittel sein« – dieser Satz des griechischen Arztes Hippokrates trifft besonders auf den Wacholder zu. Als Gewürz in der Küche, z. B. im Sauerkraut, unterstützt er die Verdauung, in Getränken wie dem Gin bringt er Genuss und als Heilpflanze hilft er, gesund zu bleiben.

STÄRKT NIEREN UND MAGEN

Kauen Sie einfach die Beeren oder bereiten Sie einen Tee aus ihnen zu: Zerquetschen Sie 3–5 Beeren, übergießen Sie sie mit 250 ml heißem Wasser und lassen Sie den Tee 10 Minuten zugedeckt ziehen. Er desinfiziert, hemmt Entzündungen der Harnwege und aktiviert die Ausscheidung über die Nieren. Darüber hinaus regt Wacholder den Appetit an und beseitigt Magen-Darm-Störungen. Bei Sodbrennen hilft schon das Kauen einer Beere, das beseitigt gleichzeitig Mundgeruch. In der Beere sind nur etwa 1 % ätherische Öle wie Pinen und Terpinen enthalten. Zusammen mit Flavonen, Gerbstoffen, Harzen und 33 % Invertzucker – der verantwortlich ist für den süßen Geschmack – entfalten sie ihre ganzheitliche Wirkung. Wacholder-Spiritus hilft äußerlich bei Gelenkbeschwerden und Rheuma-Schmerzen. Zerdrücken Sie dafür 20 g Beeren, übergießen Sie sie mit 100 ml 70 %igem Alkohol, lassen Sie den Ansatz 14 Tage stehen und schütteln Sie ihn regelmäßig. Filtrieren Sie ihn dann ab und reiben Sie die Gelenke 2-mal täglich damit ein.

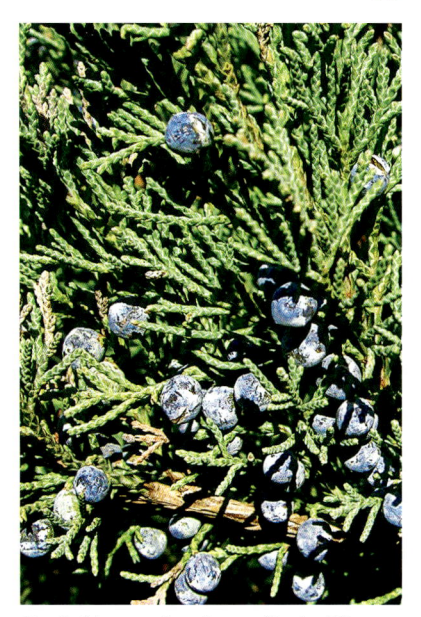

Der Sadebaum trägt schuppenförmige Blätter.

> ### Reinigendes Räucherwerk
>
> Verräuchern Sie zur Wintersonnenwende Holz, Nadeln und Beeren. Sie verbreiten einen köstlichen balsamischen Duft voller Schutz, Wärme und Sicherheit. Auch in den Raunächten sollten Sie mit diesen Beeren räuchern. Das bereitet prophetische Träume vor. Der Dampf reinigt innen und außen, bringt neue Lebenskräfte und schützt vor Ansteckung.

HÄLT JUNG

Der botanische Name setzt sich zusammen aus *Junior*, der *Jüngere*, und *parere*, *erscheinen*. Diese Heilpflanze erscheint durch ihre immergrünen Nadeln ewig jung. Die Menschen achteten sie als Gesundmacher und Jungbrunnen. Wacholder ist ein *Wachhalter*. Ein müder Wanderer, der sich unter einem Wacholder-Busch ausruht, kann nach kurzer Zeit geradezu verjüngt die Reise fortsetzen.

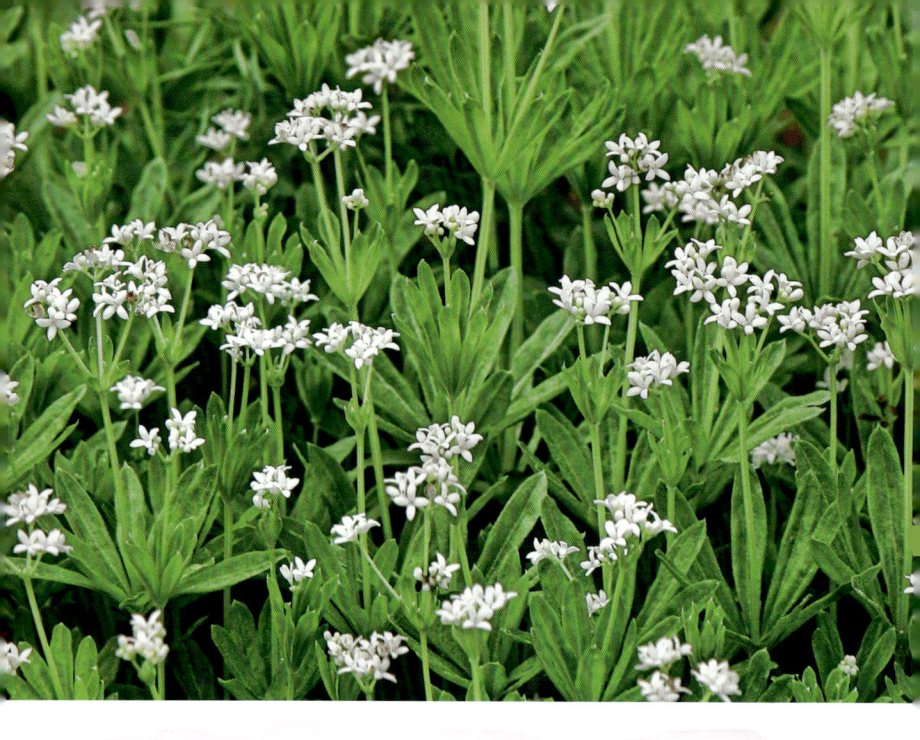

Waldmeister

Galium odoratum — Rötegewächse — April – Mai — H 10–30 cm

MERKMALE: Staude. Stängel aufrecht, dünn, glatt, 4-kantig, immer unverzweigt. Blätter zu 6–9 in Wirteln, lanzettlich, am Rand und auf dem Mittelnerv rau. Blütenkrone trichterförmig, weiß, bis zur Mitte 4-lappig, etwa 5 mm breit, in endständigen Scheindolden. Früchte mit borstigen Haken.
VORKOMMEN: Krautreiche Buchen- und Mischwälder.
VERWECHSLUNG: Keine.

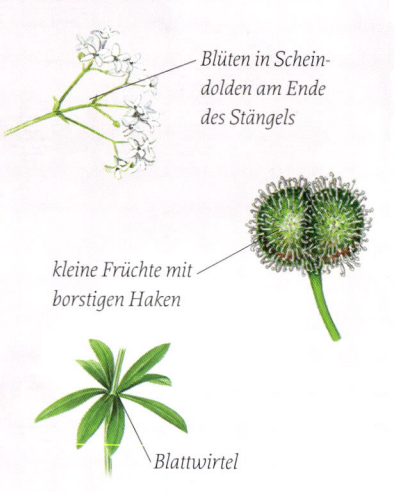

Blüten in Scheindolden am Ende des Stängels

kleine Früchte mit borstigen Haken

Blattwirtel

Waldmeister — W

BERÜHMTE VERWANDTSCHAFT

Waldmeister hat in seiner Pflanzenfamilie, den Rötegewächsen, viele berühmte Brüder und Schwestern. Dazu gehört der Färberkrapp, aus dessen Wurzeln ein Farbstoff gewonnen wurde, der die Armeen Europas in brillantes Rot kleidete. Der tropische Chinarindenbaum *(Chinchona)* liefert ein MalariaMittel und aus der Brasilianischen Brechwurzel *(Psychotria ipecacuanha)* wurde ein Brechmittel isoliert. Auch der Kaffeebaum *(Coffea arabica)* ist ein Rötegewächs.

WIRKT BERUHIGEND

Immer wieder werden Stimmen laut, die den Waldmeister als gefährlich, möglicherweise sogar krebserregend einstufen. Neuere Untersuchungen haben das eindeutig widerlegt. Einzig und allein zu viel Cumarin, das für den charakteristischen Geruch zuständig ist, kann zu Kopfschmerzen führen. In geringer Dosierung kann ein Tee aus Waldmeister durchaus bei krampfartigen Kopfschmerzen helfen, auch bei Menstruations- oder Bauchkrämpfen. Der Tee stärkt das unregelmäßig schlagende Herz und beseitigt Schwermut. Und er hilft beim Einschlafen. Pflücken Sie Waldmeister, bevor er blüht, und bereiten Sie einen Tee, indem Sie 1 TL Kraut mit 250 ml heißem Wasser übergießen und zugedeckt 5 Minuten ziehen lassen.

MEISTER MIT HEILKRAFT

Galium kommt von *gala*. Dies ist ein altes griechisches Wort für *Milch*. Die Gattung der Labkräuter, zu der auch der Waldmeister zählt, bekam diesen Namen, weil sie Milch zum Gerinnen bringen können. *Odoratus* heißt *wohlriechend* und beschreibt den belebenden Duft. *Meister* geht wohl auf die große Heilkraft zurück, die die Menschen ihm früher zusprachen. Er ist der *Meister des Waldes* – und der Naturgeister.

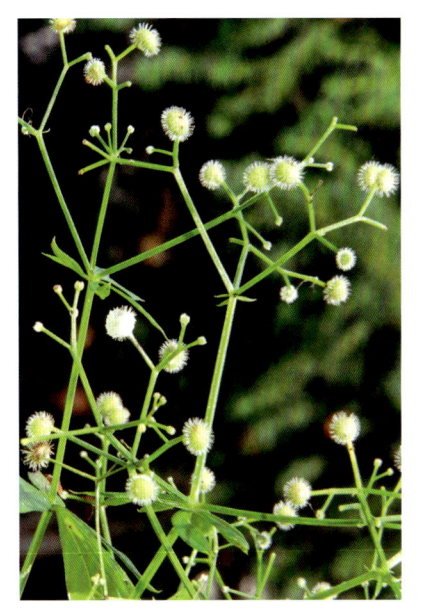

Waldmeister schmückt sich ab September mit kugeligen Früchten.

Für Genießer: Waldmeister-Likör

Pflücken Sie 10–15 der Stängel – je nach Größe – vor der Blüte und lassen Sie sie einige Stunden antrocknen. Geben Sie sie zusammen mit 3 EL Kandis und der Schale einer ungespritzten Zitrone in ein Schraubdeckelglas, übergießen Sie alles mit 40%igem Alkohol. Lassen Sie den Likör 4 Wochen lang reifen, schütteln Sie ihn regelmäßig und filtrieren Sie ihn dann durch einen Kaffeefilter. Lassen Sie ihn in einer schönen Flasche nachreifen. Er lässt sich gut mit Sekt »verlängern«.

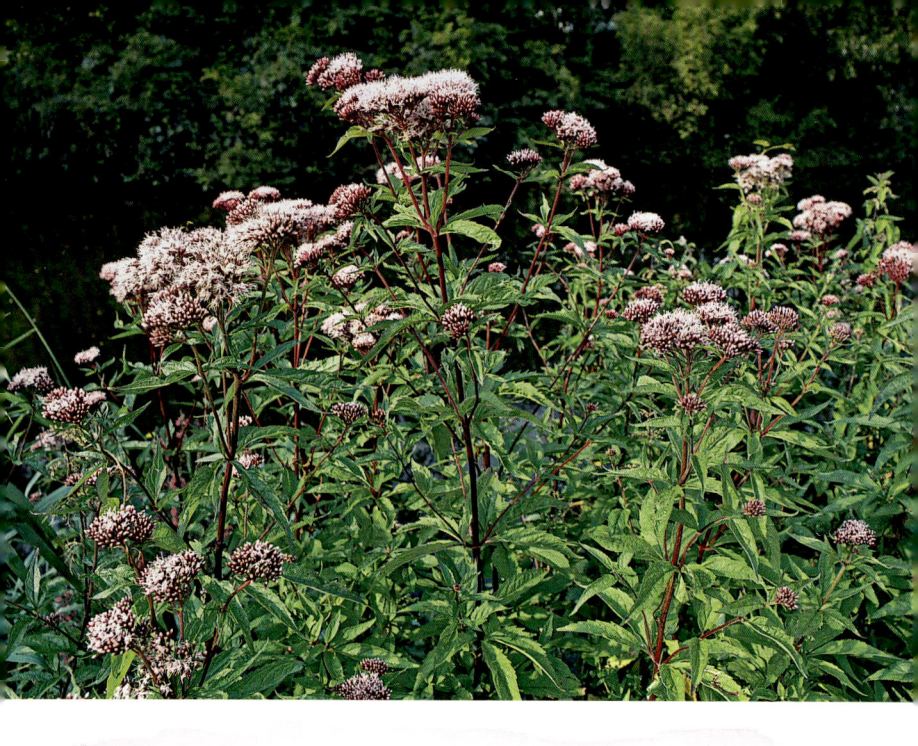

Wasserdost

Eupatorium cannabinum — Korbblütler — Juni – September — H 50–180 cm

MERKMALE: Staude. Stängel aufrecht, unverzweigt, dicht behaart, rötlich. Blätter gegenständig, leicht rau behaart, handförmig 3- bis 5-teilig, ungleich grob gesägt, lanzettlich zugespitzt, Hanfblättern ähnlich. Blütenköpfchen aus 4–6 rostroten, später weißen Röhrenblüten, weit herausragende Griffel. Zungenblüten fehlen. Schirmförmige Trugdolden am Ende der Stängel.
VORKOMMEN: Ufer, feuchter Boden auf Waldlichtungen, Auwälder, Gräben. Zeigerpflanze für Kalk und Basenreichtum.
VERWECHSLUNG: Kahler Alpendost (*Adenostylis glabra*). Nur 80 cm hoch, Stängel fein gerillt, herzförmige Blätter. Blütenköpfchen meist nur mit 3 Röhrenblüten und 3 Hüllblättern. Leicht giftig, alte Hustenpflanze.

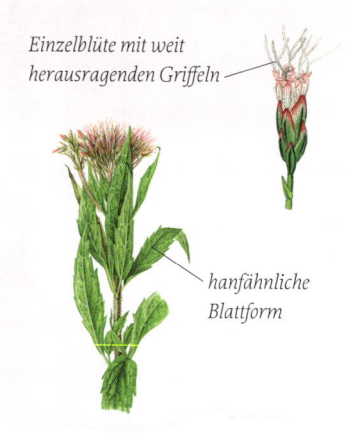

Einzelblüte mit weit herausragenden Griffeln

hanfähnliche Blattform

Wasserdost — W

ZEIGT STÖRZONEN AN

Bei Spaziergängen ist diese stattliche Staude am Wegesrand nicht zu übersehen. Ihre Blüten wimmeln nur so von Schmetterlingen und Insekten. Unter Rutengängern gilt der Wasserdost als Zeiger von Störzonen. Er wächst bevorzugt auf Wasseradern.

STÄRKT DIE ABWEHRKRÄFTE UND BRINGT NEUE ENERGIE

Bitterstoffglykoside, Eupatorin, Harze, Gerbstoffe und ätherisches Öl stärken gemeinsam auf unspezifische Art Immunsystem, Leber und Lymphsystem. Homöopathisch eingesetzt hilft *Eupatorium*, wenn sich Erkältungskrankheiten mit Fieber, Gefühl der Zerschlagenheit und Muskelschmerzen ankündigen. Er hilft auch bei akuten Virus-Infektionen, z. B. mit H1N1-Viren. Nach längeren Infektionen bringt er schnell wieder neue Kräfte. Bereiten Sie bei sonnigem Wetter aus den Blüten eine Essenz, die Sie unbedenklich zur Stärkung der

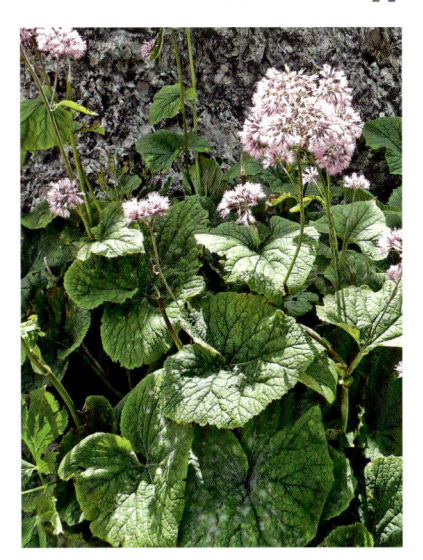

Der Kahle Alpendost hat große herzförmige Blätter.

Abwehrkräfte oder bei Erkältungskrankheiten und Fieber einnehmen können. Bitte beachten: Unser einheimischer Wasserdost enthält toxische Pyrrolizidin-Alkaloide und sollte deswegen nur in geringer Dosierung und nur kurzzeitig angewendet werden. Die nordamerikanische Art *Eupatorium perfoliatum* enthält diese Alkaloide allerdings nicht.

HEILT DIE LEBER UND BRINGT DEN REGEN

König *Eupator* von Pontus verwendete diesen *Leberbalsam* vor etwa 2100 Jahren gegen sein Leberleiden (s. S. 144, Odermennig). *Cannabinum* spricht von den hanfähnlichen Blättern. *Wasserhanf* ist ein noch heute gebräuchlicher Name. *Dost* bedeutet *Blütenbüschel*. *Donnerkraut* und *Blauwetterkühl* sind alte Namen, die davon erzählen, dass die Pflanze früher beim Regenzauber verwendet wurde.

Als Blütenessenz

Geben Sie in ein Glasschälchen etwa 50 ml Quellwasser und bedecken Sie die Wasseroberfläche mit den kleinen Blüten. Lassen Sie diese Schale etwa 3 Stunden lang in der Sonne stehen, damit das Wasser die Information aufnimmt. Danach schöpfen Sie die Blüten wieder heraus und füllen die wässrige Essenz in einen Messbecher. Geben Sie die gleiche Menge Brandy hinzu. Bewahren Sie die Essenz in einem braunen Fläschchen auf und beschriften Sie es. Zur Stärkung Ihrer Individualität nehmen Sie davon bis zu 3-mal täglich 1 Tropfen auf ein Glas Wasser.

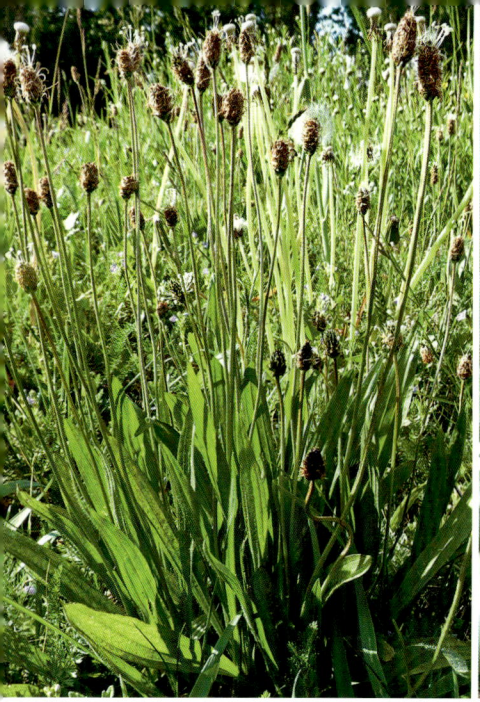

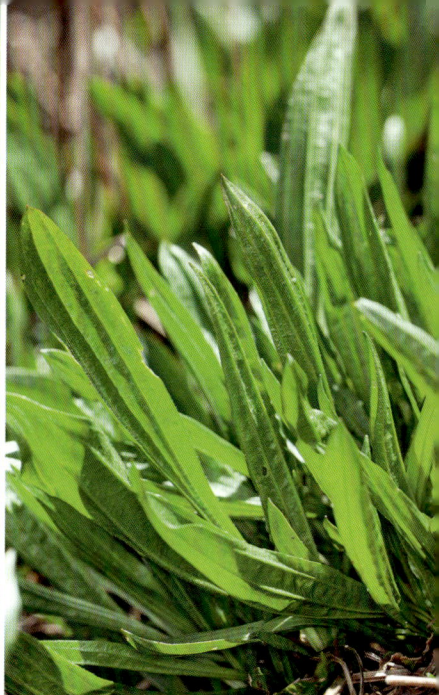

Spitz-Wegerich

Plantago lanceolata — Wegerichgewächse — April – Oktober — H 10–40 cm

MERKMALE: Staude. Blätter in grundständiger Blattrosette, fast kahl, meist aufrecht, zerstreut behaart, schmal lanzettlich, 2–4 cm breit, bis zu 30 cm lang. 3–7 parallele Nerven, an der Unterseite hervortretend. Blüten unauffällig bräunlich, zahlreich in zylindrisch ovaler Ähre, 1–3 cm lang, Staubgefäße gelblich, wie ein Rundkragen abstehend.
VORKOMMEN: Wiesen, Weiden, Wegränder.
VERWECHSLUNG: Breit-Wegerich *(Plantago major)*. Wächst lieber an oder auf Wegen. Blätter breit eiförmig, 5–9 cm breit, 10–15 cm lang, mit 3–9 dicken Parallelnerven, verschmälert sich plötzlich in einen kräftigen Stiel. Blüten unscheinbar grünlich, in schmaler, lang gezogener Ähre mit bis zu 15 cm Länge. Fast genauso wirksam, außerdem gutes »Blasenpflaster«.

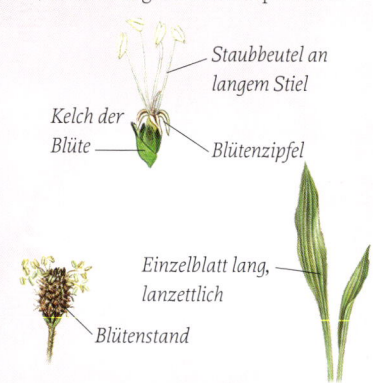

- Staubbeutel an langem Stiel
- Kelch der Blüte
- Blütenzipfel
- Blütenstand
- Einzelblatt lang, lanzettlich

Wegerich — W

WUNDPFLASTER AM WEGESRAND

Er ist auf jeder Wiese zu finden und steht als Erste Hilfe bereit bei Verbrennungen mit einer Brennnessel, bei Insektenstichen und bei kleinen Schürfwunden. Zerquetschen Sie einfach die Blätter zwischen den Handflächen – so lange, bis der grüne Pflanzensaft heraustritt –, und reiben Sie ihn sorgfältig auf die betroffene Stelle. Durch seine Wirkung hören Brennnesselspuren auf zu brennen, Insektenstiche schwellen nicht an und kleine Wunden heilen schnell wieder zu.

EIN BEWÄHRTES HUSTENMITTEL

Dank des Zusammenspiels von Schleim, Gerbstoffen, Flavonoiden, Kieselsäure und antibakteriell wirkenden Iridoidglykosiden (Aucubin) sind Tee, Saft oder Sirup aus diesem Heilkraut Hustenmittel für alle Fälle. Sie hemmen Entzündungen, lösen den festsitzenden Schleim und erleichtern das Abhusten selbst bei chronischem Husten und Keuchhusten. Ernten Sie die Blätter, bevor die Pflanze anfängt zu blühen. Den Tee daraus setzen Sie kalt an, indem Sie 1 TL Kraut mit 250 ml kaltem Wasser

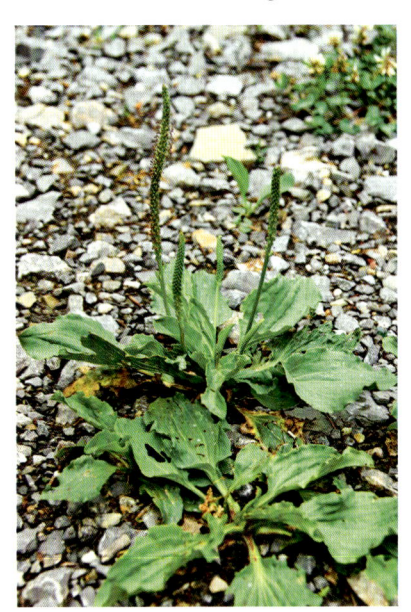

Der Breit-Wegerich unterscheidet sich durch die deutlich breiteren Blätter vom Spitz-Wegerich.

übergießen und ihn mindestens 30 Minuten stehen lassen. So lösen sich die wertvollen Schleimstoffe schonend heraus. Natürlich können Sie auch heißes Wasser nehmen, wenn es schneller gehen muss. Die Früchte schmecken wie kleine Nüsschen, sie enthalten sehr viel Schleim und regulieren den Stuhlgang auf sanfte Weise.

Delikatesse für unterwegs

Frische Wegerich-Blätter – egal ob vom Spitz- oder Breit-Wegerich – gehören im Frühjahr über jeden Salat oder aufs Butterbrot. Sie versorgen den Körper mit Mineralien und reinigen das Blut. Die jungen, zarten Blütenstände schmecken frisch geknabbert ein bisschen wie Steinpilze. Noch leckerer wird es, wenn Sie sie in Butter anbraten oder als Suppe zubereiten.

DER KÖNIG DES WEGES

Plantago ist die *Fußsohle* und bezieht sich vielleicht darauf, dass die verschiedenen Wegerich-Arten an ihren Standorten mit Füßen getreten werden. Im *lanceolata* hören wir die *Lanze* mitklingen: Die länglichen Blätter erinnern an die früher so oft benutzte Waffe. *Major* heißt *größer* und bezieht sich auf die Blätter. *Rich* ist im Deutschen das alte Wort für *König*. Der Wegerich ist also der *König des Weges*.

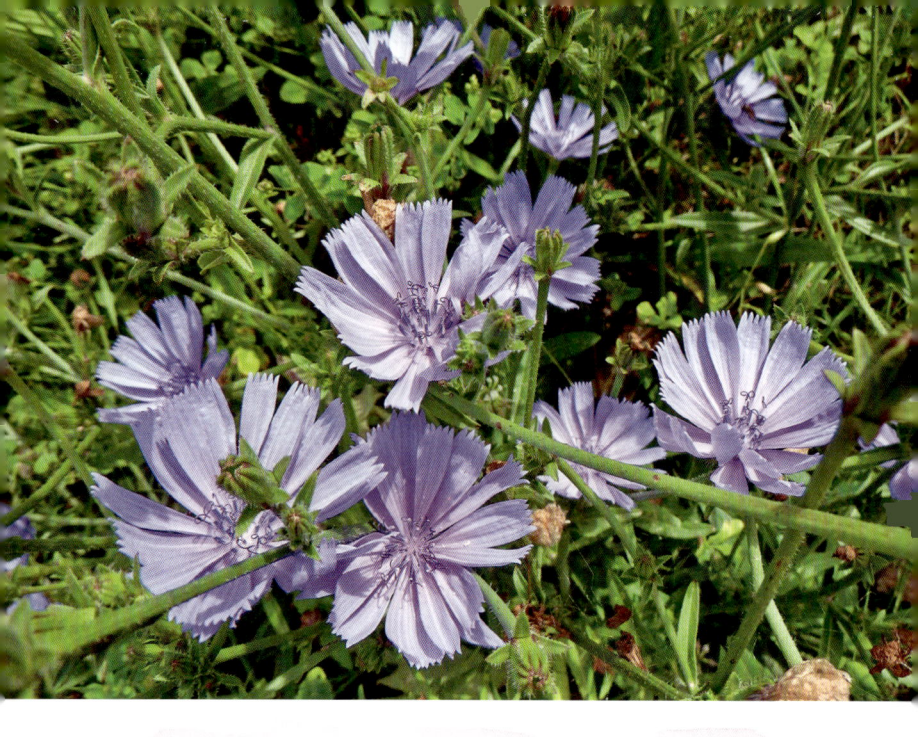

Wegwarte

Cichorium intybus — Korbblütler — Juli – September — H 30–100 cm

MERKMALE: Staude. Stängel aufrecht, mit Milchsaft, zäh, sparrig verzweigt, leicht rau behaart. Grundblätter rosettig, Blätter unten buchtig-fiederlappig, oben lanzettlich, schmaler werdend. Blüten in den oberen Blattachseln, himmelblau, 3–4 cm Durchmesser, Ränder der Zungenblüten mäusezähnchenartig gezackt.

VORKOMMEN: Wegränder, Weiden, sonnige und trockene Böden.

VERWECHSLUNG: Kornblume *(Centaurea cyanus)*. Pflanze kleiner, zarter. Blätter graugrün, sehr viel feiner. Blütenköpfchen mit eiförmiger, 10–15 mm langer Hülle, randständige Röhrenblüten trichterförmig vergrößert. Bringt blaue Farbe in Tee-Mischungen.

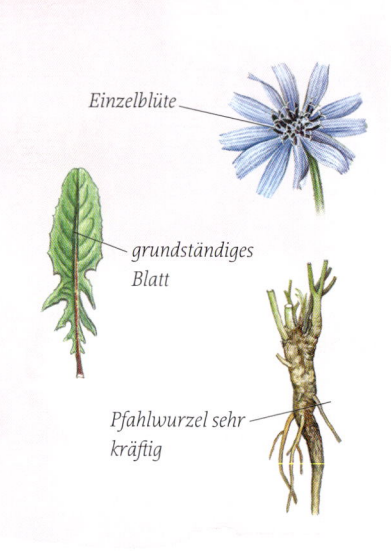

Einzelblüte

grundständiges Blatt

Pfahlwurzel sehr kräftig

REAKTION AUF VERÄNDERTE LICHTVERHÄLTNISSE

Mit ihren blauen Blütenaugen folgt die Wegwarte dem Weg der Sonne vom Aufgang bis zur Mittagszeit. Früher schloss sie genau um 11 Uhr die Blüten wieder, heute irritiert offensichtlich die Verschmutzung der Luft die innere Uhr der Pflanze so sehr, dass sie ihre Blüten erst im Lauf des Nachmittags schließt.

FÜR INNERE ORGANE, HAUT, AUGEN

Graben Sie die Wurzel im Herbst aus. Befreien Sie sie von der Erde, waschen Sie sie gründlich und schneiden Sie sie zum Trocknen in kleine Scheibchen. Für einen Tee übergießen Sie 1 TL davon mit 250 ml kochendem Wasser und lassen den Tee 10 Minuten ziehen. Die Bitterstoffe stärken und reinigen den Körper. Bei Schwächezuständen regen sie Appetit und Verdauungssäfte an und helfen bei Magen-, Leber- und Milzbeschwerden. Wegwarte aktiviert auch Niere und Blase und bessert Ekzeme und Hautunreinheiten. Darüber hinaus

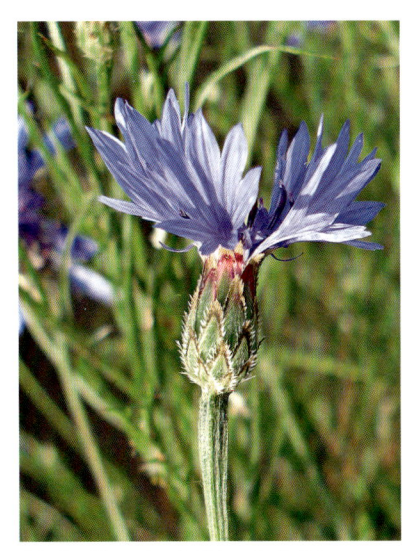

Die Kornblume ist zierlicher als die Wegwarte und ab und zu wieder in unseren Kornfeldern zu entdecken.

schirmt sie gegen Erdstrahlen und Elektrosmog ab und befreit den Körper von belastenden Schwermetallen. Die Blüten stecken voller Eisen und kräftigen bei Blutarmut. Der Tee aus den Blüten stärkt – auch als Augenbad – empfindliche oder gereizte Augen. Geben Sie dafür 1 Handvoll frische oder getrocknete Blüten auf 250 ml heißes Wasser und lassen Sie den Tee 5 Minuten zugedeckt ziehen. Trinken Sie zur Stärkung des Blutes 2 Tassen täglich.

SELBSTLOSE LIEBE

Die alten Griechen formten aus *kio – ich gehe* – und *chorion – das Feld* – den Namen *kichorion* und meinten damit das Vorkommen dieser Pflanze an Feldwegen. »Die Wegwarte *wartet* wirklich an jedem *Weg* auf dich, um dich gesund zu machen«, formulierte Sebastian Kneipp. Bei den Bach-Blüten ist *Chicory* die Essenz für uneigennützige Liebe.

Gesunder Kaffee-Ersatz

Graben Sie die Wurzeln aus, waschen, putzen und schneiden Sie sie in kaffeebohnengroße Stücke. Diese rösten Sie auf einem Backblech im Backofen bei 200 °C und leicht geöffneter Tür, bis die Stücke dunkelbraun sind. Wenn sie ausgekühlt sind, bewahren Sie sie in einer Dose auf. Vor Gebrauch mahlen Sie sie in einer Kaffeemühle zu Pulver und brühen dieses wie Kaffee auf. Genauso können Sie auch Kaffee aus Löwenzahn-Wurzeln ausprobieren.

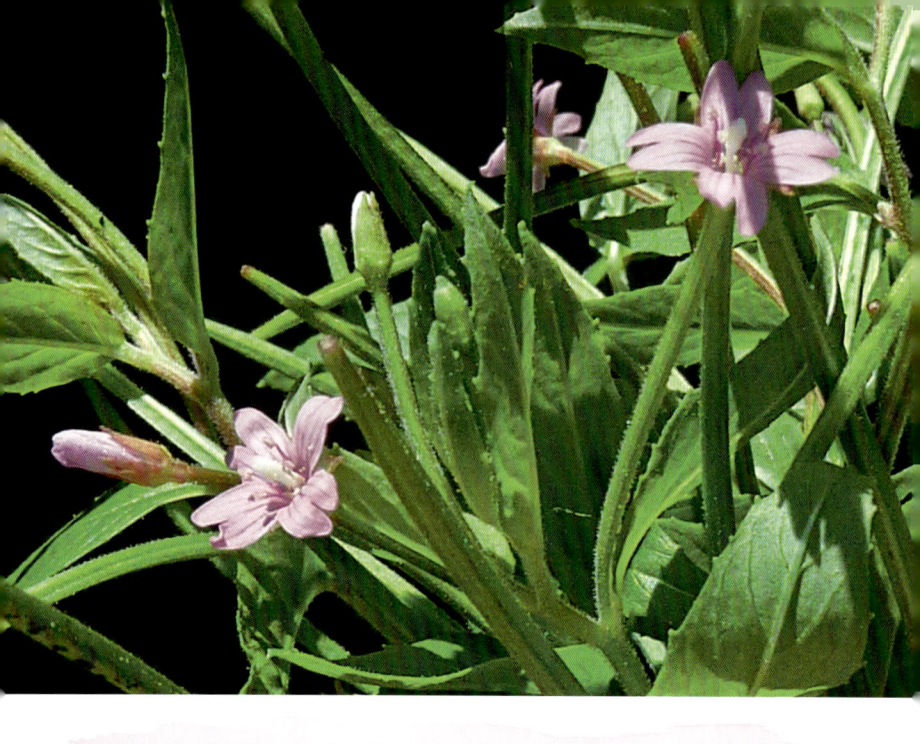

Kleinblütiges Weidenröschen

Epilobium parviflorum — Nachtkerzengewächse — Juli – September — H 15–60 cm

MERKMALE: Staude. Stängel aufrecht, rund, abstehend behaart. Blätter gegenständig, länglich, sitzend, schwach gezähnt, weich behaart. Blüten hellrot, 4 herzförmige Blütenblätter, kolbenförmige Narbe, Krone 4–9 mm lang, Blüten in der Knospe aufrecht, in endständigen, lockeren Trauben. Frucht eine lange, schotenförmige Kapsel, springt in 4 Klappen auf, zahlreiche Samen mit Haarschopf.
VORKOMMEN: Ufer, Gräben, feuchte Böden, Auwälder, Halbschatten.
VERWECHSLUNG: Viele ähnliche kleinblütige Arten, z. B. Schmalblättriges Weidenröschen *(E. angustifolium)*. Bis zu 2 m hoch. Blätter wechselständig. Blüten größer, bis zu 15 mm lang, Blüten rosa, in langer endständiger Traube. Samen fein behaart. Ähnlich wirksam.

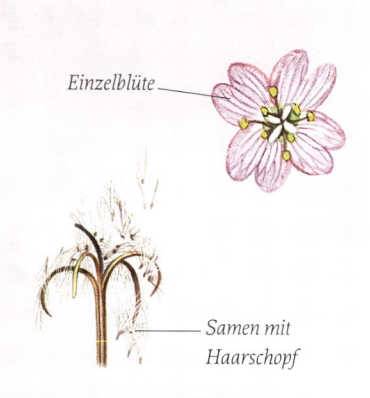

Einzelblüte

Samen mit Haarschopf

Weidenröschen — W

PRACHT DER SAMEN

Alle Weidenröschen-Arten sind wahre Ästheten. Sie entfalten ihre Blüten langsam und genussvoll: Die Kelchblätter machen den Auftakt, es folgen die Blütenblätter, danach stellen sich die Staubblätter auf und schließlich erscheint der Stempel in der Mitte. Ist die Blütezeit vorbei und der Samen gereift, öffnet sich die Fruchtkapsel in vier langen Streifen und präsentiert ihre Früchte an langen, fein gekämmten Haaren, die so filigran und exakt ineinander gewoben sind, dass jede Spinnerin neidisch werden könnte.

FÜR BLASE UND PROSTATA

Beta-Sitosterin, Flavonoide, Schleime und Gerbstoffe sind Inhaltsstoffe dieser Pflanze. Die Indianer Nordamerikas verwendeten ihre heimischen Weidenröschen-Arten zur Behandlung von Harnträufeln und Harnverhalten bei älteren Menschen. Maria Treben empfahl ihre Anwendung bei der gutartigen Vergrößerung der Prostata und berichtete über große Erfolge. Auch bei der Reizblase hilft der Tee. Die jungen Triebe schmecken ein bisschen nach Spargel und sind eine Bereicherung für die Kräuterküche.

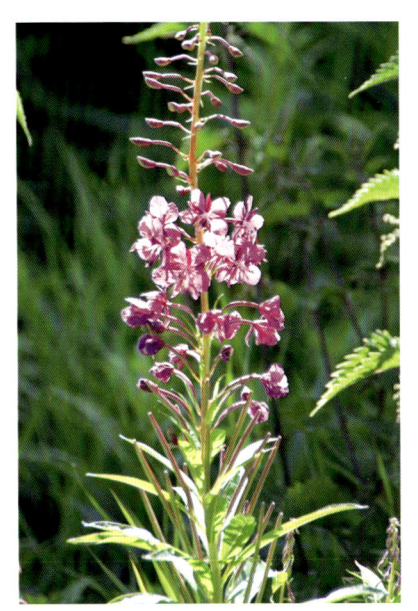

Das Schmalblättrige Weidenröschen zeichnet sich durch hohe Blütenkerzen aus.

Reinigt die Harnwege

Von allen Weidenröschen-Arten können Sie die oberen 30 cm der Triebe ernten, deren Blüten nicht größer als 1 cm sind – sie sind am wirksamsten. Streifen Sie Blüten und Blätter zum Trocknen von den Stängeln. Es ist in Ordnung, wenn sich dabei »Samenwolle« bildet. Übergießen Sie 1 TL Trockengut mit 250 ml heißem Wasser und lassen Sie den Tee nur 3 Minuten ziehen. Trinken Sie je 1 Tasse morgens nüchtern und abends vor dem Abendessen – das reinigt die Harnwege. Machen Sie nach 3 Wochen Tee-Kur 1 Woche Pause.

OFT IM KRÄUTERSTRAUSS

Epilobium bedeutet so viel wie *Veilchen auf Schote*, denn die entfernt veilchenähnliche Blüte sitzt auf einem langen schotenähnlichen Fruchtknoten. *Parvus* ist lateinisch und heißt *klein*, *flora* ist die *Blüte*. Weidenröschen heißt diese gesamte Pflanzengattung wegen der weidenähnlichen Blätter. Die großen Blütenkerzen des hohen Schmalblättrigen Weidenröschens waren früher oft ein Bestandteil des Kräutersträußes (Kräuterbuschen), der zu Mariä Himmelfahrt gebunden wurde. Sie sollten den Blitz fernhalten.

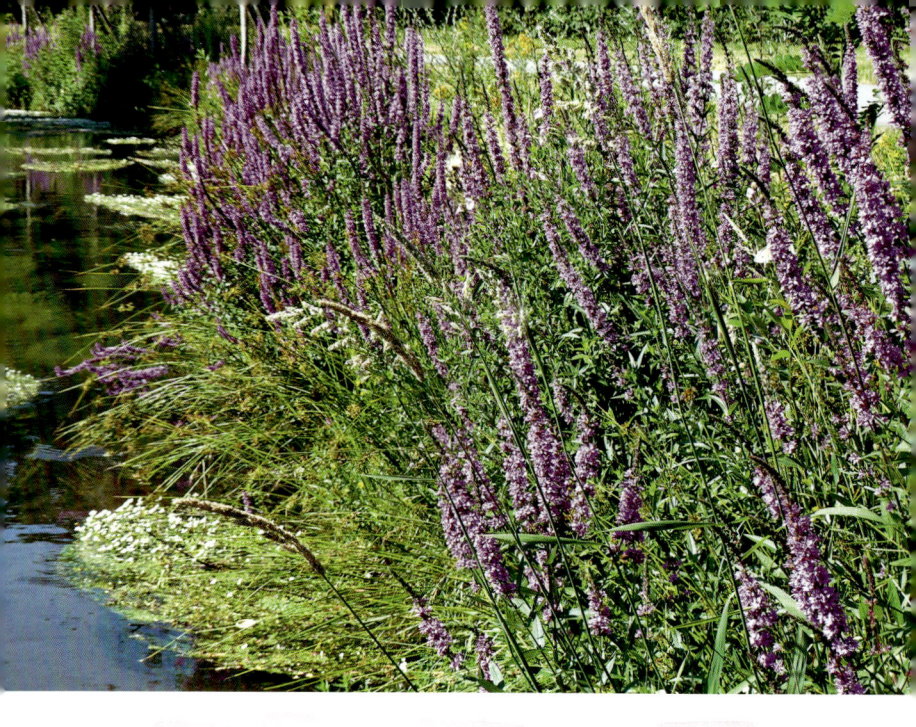

Blut-Weiderich

Lythrum salicaria — Weiderichgewächse — Juni – September — H 50–180 cm

MERKMALE: Staude. Dicker, holziger, aufrechter Wurzelstock. Stängel 4- bis 6-kantig, rötlich gefärbt, im unteren Teil ästig verzweigt. Untere Blätter gegenständig oder zu dritt sitzend, lanzettlich. Purpurrote Blüten gipfelständig, in langen Kerzen, Einzelblüte mit 6 Kronblättern, etwa 1 cm lang, 12 Staubblätter in 2 Kreisen. Frucht 2-klappige Kapsel, zahlreiche schleimhaltige Samen.
VORKOMMEN: Häufig an Seeufern, Teichen, Bächen, Flüssen, in Straßengräben, auf nassen Weiden und Flachmooren.
VERWECHSLUNG: Schmalblättriges Weidenröschen (*Epilobium angustifolium*). Ähnlich groß, alle Blätter wechselständig, ähnliche Blütenfarbe, aber Blütenkerze in lockerer Pyramide. Beruhigt Magen-Darm-Trakt, Blase und Prostata.

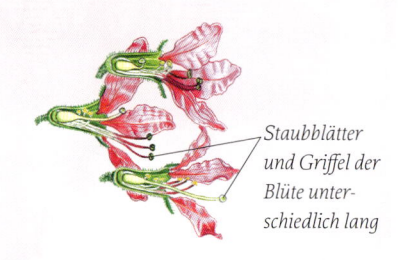

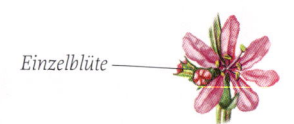

Staubblätter und Griffel der Blüte unterschiedlich lang

Einzelblüte

Weiderich — **W**

HILFT BEI BLUTUNGEN, DURCHFALL UND EKZEMEN

Wie sein Name und die Farbe seiner Blüten andeuten, wurde der Blut-Weiderich in früheren Jahrhunderten zum Stillen von Blutungen verwendet. Dazu gehörten äußere Verletzungen, Nasenbluten oder zu starke Menstruationsblutungen.

STILLT SCHMERZEN, BERUHIGT DEN DARM

Hildegard von Bingen schrieb, der Blut Weiderich sei angenehm wie eine Salbe für die schmerzenden Eingeweide. 5–12 % Gerbstoffe, Salicylsäure-Derivate, Phytosterine und wenig ätherisches Öl helfen, neben Blutungen auch Schmerzen zu stillen. Trotz seiner vielversprechenden Inhaltsstoffe wird der Blut-Weiderich bei uns kaum noch verwendet. In Frankreich allerdings trinkt man den Tee aus den blühenden Zweigspitzen gerne gegen Durchfall und chronische Entzündungen der Magen- und Darmschleimhaut.

Ernten Sie das obere Drittel der blühenden Triebe und hängen Sie sie in Büscheln zum Trocknen auf. Bereiten Sie den Tee aus 1 TL des getrockneten Krauts mit Blüten und 250 ml kochendem Wasser. Lassen Sie

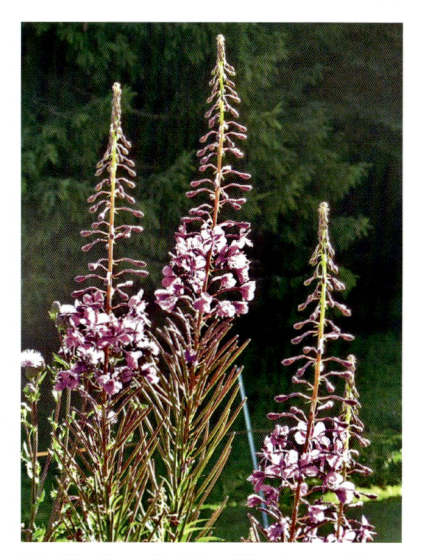

Die Blütenkerze des Schmalblättrigen Weidenröschens ist größer und üppiger als die des Blut-Weiderichs.

ihn 5 Minuten ziehen und trinken Sie 2–3 Becher pro Tag. Bei juckenden Ekzemen oder schlecht heilenden Wunden tränken Sie Kompressen mit dem Tee und legen Sie sie auf die betroffenen Stellen.

VERTREIBT GEWITTER UND STREIT

Lythron bedeutet im Griechischen *blutüberströmt*. *Salix* heißt die Weide, *salicaria* weist auf die Ähnlichkeit der Blätter mit der Weide und die enthaltenen Salicylsäure-Derivate hin. Unsere Vorfahren glaubten, dass sich in dieser Pflanze hilfreiche Heinzelmännchen verstecken, und nannten sie *Guter Heinrich*. In England heißt die Pflanze *Loosestrife*, übersetzt heißt das *Auflösung des Streites*. Ein Kranz aus Blut-Weiderich zwischen zwei Pflugochsen gehängt, machte sie friedlich – und sie zogen den Pflug in die gleiche Richtung.

Von robuster Natur

In Nordamerika ist der Blut-Weiderich unbeliebt, weil er sich mit unglaublichen 2 Millionen Samen pro Pflanze vermehrt und viele Feuchtgebiete erobert. Immerhin vertreibt er Fliegen, Stechmücken und sogar Schlangen, wenn man ihn am Lagerfeuer verräuchert. Probieren Sie das beim nächsten Grillabend im Garten einmal aus.

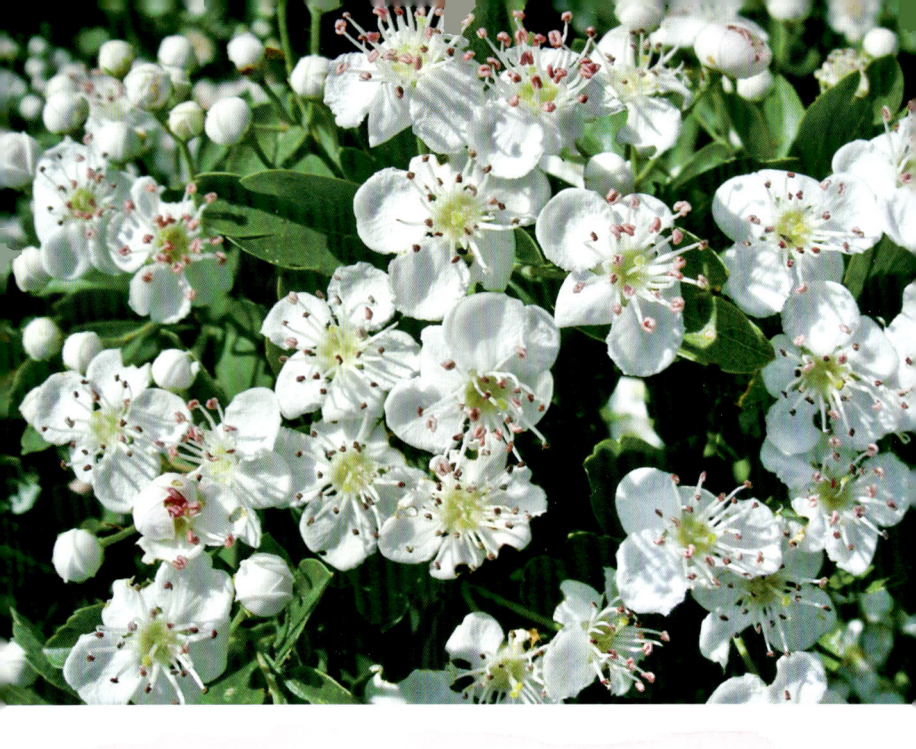

Eingriffliger Weißdorn

Crataegus monogyna — Rosengewächse — April – Mai — H 200–400 cm

MERKMALE: Strauch oder kleiner Baum. Dicht verzweigt, dornig, junge Zweige kahl oder behaart. Blätter rautenförmig, bis weit über die Mitte 3- bis 7-lappig geteilt, Lappen ganzrandig oder mit wenigen Zähnen, Buchten stumpf, Blattnerven nach außen gebogen. Blütenstiele behaart. Blüten weiß, 8–15 mm Durchmesser, mit nur 1 Griffel. Frucht rot, kugelig, 6–10 mm groß, meist mit nur 1 Kern.
VORKOMMEN: Hecken, Wegränder, Waldränder.
VERWECHSLUNG: Zweigriffliger Weißdorn *(Crataegus laevigata)*. Blätter aber eiförmig und nur bis zur Hälfte sowie nur 3- bis 5-lappig geteilt. Blattnerven einwärtsgebogen. Blütenstiele kahl. Blüten mit 2 oder 3 Griffeln. Frucht mit 2 oder 3 Kernen. Genauso wirksam.

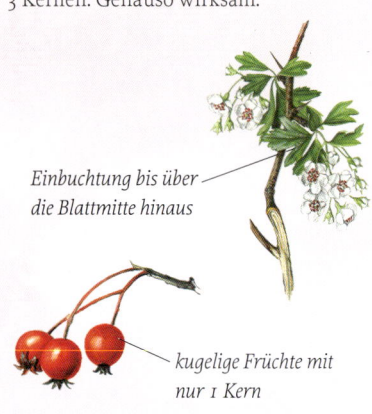

Einbuchtung bis über die Blattmitte hinaus

kugelige Früchte mit nur 1 Kern

Weißdorn — W

HÄLT DAS HERZ IN SEINEM NATÜRLICHEN RHYTHMUS

Die Beeren des Weißdorns wurden in alten Zeiten bei Magen-Darm-Problemen genutzt. Die rhythmisierende Wirkung auf das Herz wurde erst Ende des 19. Jahrhunderts entdeckt – am Beginn unserer Zeit, deren Takt von Maschinen diktiert wird.

BESCHÜTZER DES HERZENS

Blüten, Blätter und Beeren stärken das Herz. Zum Zeitpunkt der Blüte enthalten Blätter und Blüten die meisten Wirkstoffe – genau jetzt ist der richtige Zeitpunkt für die Ernte. Pflücken Sie beide zusammen und trocknen Sie sie ausgebreitet auf einem Tuch im Schatten. Übergießen Sie 1 TL davon mit 250 ml heißem Wasser und lassen Sie den Tee 5 Minuten ziehen. Auch die reifen Beeren wirken auf das Herz – allerdings sehr viel schwächer. Im Herbst können Sie sie ernten, trocknen und dem Tee beimischen. Weißdorn stärkt das müde, erschöpfte Herz auch nach einer langen Erkrankung oder Grippe. Menschen im beruflichen Dauerstress, denen die Ellenbogenmentalität oder Mobbing zu Herzen geht, werden ebenso durch Weißdorn gestärkt. Als Radikalfänger schützt er das Herz vor Umweltschäden und sorgt dafür, dass die Herzkranzgefäße besser durchblutet werden und den Sauerstoff effektiv ausnutzen können. So kann der Herzmuskel besser, beständiger und gleichmäßiger arbeiten.

FEST UND HART MIT NUR EINEM GRIFFEL

Crataegus leitet sich von dem griechischen Wort für *fest*, *stark* ab und bezieht sich auf das harte Holz des Stamms. Aus der Mitte seiner kleinen Rosenblüten ragt nur ein

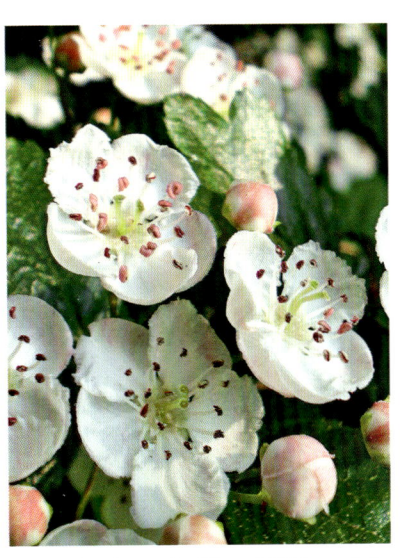

In der Blüte des Zweigriffligen Weißdorns sind 2 oder 3 Griffel mit Narben zu sehen.

Griffel hervor, deshalb heißt er *monogyna*. *Weißdorn* heißt der wehrhafte Busch, weil ihn im Frühjahr unzählige Blüten in ein weißes Kleid hüllen.

Für innere und äußere Schönheit

Die jungen Blätter sind eine Delikatesse. Kauen Sie beim Wandern ein stärkendes Weißdorn-Blatt als biologischen Kaugummi. Nehmen Sie ruhig einen kleinen Vorrat mit nach Hause, denn die Blätter lassen sich vielseitig in der Küche verwenden. Sie schmecken lecker im Salat, auf der Pizza oder im Kräuterbrot. Und noch ein Tipp: Wer am Morgen des 1. Mai sein Gesicht in dem Tau der Blüten wäscht, wird ein ganzes Jahr lang in Schönheit erstrahlen. So ist es jedenfalls überliefert.

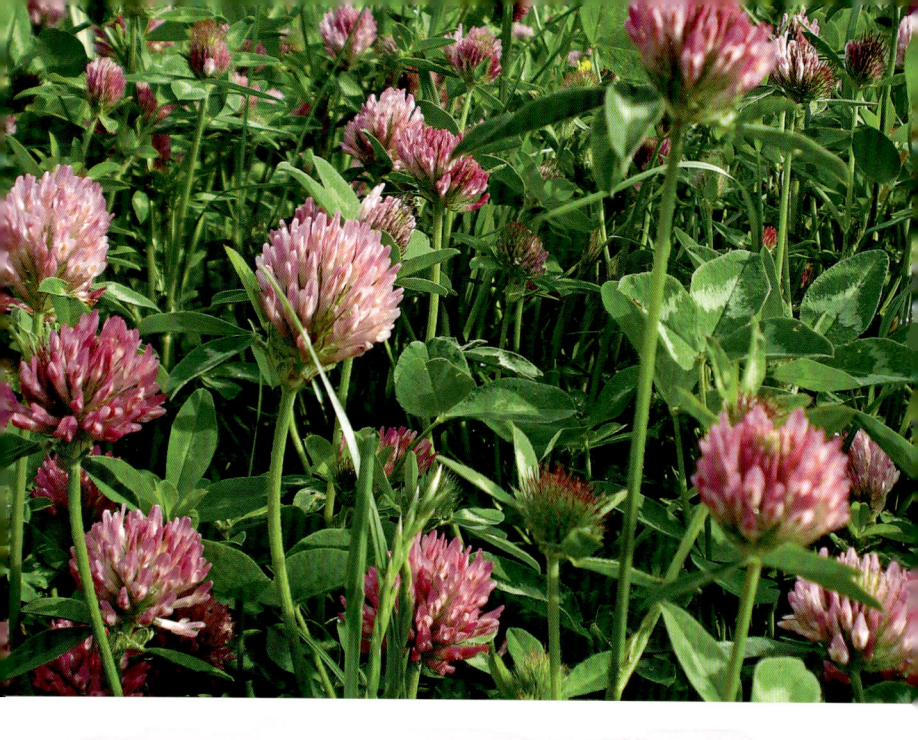

Roter Wiesenklee, Rot-Klee

Trifolium pratense — Schmetterlingsblütler — Mai – Oktober — H 10–40 cm

MERKMALE: Staude. Formenreich. Stängel aufsteigend oder aufrecht. Blätter lang gestielt, 3-zählig mit ovalen Fiedern, unterseits behaart, oft mit heller oder dunkler Zeichnung. Nebenblätter scharf zugespitzt. Blüten rosafarben bis purpurn, Krone 12–18 mm lang, in rundlich eiförmigen Köpfchen von 2–3 cm Durchmesser, von den obersten Blättern umgeben.
VORKOMMEN: Wiesen, nährstoff- und basenreiche Standorte, Futterpflanze.
VERWECHSLUNG: Weiß-Klee *(Trifolium repens)*. Pflanze insgesamt kleiner. Stängel weit kriechend, an den Knoten wurzelnd. Blüten weiß, in etwa 2 cm breiten Köpfchen, deutlich gestielt. Weniger wirksam.

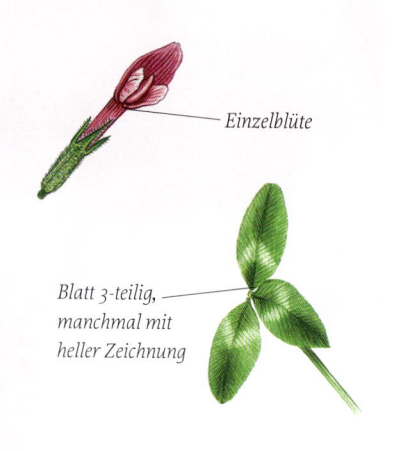

Einzelblüte

Blatt 3-teilig, manchmal mit heller Zeichnung

Wiesenklee

ALS HEILKRAUT NEU ENTDECKT

Skandinavier und Briten schätzen schon seit Jahrhunderten den Klee als Heilpflanze bei Husten, Hautkrankheiten und zur Blutreinigung. Bei uns galt er lange nur als Futterpflanze, die die Milchleistung der Kühe steigert. Doch dann entdeckte man in ihm Phytoöstrogene, die pflanzlichen Vorstufen der Östrogene. Der Rot-Klee wurde auch bei uns zur Heilpflanze.

FÜR DIE WEIBLICHE SEITE

Im Roten Wiesenklee sind Isoflavone enthalten, die im menschlichen Körper eine östrogenartige Wirkung entwickeln (Phytoöstrogene). Sie sind für unsere westeuropäischen Körper leichter zu verwerten und verträglicher als Isoflavone aus asiatischem Soja. Tee oder Präparate aus dem Handel steigern das Wohlbefinden in den Wechseljahren.

Für den Tee übergießen Sie 1 TL Blüten und Blätter mit 250 ml heißem Wasser und lassen ihn 5 Minuten zugedeckt ziehen. Er hilft auch bei Prämenstruellem Syndrom (PMS) und schmerzhafter Menstruation. Gleichzeitig erhöht er die Feuchtigkeit von Haut und Schleimhaut. Die Pflanze reinigt die Lymphe, entschlackt den Körper und bessert Hauterkrankungen, Ekzeme oder Psoriasis. Außerdem senkt sie den Cholesterin- und Triglyzeridspiegel bei Herz-Kreislauf-Erkrankungen und bei Arteriosklerose.

Rot-Klee kann die Entstehung und das Wachstum von Tumoren hemmen. Das National Cancer Insitute in den USA hat ihn untersuchen lassen, weil er von 33 verschiedenen Volksstämmen Nordamerikas als Anti-Krebsmittel verwendet wird. Sie identifizierten in den Blüten tumorhemmende Verbindungen und Radikalfänger.

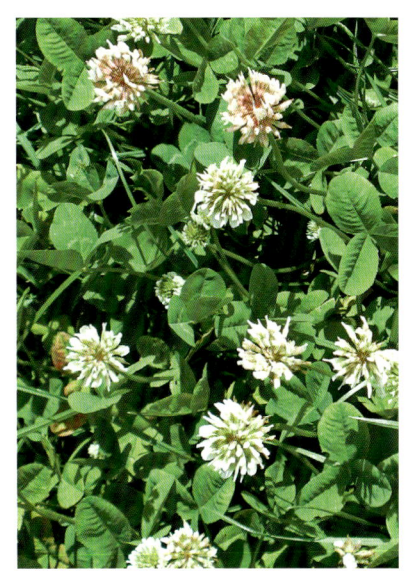

Der Weiß-Klee wächst an Wegrändern und im Rasen.

TYPISCH: DREI BLÄTTER

Trifolium pratense bedeutet wörtlich: *dreizählige Blätter, die auf der Wiese wachsen.* Als *Klee* werden alle Pflanzen mit diesem charakteristischen Dreiblatt bezeichnet.

Öl zur Hautpflege

Geben Sie frische Blüten in ein Schraubglas mit weitem Hals und gießen Sie so lange gutes Oliven-Öl darüber, bis alles bedeckt ist. Lassen Sie den Ansatz 4 Wochen bei Zimmertemperatur stehen, schütteln Sie ihn täglich um und filtrieren Sie ihn dann durch einen Kaffeefilter ab. In einer dunklen Glasflasche ist das Öl lange haltbar. Klee-Blüten-Öl ist wertvoll bei trockener Haut, Ekzemen und Psoriasis.

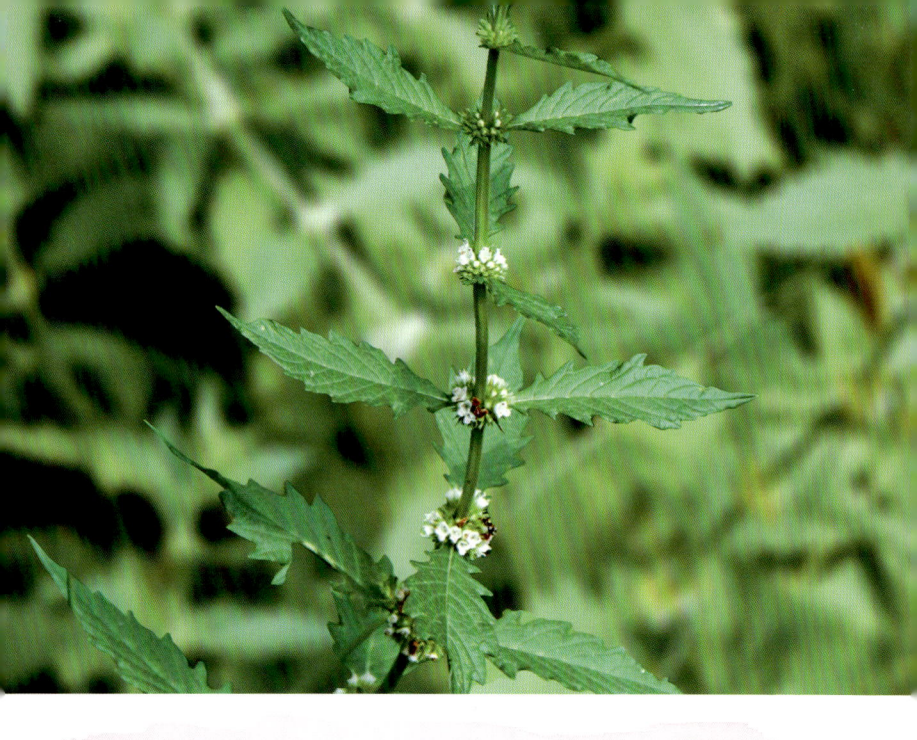

Ufer-Wolfstrapp

Lycopus europaeus — Lippenblütler — Juli – September — H 20–80 cm

MERKMALE: Staude. Schwach behaart, mit Wurzelausläufern. Stängel aufrecht, wenig verzweigt. Blätter gekreuzt gegenständig, gestielt, lanzettlich, grob und tief gezähnt. Blüten weiß, innen rötlich gefleckt, klein, in dichten Scheinquirlen in den oberen Blattachseln, Krone 4–6 mm lang, fast regelmäßig 4-spaltig. Kelch mit 5 langen, stechenden Zähnen.
VORKOMMEN: Ufer, Gräben, Brüche.
VERWECHSLUNG: Echtes Herzgespann (*Leonurus cardiaca*, S. 84). Bis zu 120 cm hoch, Blätter länger, gelappt, gröber gezähnt, dunkler grün. Blüten altrosa, bilden einen beblätterten ährenartigen Blütenstand, Krone 8–12 mm lang.

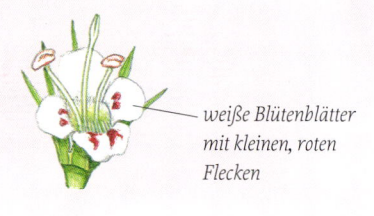

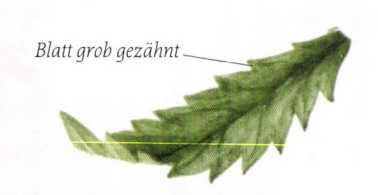

weiße Blütenblätter mit kleinen, roten Flecken

Blatt grob gezähnt

Wolfstrapp — W

DIE KRAFT DES WOLFS

Wenn Pflanzen mit ihrem Namen von Wolf, Bär oder Hirsch erzählen, so bedeutete das für unsere Vorfahren, dass sie sich durch diese Pflanze mit der Kraft dieses Tiers verbinden konnten. Der Wolf hat einen ausgeprägten Familiensinn – auch der Wolfstrapp wächst immer in »Rudeln«. Der Wolf gilt als der große Lehrer, der hilft, das Geheimnis des Lebens zu verstehen.

BRINGT DIE SCHILDDRÜSE INS GLEICHGEWICHT – HÄRTET DIE ZÄHNE

Der Wolfstrapp wirkt auf die Schilddrüse – unser Organ, das für Wachsen und Lernen zuständig ist. Ein Tee daraus bringt dieses Organ ins Gleichgewicht. Einerseits gleicht er eine leichte Unterfunktion aus. Andererseits dämpft er sie bei leichter Überfunktion, die mit Nervosität verbunden ist. Wer abends nicht abschalten kann und immer noch die Hektik des Tags in sich spürt, kann mit dem Tee sanft im Feierabend landen. Auch bei morgendlichem Herzklopfen beruhigt er. Da der Wolfstrapp leicht gestagenartig wirkt, unterstützt er bei Frauen die zweite Zyklushälfte und bringt Erleichterung in den Tagen vor den Tagen (Prämenstruelles Syndrom, PMS). Bei Hitzewallungen in den Wechseljahren und Kreislaufproblemen bringt er Erleichterung. Überraschend ist: Gurgeln mit Wolfstrapp-Tee härtet den Zahnschmelz.

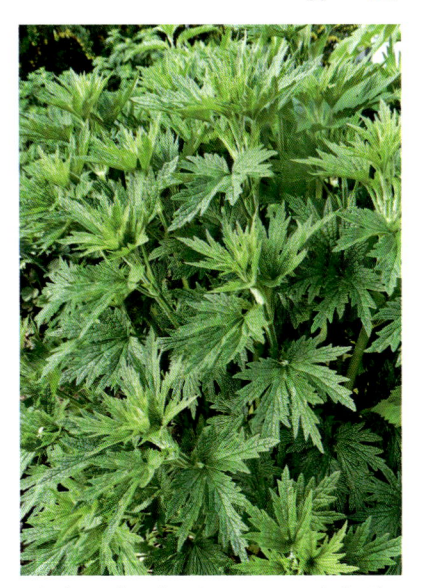

Die Blätter des Echten Herzgespanns sind gröber gezähnt und wirken zerzaust.

WIE DER FUSSABDRUCK EINES WOLFS

Lykos bedeutet im Griechischen *der Wolf* und *pous* ist der *Fuß*. Wir wissen heute kaum noch, wie der Abdruck eines Wolfsfußes aussieht – aber vielleicht zeigen es uns die Blätter dieser Pflanze. *Europaeus* zeigt an, dass er in Europa zu Hause ist. Eine *Trappe* ist ein plumper, großer Fuß oder eine *Tatze*.

Das Einfachste – ein Tee

Sammeln Sie den Wolfstrapp, solange die Pflanze blüht. Das Sammeln geht sehr schnell, denn sie wächst immer in großen Kolonien. Hängen Sie ein lockeres Büschel davon im luftigen Schatten zum Trocknen auf. Bewahren Sie das trockene Kraut in einer Dose oder einem Säckchen auf und zerkleinern Sie es erst vor der Zubereitung. So bleiben die Wirkstoffe länger erhalten. Für einen Tee übergießen Sie 1 TL Kraut mit 250 ml heißem Wasser, lassen es 10 Minuten ziehen und trinken morgens und abends 1 Tasse.

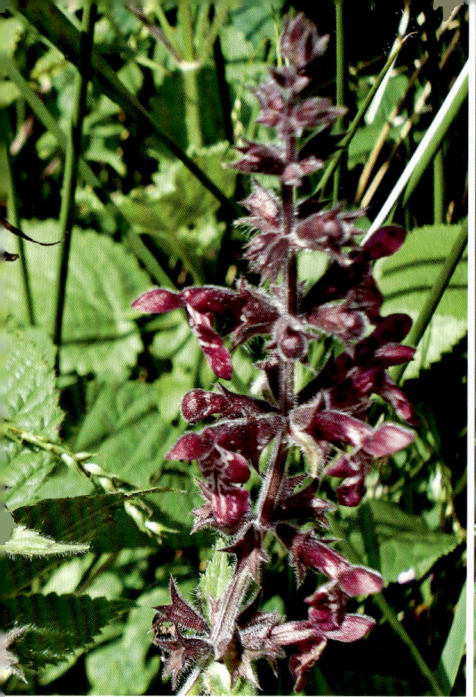

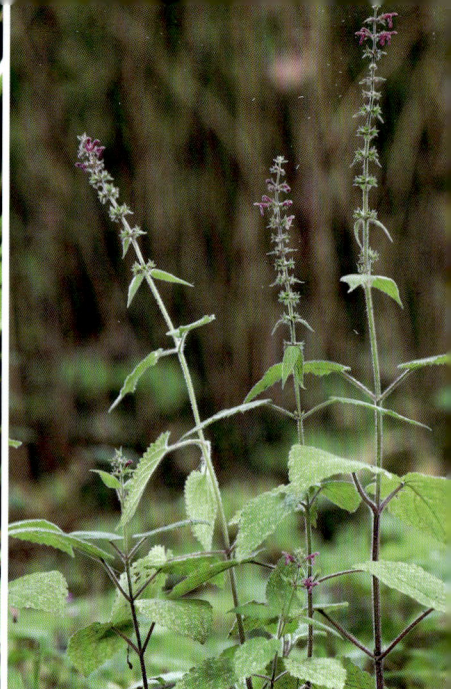

Wald-Ziest

Stachys sylvatica — Lippenblütler — Juni – September — H 30–100 cm

MERKMALE: Staude. Blätter herz-eiförmig, gestielt, grob und spitz gezähnt, abstehend behaart, muffeln beim Zerreiben *(Stinknessel)*. Blüten 12–15 mm lang, dunkelrot bis weinrot, Unterlippe mit markanter weißer Zeichnung, doppelt so lang wie die Oberlippe, fliederartiger Duft, Blüten in Scheinquirlen zu 4–10 am Ende des Stängels. Lange unverdickte, unterirdische Wurzelausläufer.

VORKOMMEN: Wald oder Waldrand, Schatten, feuchte, nährstoffreiche Böden.

VERWECHSLUNG: Sumpf-Ziest *(Stachys palustris)*. Pflanze größer, Blätter lanzettlich, kurz behaart, fein gezähnt, Blüten heller, Krone 14–17 mm lang. Wenig wirksam.

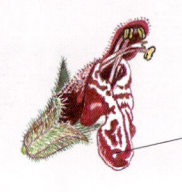

Blüte mit auffälliger Zeichnung auf der Unterlippe

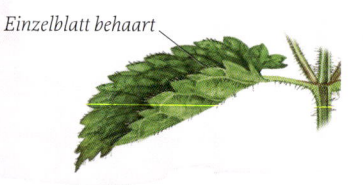

Einzelblatt behaart

Ziest — Z

STÄRKT DAS HERZ

Der Schweizer Kräuterpfarrer Johann Künzle schreibt: »Der Wald-Ziest besitzt so viel herzstärkende Kräfte wie der giftige Fingerhut, ohne dessen Nachteile zu haben.« Er ist eine von jenen Pflanzen, deren Kräfte neu entdeckt werden wollen, denn er bringt die Ruhe des Walds in einen Alltag voller Hektik.

REINIGT VON UMWELTGIFTEN

Ernten Sie das blühende Kraut von Juli bis August und trocknen Sie es im Schatten. Für einen Tee übergießen Sie 1 TL davon mit 250 ml heißem Wasser und lassen ihn 5 Minuten ziehen. Das im Tee enthaltene ätherische Öl wirkt antibakteriell, Gerbstoffe reinigen den Körper von Umwelt- und Stoffwechselgiften und hemmen Entzündungen. Bitterstoffe regen den gesamten Stoffwechsel an. Dieser Tee stärkt in der Rekonvaleszenz und bringt nach schweren Krankheiten wieder auf die Beine. Als »heidnisches Wundkraut« wurde der Wald-Ziest in kämpferischen Zeiten gebraucht, denn das enthaltene Stachydrin stillt Blutungen und lässt Verletzungen heilen.

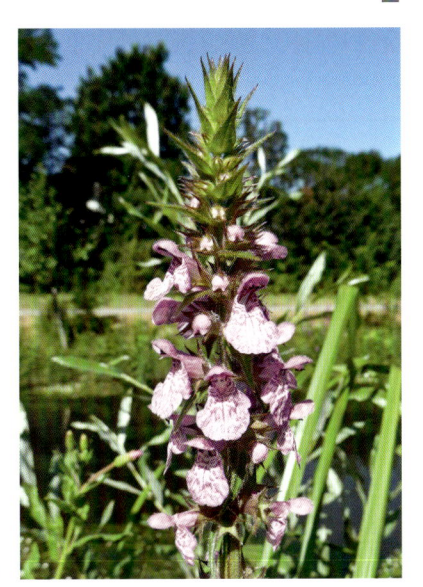

Der Sumpf-Ziest braucht die Feuchtigkeit eines Flussufers.

Tee weckt die Lebensgeister

Nutzen Sie einen heißen Sommertag für einen Waldspaziergang und zupfen Sie die wunderschönen Blüten. In ihnen ist die Frische des Walds eingefangen. Bereiten Sie zu Hause daraus einen Tee, indem Sie 1 TL mit 250 ml nur 50 °C warmem Wasser übergießen. Er bringt die Energie im Körper wieder ins Fließen, macht das Herz fröhlich, das Gesicht rosig und weckt neue Lebensgeister.

TRADITIONELLES BERUFKRAUT

Stachys kommt aus dem Griechischen, bedeutet *Ähre* und beschreibt den Blütenstand dieser Pflanzenfamilie. *Sylvatica* beschreibt den Wuchsort *im Wald*. Der Wald-Ziest war ein Berufkraut. Das hat jedoch nichts mit der Ausübung eines Berufs zu tun, sondern mit dem Ausspruch, den wir manchmal heute noch hören: *Unberufen, toi, toi, toi*. Dadurch sollte ein – unbekannter – Zauberspruch oder eine üble Nachrede entkräftet werden. Wer in einem Absud aus diesem Kraut badete oder es verräucherte, konnte sich von den Verwünschungen befreien. Die Alchemisten des Mittelalters waren sich sicher, dass im Wald-Ziest, so wie in anderen Pflanzen auch, in ganz minimalen Spuren Gold enthalten war. Vielleicht aber sind es doch eher die inneren Werte, zu denen er uns führt und die wertvoller sind als Gold.

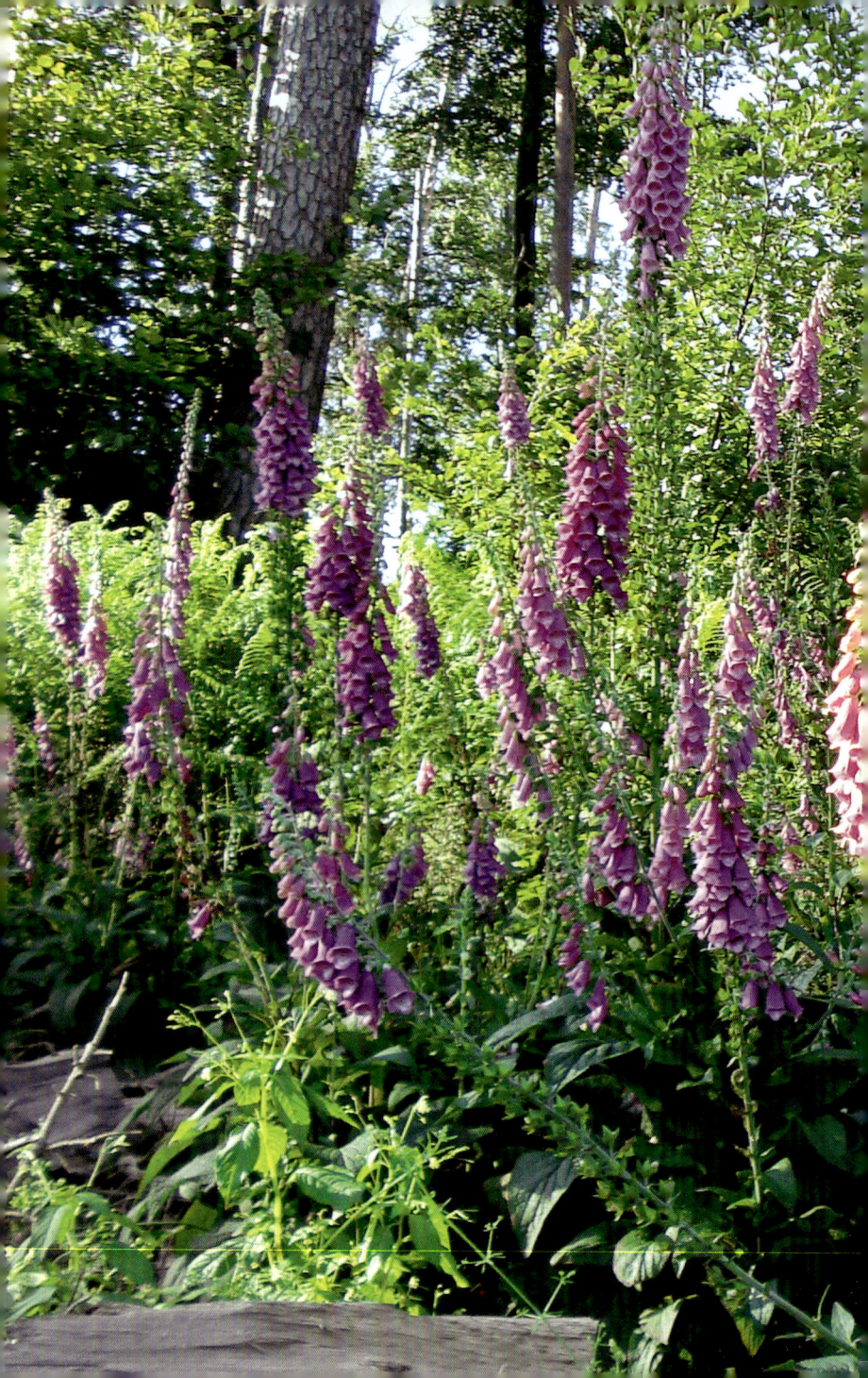

Giftpflanzen

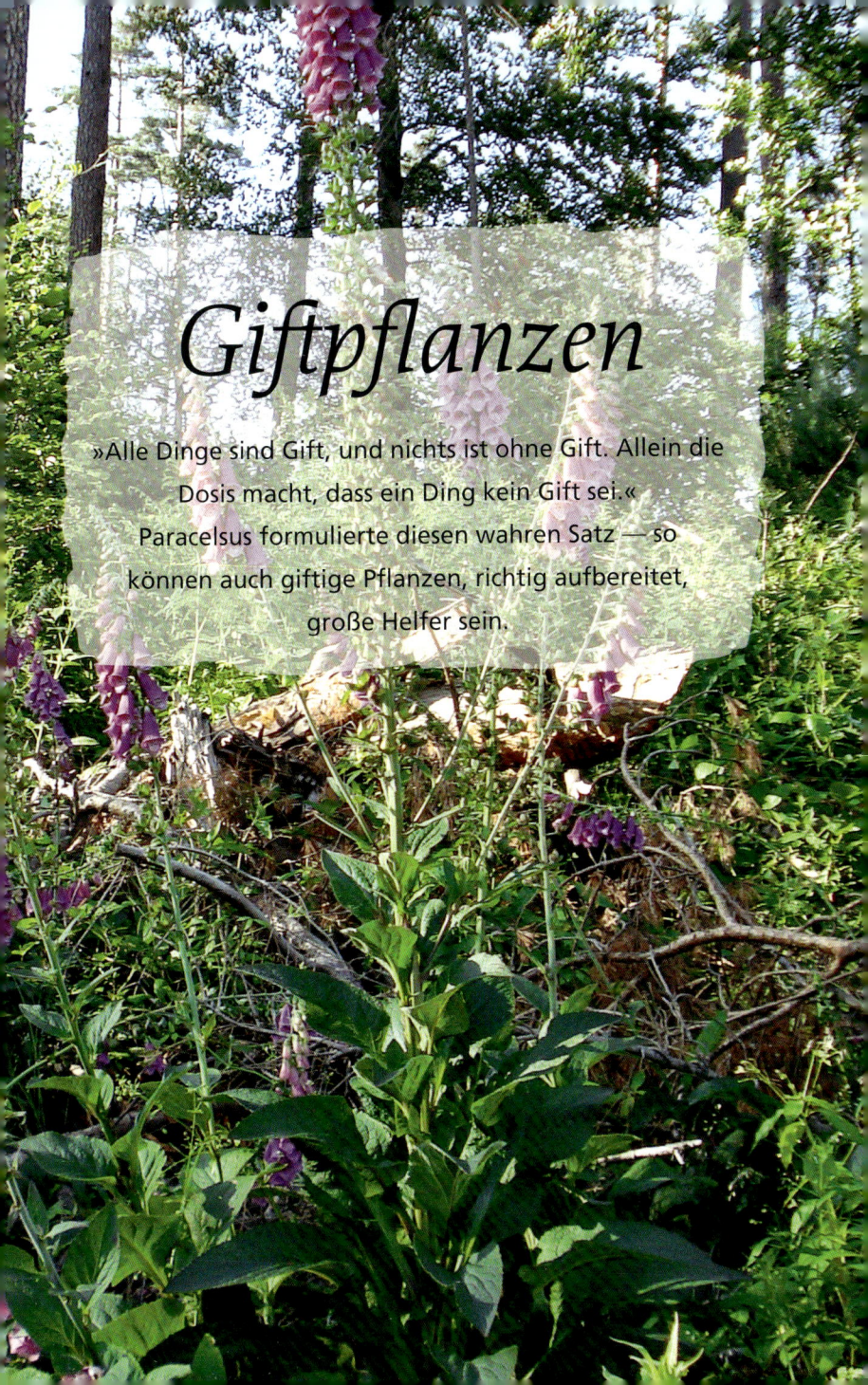

»Alle Dinge sind Gift, und nichts ist ohne Gift. Allein die Dosis macht, dass ein Ding kein Gift sei.« Paracelsus formulierte diesen wahren Satz — so können auch giftige Pflanzen, richtig aufbereitet, große Helfer sein.

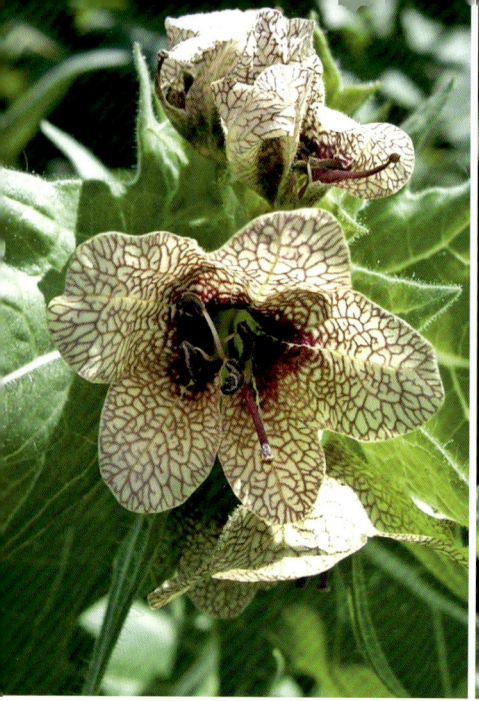

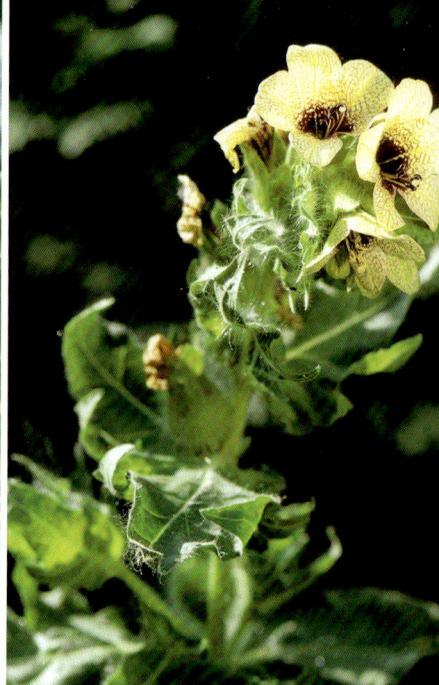

Schwarzes Bilsenkraut

Hyoscyamus niger — Nachtschattengewächse — Juni – September — H 20–80 cm

MERKMALE: Ein- oder zweijährig. Pflanze mit einfachen oder verzweigten Trieben, klebrig, drüsig und zottig behaart, muffig riechend. Viele feste Blätter, länglich eiförmig, grob buchtig gezähnt bis etwas fiederteilig, am Rand und auf den Rippen kurz behaart. Blüten trübgelb, weit trichterförmig, Krone 2–3 cm lang, meist violett geädert, im Schlund dunkler violett (deswegen auch Teufelsauge genannt), einzeln in Blattachseln, aufrecht, fast sitzend, Krone weit glockenförmig. Frucht eine eiförmige Kapsel, becherartig geöffnet, mit einem Deckel aufspringend, 1–1,5 cm lang.

VORKOMMEN: Brachen, Mauern, Schuttstellen, Gebüsche in warmen Lagen. Selten geworden, steht unter Naturschutz.

VERWECHSLUNG: Keine.

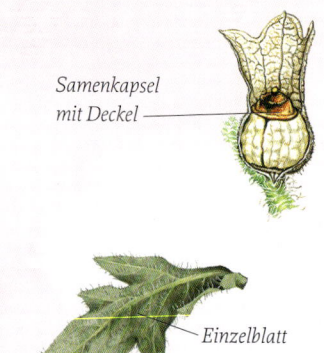

Samenkapsel mit Deckel

Einzelblatt

Bilsenkraut — B

TRADITIONELLES SCHMERZMITTEL

Dieses Kraut ist in allen Teilen sehr giftig, besonders in den Wurzeln und Samen. In Ägypten stand schon 1550 vor Christus im *Papyrus Ebers* ein Rezept über die Verwendung von Bilsenkraut zur Schmerzbekämpfung. Es wurde auch in Indien und China gegen Zahnschmerzen und Asthma eingesetzt.

Bilsenkraut war eine heilige Pflanze der Germanen. Sie nutzten es für medizinische und magische Zwecke. Zusammen mit Tollkirsche und Stechapfel war es ein wichtiger Bestandteil der berüchtigten Hexensalben des Mittelalters. Die auftretenden Rauschzustände ließen die Benutzer glauben, dass sie fähig wären, durch die Luft zu fliegen. Viele starben an einer falschen Dosierung. Bilsenkraut half beim Wetterzauber, bei Geisterbeschwörungen und Schatzsuchen.

Die Germanen setzten das Kraut Getränken aus Met zu und brauten ein Bier daraus. Bis ins 16. Jahrhundert hinein verstärkte es die berauschende Wirkung dieser Getränke. Die Pflanze wurde in besonderen Bilsengärten angebaut. Viele von ihnen lagen in der Umgebung der Stadt Pilsen, nach der diese besondere Sorte Bier ihren Namen bekam. Seit dem »Deutschen Reinheitsgebot« von 1516 wird das Pils aber nur noch aus Hopfen und Malz gebraut. Später wurde das Bilsenkraut zur Hexenpflanze und ihr Gebrauch verteufelt.

NUR NOCH HOMÖOPATHISCH VERWENDET

Bilsenkraut enthält in erster Linie die giftigen Tropan-Alkaloide Scopolamin und Hyoscyamin. Vergiftungssymptome sind Unruhe, Verwirrtheit, Herzrhythmus-

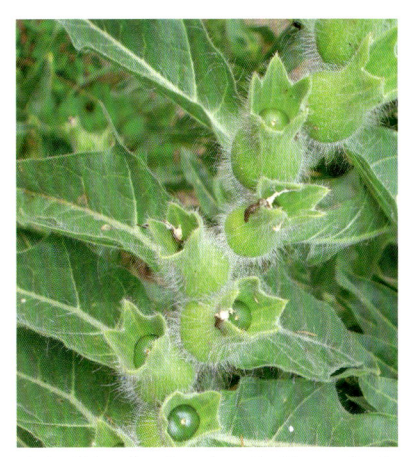

Ordentlich aufgereiht stehen die Blüten und später die Samenkapseln auf den Stängeln.

störungen, Bewusstlosigkeit bis zum Tod durch Atemlähmung. Nach Vergiftung bleiben oft Verhaltensstörungen und Gedächtnisverlust zurück.

Die Giftpflanze wird nur in der Homöopathie verwendet – bei Unruhe, Erregungszuständen, Schlafstörungen und bei krampfartigen Zuständen von Lunge, Herz und Verdauungstrakt.

RITUALPFLANZE DER SCHAMANEN

Hys oder *hyos* bedeutet im Altgriechischen *Schwein* und *kyamos* heißt *Bohne*. War es diese *Schweinebohne*, mit der die Zauberin Kirke die Begleiter von Odysseus in Schweine verwandelte? *Niger* ist das lateinische Wort für *schwarz* und bezieht sich auf die dunkle Äderung in der Blüte. *Bilsen* geht auf eine keltische Wurzel zurück und erzählt, dass dieses Kraut dem Sonnengott Belenos zugeordnet war. In weiten Teilen Europas und Asiens verwendeten Schamanen das Bilsenkraut seit der Altsteinzeit als Ritualpflanze.

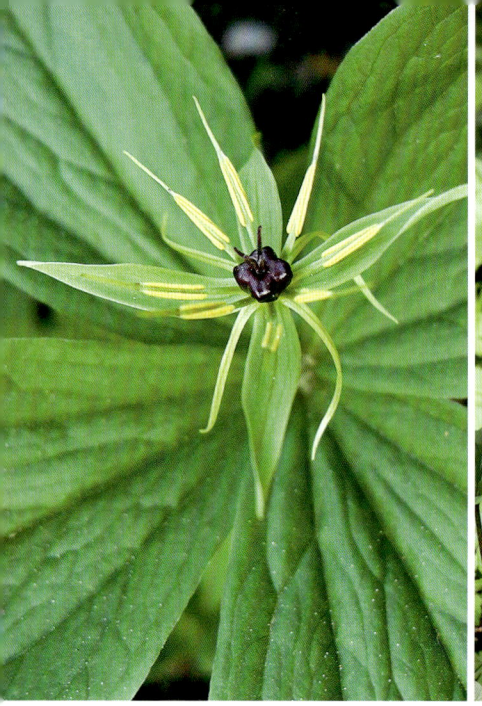

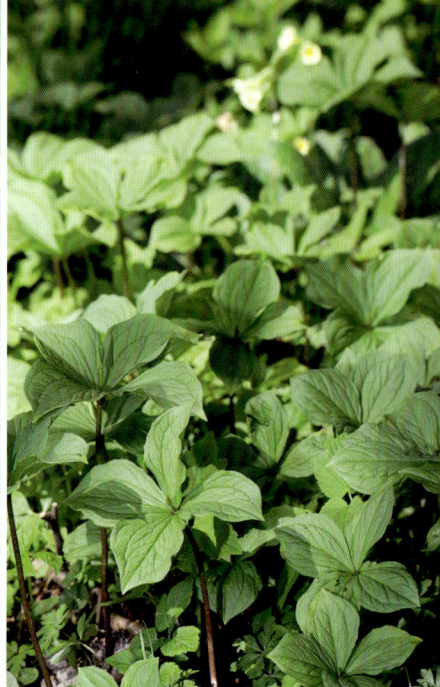

Vierblättrige Einbeere

Paris quadrifolia — Dreiblattgewächse — Mai – Juni — H 10–20 cm

MERKMALE: Staude. Wurzelstock lang, dünn. Stängel kahl, aufrecht, am Ende mit meist 4 breit eiförmigen Blättern, netznervig, sitzend, quirlig angeordnet. In ihrer Mitte die Blüte, grün, einzeln, endständig, 4 grüne äußere und 4 gelbliche innere Blütenhüllblätter, Staubblätter meist 8, gelb, Staubfäden in grannige Spitze verlängert. Fruchtknoten dunkel. Frucht schwarzblau bereift, vielsamige Beere bis zu 1 cm Durchmesser. Schwach giftig.

VORKOMMEN: Feuchte Laubwälder, Erlenbrüche.

VERWECHSLUNG: Keine.

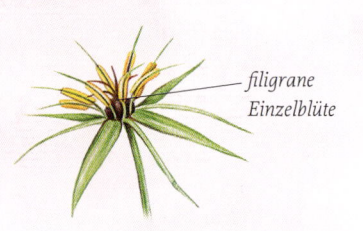

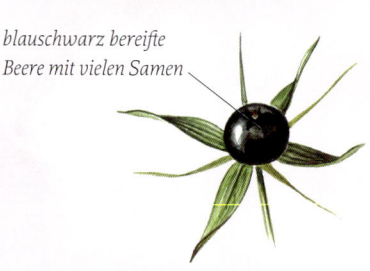

filigrane Einzelblüte

blauschwarz bereifte Beere mit vielen Samen

Einbeere — E

SCHÜTZTE VOR DER PEST

Obwohl sie meist 4 Blätter hervorbringt, gehört diese Pflanze botanisch dennoch zu den Dreiblattgewächsen, einer Unterfamilie der Lilien. Manchmal wurde diese Pflanze auch *Waldlilie* genannt. Die Einbeere ist ein besonderer Anblick. Es verwundert nicht, dass sie in alten Zeiten als Zauberpflanze galt, mit der man sich gegen Krankheit schützen konnte. Sie galt als Heilmittel gegen Gicht. Im Böhmerwald musste sie bei Mondenschein gepflückt werden. Dort glaubte man, dass sie ihre Heilkraft nur entfaltet, wenn sie darum gebeten wurde – oft in Versform und unter Anrufung der Gottesmutter.
Im Mittelalter versuchten die Menschen, die Pest mithilfe dieser Pflanze zu besiegen. Sie nagelten die Beeren über die Türen oder nähten sie in Kleider ein. Mit dem Saft rieben sie Gegenstände ein, die die Kranken berührt hatten und hofften, sie so zu reinigen.

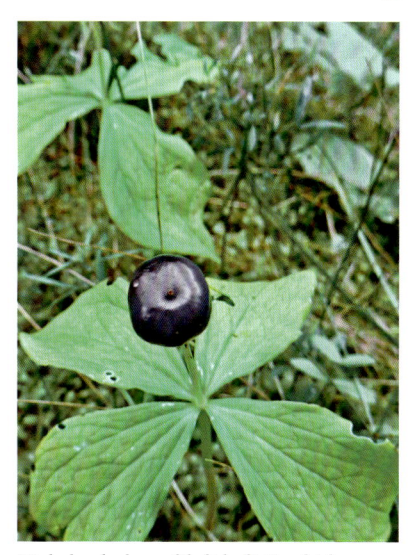

Verlockend, aber gefährlich: die Frucht der Einbeere.

VERFÜHRERISCHE, GIFTIGE BEERE

Steroidsaponine sind verantwortlich für die giftige Wirkung. Die Beere ist der giftigste Teil, manchmal verwechseln Kinder sie mit Heidelbeeren. Doch sie schmeckt nicht sehr gut und wird schnell wieder ausgespuckt. Vergiftungen sind deshalb selten, Todesfälle kommen praktisch nicht vor. Kommt es dennoch zu einer Vergiftung, zeigt sie sich in Übelkeit, Erbrechen und Durchfall, Kopfweh und Sehstörungen. Homöopathisch wird die Giftpflanze bei Migräne, Augen-Entzündungen und Erkrankungen des Kehlkopfs angewandt.

SYMBOL DES TROJANISCHEN KRIEGES

Auch hier bleibt Geschichte im Pflanzennamen lebendig. *Paris* war ein trojanischer Königssohn, den Zeus damit beauftragte, den Apfel der Eris, der Göttin der Zwietracht, der allerschönsten Frau im Götterhimmel zu überreichen. Zur Auswahl standen die Göttinnen Hera, Athene und Aphrodite. Paris reichte den Apfel der Liebesgöttin Aphrodite – sie versprach ihm die Liebe der schönsten Frau Griechenlands. Das war Helena, verheiratet mit Menelaos, dem König von Sparta. Paris entführte Helena und floh mit ihr nach Troja. Dies führte zum Trojanischen Krieg. Die drei Göttinnen und Paris selbst sind wiederzufinden in den vier Blättern der Einbeere, und über allen thront der verhängnisvolle »Apfel«.
Quadrifolia betont die *vier Blätter*. In England hieß sie *Herbe True love* – Kraut der wahren Liebe. Vielleicht wurde sie dort als Aphrodisiakum genutzt. In Deutschland wurde die Einbeere dämonisiert und im Volksmund *Teufelsauge* genannt.

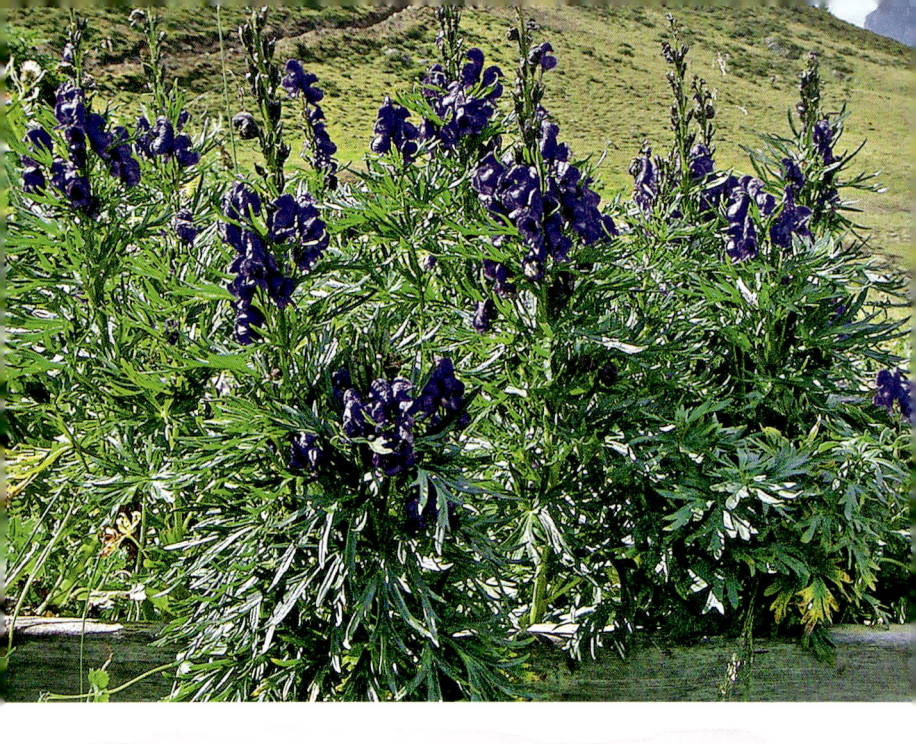

Blauer Eisenhut

Aconitum napellus — Hahnenfußgewächse — Juni – August — H 40–140 cm

MERKMALE: Staude. Knollig verdickte Wurzel. Stängel stark beblättert, Blätter handförmig, 5- bis 7-teilig, bis zum Grund geschlitzt. Blüten blauviolett, oberes Blütenblatt helmförmig, breiter als hoch, darin eingeschlossen 2 lang gestielte Honigblätter. Blütenstiele mit krummen, anliegenden Haaren. Blütenstand ährig am Ende des Stängels. Balgfrucht, die 3 Schoten springen an den Bauchnähten auf.
VORKOMMEN: Im Gebirge auf feuchten bis nassen, nährstoffreichen Standorten, Quellen, Fluss-Auen.
VERWECHSLUNG: Fuchs-Eisenhut (*Aconitum lycoctonum* ssp. *vulparia*). Blüten blassgelb, oberes Blütenblatt schmal helmförmig, viel höher als breit. Wächst im Gebirge. Die ganze Pflanze ist ebenfalls hochgiftig.

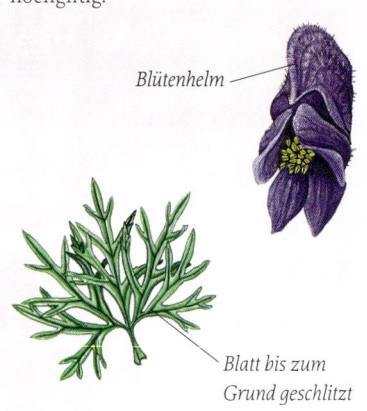

Blütenhelm

Blatt bis zum Grund geschlitzt

Eisenhut — **E**

GIFTIGSTE PFLANZE EUROPAS

Diese faszinierend schöne, blaue Blüte ist die giftigste und gefährlichste Pflanze Europas. Im Altertum vergiftete man mit ihrem Saft Pfeil- und Speerspitzen und machte sie so zu tödlichen Waffen. Unter anderem starb der römische Kaiser Claudius 54 nach Christus an einer Vergiftung durch Eisenhut. Der Grund waren politische Motive. Die Germanen nutzten ihn bei schamanisch-magischen Ritualen. Auch in den Hexensalben war er enthalten. Vergiftungen zeigen sich schnell durch Brennen im Mund und Kribbeln am ganzen Körper. Schweißausbrüche wechseln sich ab mit Kältegefühl, Erbrechen, Durchfall und starkem Speichelfluss. Nach dem Absterben der Gliedmaßen tritt der Tod durch Atem- und Herzlähmung ein. Mit dem Fuchs-Eisenhut, auch *Wolfswurz* genannt, vergifteten die Germanen Wölfe und Füchse.

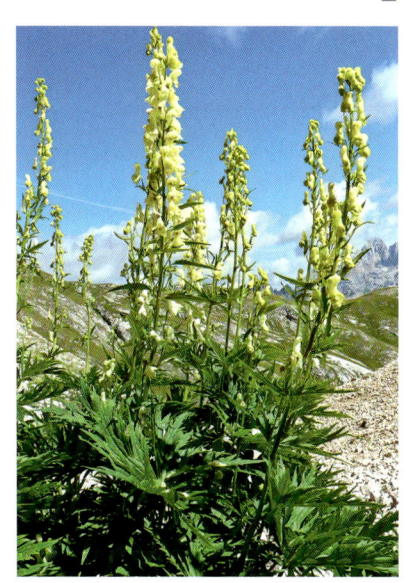

Der Fuchs-Eisenhut ist ebenfalls hochgiftig.

STURMERPROBTE HILFE FÜR PLÖTZLICHES FIEBER IN DER HOMÖOPATHIE

Der Eisenhut ist heute ein wertvolles homöopathisches Arzneimittel. So wie die Pflanze oben im Gebirge bei sengender Sonne und zugigem Wind wächst, während die Wurzeln von eiskaltem Quellwasser umspült werden, so hilft sie in den ersten Stadien von Erkältungen, Grippe und Fieber, die durch Kälte, Wind und Nässe verursacht werden und meist einen stürmischen Verlauf nehmen. Neben vielen anderen Indikationen hat sich *Aconitum* auch bei Trigeminus-Neuralgie, Ischias und Taubheitsgefühlen bewährt.

GIFTSPEICHEL DES KERBEROS

Im Altgriechischen bedeutet *akóniton* eine Giftpflanze, die *en akóneis*, an schroffen Felsen wächst. *Napellus* ist die Verkleinerung von dem lateinischen *napus* und bedeutet *Steckrübchen*. Gemeint sind die knollenartigen Rübchen der Wurzeln, die am meisten Gift enthalten. *Eisenhut* heißt diese Pflanze nach der Form der Blüte, die wie ein kampferprobter eiserner Helm aussieht. Nur Hummeln sind schwer genug und können für die Bestäubung den Helm der Blüte hochdrücken.

In der griechischen Mythologie ist zu lesen, wie der Eisenhut entstand: Herakles besiegte den Höllenhund Kerberos, dessen Aufgabe es war, das Reich der Toten zu bewachen, und nahm ihn mit ans Tageslicht. Das wuterfüllte Gebell des Hundes kam gleichzeitig aus den drei Kehlen seiner drei Köpfe und die Köpfe versprühten schaumigen Speichel über die Felder. Wo dieser zu Boden fiel, wuchs der Eisenhut – und besitzt seitdem die Kraft, alles Leben ins Jenseits zu befördern.

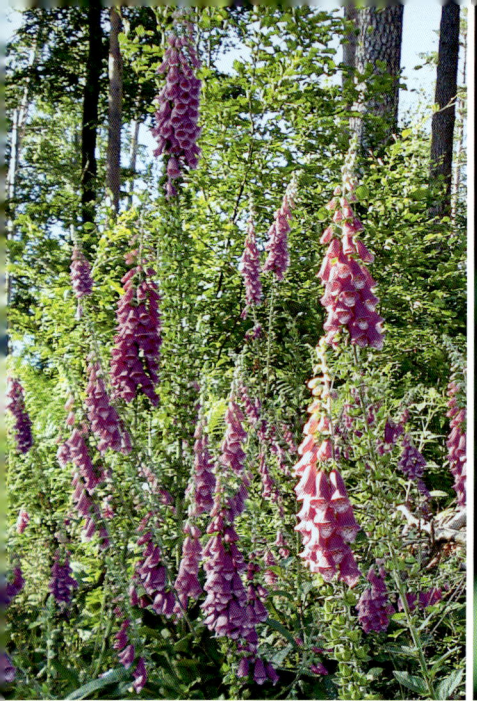

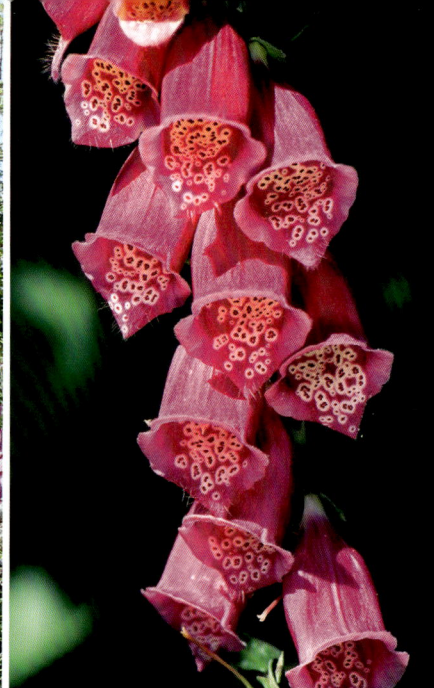

Roter Fingerhut

Digitalis purpurea — Wegerichgewächse (Rachenblütler) — Juni – August — H 60–150 cm

MERKMALE: Zweijährig. Aufrecht wachsend, Stängel und Blattunterseite flaumig behaart. Blätter länglich eiförmig bis lanzettlich, fein gekerbt bis gesägt, Oberseite dunkelgrün, runzlig, die unteren Blätter gestielt, die oberen sitzend. Blüten purpurrot, nickend, in einer langen, einseitswendigen Traube, Krone bis zu 6 cm lang, innen mit dunkelroten, weiß umrandeten Flecken und bärtig, außen dagegen kahl. Fruchtkapsel herzförmig, öffnet sich mit 2 Klappen.
VORKOMMEN: Laubwälder, Windbrüche sowie Kahlschläge.
VERWECHSLUNG: Großblütiger Fingerhut *(Digitalis grandiflora)*. Pflanze kleiner, kahl, Blüten schwefelgelb, Krone bis zu 4 cm lang, innen bräunlich gefleckt oder geädert. Stark giftig. Beide Arten stehen unter Naturschutz.

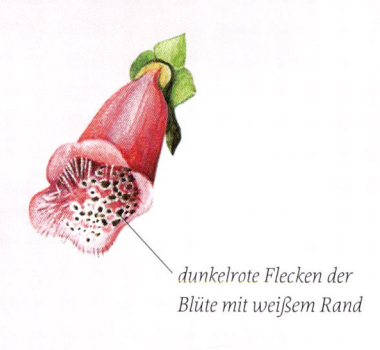

dunkelrote Flecken der Blüte mit weißem Rand

Fingerhut — F

DIE BLÜTEN ZEIGEN NACH SÜDEN

Der Fingerhut ist ein Lichtkeimer, der mehr als 10 000 winzigste Samen in jeder seiner herzförmigen Samenkapseln hervorbringt, Sie brauchen helles Licht, um zu keimen, und suchen sich deswegen wenig bewachsene Waldlichtungen aus. Für den Spaziergänger ist es jedes Mal ein zauberhafter Anblick, den majestätisch leuchtenden Blütenkerzen zu begegnen. Bei vollem Sonnenlicht in der Zeit der Sommersonnenwende richten sie alle ihre Blüten nach Süden aus und zeigen dem Wanderer die Himmelsrichtung. Und sie laden ein, eine Pause zu machen und zu beobachten, was rundherum geschieht.

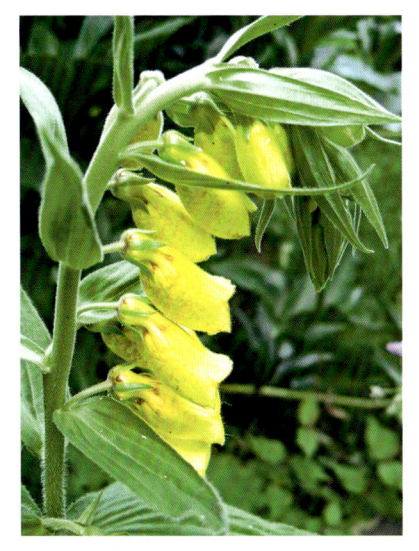

Der Großblütige Fingerhut ist weitaus seltener zu finden als der Rote Fingerhut.

HEILKRÄFTIG BEI HERZSCHWÄCHE

Die Pflanze ist in allen Teilen giftig. Vergiftungen zeigen sich in unregelmäßigem Puls, Übelkeit, Erbrechen, Durchfall, Atemnot und schließlich Herzstillstand. Die Wirkung des Fingerhuts auf das Herz wurde von dem englischen Arzt William Withering erst Ende des 18. Jahrhunderts entdeckt. Zu Beginn des Industriezeitalters bestimmten immer mehr die Maschinen den Takt des Lebens, dem sich die Herzen der Arbeiter nur schwer anpassen konnten. Es dauerte lange, die richtige Dosierung herauszufinden und von der Giftwirkung zu trennen. Die Digitalis-Glykoside stärken das Herz, wenn es nicht mehr genügend Kraft hat. Heute ist synthetisches Digoxin in verschreibungspflichtigen Medikamenten enthalten, die das Herz effektiver arbeiten lassen, seine Kontraktionskraft steigern und die Schlagfrequenz erniedrigen. In der Homöopathie wird *Digitalis* ebenfalls eingesetzt bei Herzschwäche und damit verbundenen Ödemen, außerdem bei Migräne und Schlafstörungen.

HANDSCHUHE FÜR ELFEN

Digitalis ist der *Fingerhut*, benannt nach der Form der Blüten. *Purpurea* kennzeichnet die Farbe. Im Volksglauben wohnen Feen und Elfen in den Fingerhüten und schneidern sich daraus Kleider und Handschuhe. Der Name *Elfenhandschuh* erinnert daran. In England heißt die Pflanze *Foxglove – Fuchshandschuh*. Der Fuchs soll sich die Blüten als Handschuhe überstreifen, um unbemerkt in Hühnerställe einzudringen. *Fuchskraut*, *Liebfrauen-Handschuh* und *Waldglöckchen* hieß das Kraut bei uns. Die Iren verwendeten es gegen den »bösen Blick« und die Engländer machten daraus ein Brechmittel. Dabei nutzten sie die natürliche Abwehrreaktion des Körpers, der spürt, dass diese Pflanze giftig ist und sie auf schnellstem Wege wieder loswerden will.

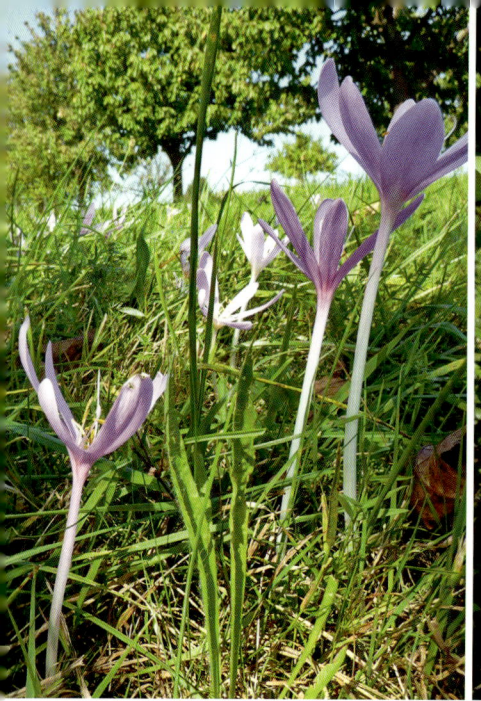

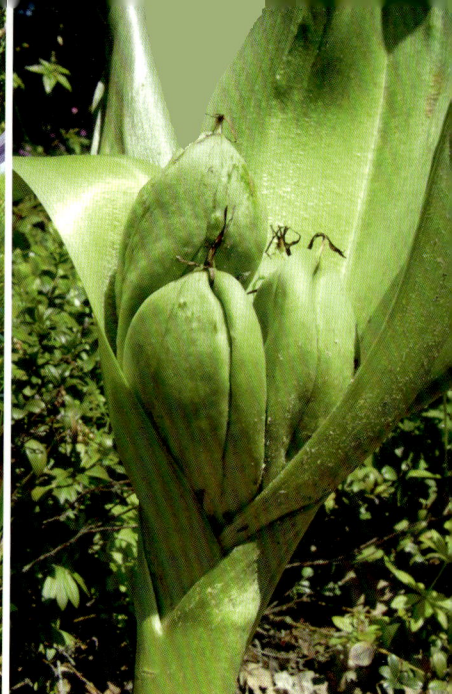

Herbstzeitlose

Colchicum autumnale — Zeitlosengewächse — August – Oktober — H 5–25 cm

MERKMALE: Staude. Unterirdische Zwiebelknolle. Blüten rosaviolett, meist einzeln, mit 6 länglichen Blütenhüllblättern, 4–6 cm lang, unten verschmälert und zu einer Röhre verwachsen, 6 Staubblätter. Meist 3 Blätter dunkelgrün, breit lanzettlich, erscheinen im frühen Frühjahr gleichzeitig mit der eiförmigen 3-fächrigen Samenkapsel. Zur Blütezeit verwelkt.
VORKOMMEN: Fettwiesen, feuchte Wiesen, Obstwiesen, Auwälder.
VERWECHSLUNG: Krokus-Arten (*Crocus* sp.). Blätter schmal, grasartig, bis zu 15 cm lang, erscheinen bereits im Frühjahr zusammen mit der Blüte. Blüte mit 3 Staubblättern. Giftig. Bärlauch (*Allium ursinum*, S. 26).

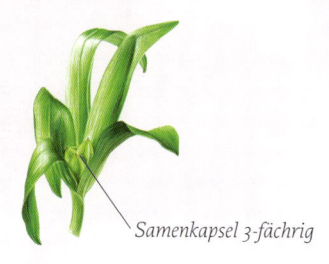

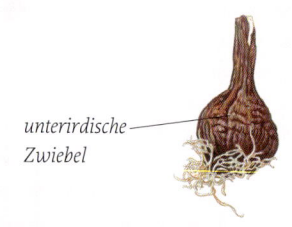

Samenkapsel 3-fächrig

unterirdische Zwiebel

Herbstzeitlose — H

WEISS SCHON IM HERBST, WIE KALT DER NÄCHSTE WINTER WIRD

Eine Wiese voller blühender Herbstzeitlosen ist ein faszinierender Anblick. Diese Pflanze bringt mit ihren rosavioletten Blüten nicht nur eine ungewöhnlich frische Farbe in den Herbsttag, sie kann auch nach dem Verblühen die Kälte des kommenden Winters vorhersagen: Die Bauern wissen, dass es einen harten Winter geben wird, wenn der Fruchtknoten tiefer als 18 cm unter der Grasnarbe zu finden ist. Denn nach der Bestäubung (Pollen auf der Narbe) wächst der Pollenschlauch mehrere Monate lang hinunter zu dem tief in der Erde liegenden Fruchtknoten. Dort unten in der frostfreien Zone, zwischen 15 und 50 cm Tiefe, findet irgendwann mitten im Winter die Befruchtung statt.

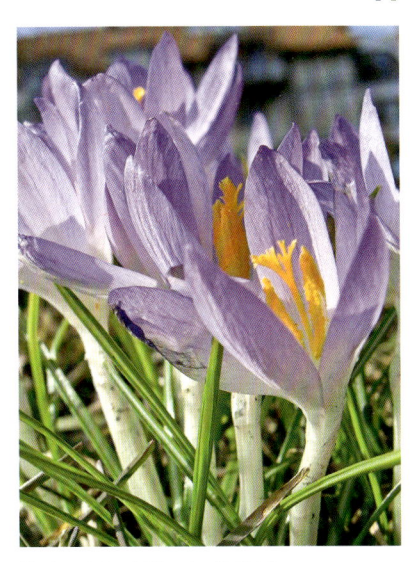

Krokus-Arten blühen im Frühjahr.

COLCHIZIN HEMMT DIE ZELLTEILUNG

Alle Pflanzenteile sind sehr giftig. Da die Blätter im frühen Frühjahr erscheinen und an den gleichen Standorten wie Bärlauch wachsen, ist es wichtig, die beiden Pflanzen gut zu unterscheiden. Die Blätter der Herbstzeitlose sind dunkler, fester, größer, kräftiger und wachsen zu dritt ineinandergedreht aus einem Ursprung. Bärlauch-Blätter entspringen dagegen einzeln einer Zwiebel, sind weicher und an ihrem knoblauchartigen Geruch zu erkennen. Vergiftungen zeigen sich in heftigem Erbrechen, das auch nach der Entleerung des Magens nicht aufhört, in großem Durst und übel riechenden Durchfällen, in hohem Puls sowie in Lähmungserscheinungen bis hin zum Herzstillstand. Der Hauptwirkstoff ist das Alkaloid Colchizin. Es hemmt die Zellteilung und wurde früher als Zytostatikum bei Leukämie eingesetzt. Samen und Knollen der Herbstzeitlose wurden bereits in der Antike bei Gicht, Rheuma und Asthma eingesetzt, und mussten sehr gekonnt dosiert werden, um keine Vergiftungen auszulösen. In der Homöopathie hilft *Colchicum* bei Gichtanfällen, Magenstörungen und Herzproblemen.

SIE LEBT IN IHRER EIGENEN ZEIT

Kolchikón bedeutet im Altgriechischen die *Zeitlose*. Die Pflanze bekam ihren Namen nach Colchis, dem Landstrich an der Ostküste des Schwarzen Meers, in dem viele Liliengewächse wuchsen. Dort wohnten auch Hekate, Medea und Kirke – Frauen, die sich gut mit den Pflanzengiften auskannten. *Autumnale* bezieht sich auf die Zeit der Blüte im *Herbst*. Die Pflanze hält sich nicht wie die anderen Pflanzen an die Blühzeit im Lauf des Sommers, sie blüht, wann sie will, und heißt deswegen auch im Deutschen *Zeitlose*.

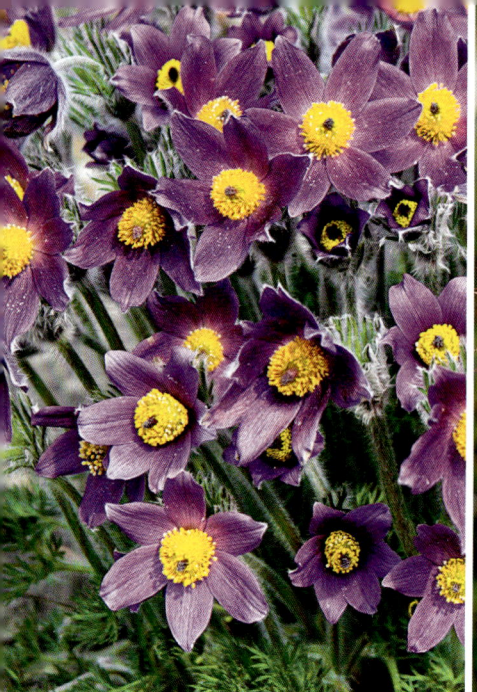

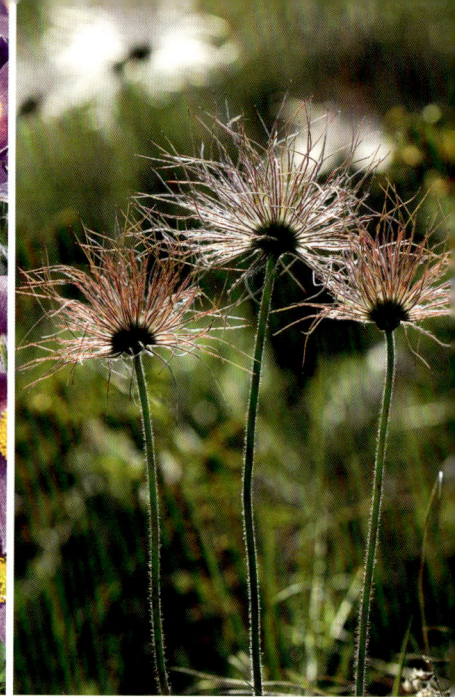

Gewöhnliche Küchenschelle

Pulsatilla vulgaris — Hahnenfußgewächse — April – Mai — H 10–40 cm

MERKMALE: Staude. Formenreich, zottig behaart. Grundblätter zur Blütezeit schwach entwickelt, 1- bis 2-fach gefiedert, Stängelblätter und Blätter des stängelständigen Blattquirls mit vielen schmalen Zipfeln. Blütenköpfchen eher aufrecht, Blütenblätter blau-violett, außen zottig behaart. Früchte mit langem, federartigem Flugorgan.
VORKOMMEN: Trockene und steinige Rasen, sandige Böden.
VERWECHSLUNG: Wiesen-Küchenschelle *(Pulsatilla pratensis)*. Grundständige Blätter zur Blütezeit schwach entwickelt. Blüten rotviolett bis fast schwarz (ssp. *nigricans*), glockig, außen zottig behaart. Blütenblätter an der Spitze zurückgerollt. Giftig. Alle Küchenschellen stehen unter Naturschutz.

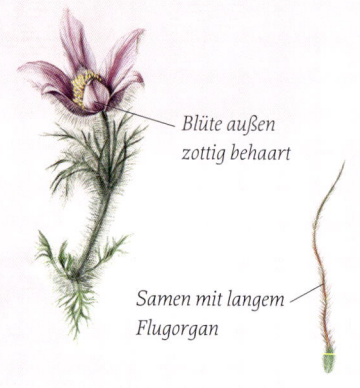

Blüte außen zottig behaart

Samen mit langem Flugorgan

Küchenschelle — K

SAMEN BOHREN SICH IN DEN BODEN

Die Küchenschelle läutet als echte Frühlingspflanze mit ihren hängenden Glöckchen den Frühling ein. Violett leuchten ihre Blütenblätter, gelb die vielen Staubgefäße. Ein zottiges Haarkleid schützt sie vor kalten Frühlingswinden. Mithilfe von langen Pfahlwurzeln holt sie selbst in regenarmen Zeiten das Wasser, das sie braucht, tief aus der Erde. Den ganzen Sommer über glitzert ihr Haarschopf mit den federartigen Flugvorrichtungen der Samen im Sonnenlicht. Sie verbreiten sich mit dem Wind und bohren sich, sobald sie am Boden angelangt sind, mithilfe von Eigenbewegungen des »Federschweifs« in die Erde.

WERTVOLL IN DER HOMÖOPATHIE

Besonders in frischem Zustand ist die Küchenschelle sehr giftig und kann durchaus auch Kontaktallergien hervorrufen. Beim Trocknen verwandelt sich das sehr giftige Protoanemonin in das weniger giftige Anemonin. Die Ärzte im Mittelalter behandelten nach der Signaturenlehre. Sie suchten in den Pflanzen Zeichen und Merkmale, von denen sie auf die Wirkung der Pflanze schließen konnten. Sie gingen davon aus, dass die Küchenschelle mit ihren hängenden Köpfchen auch den Menschen helfen konnte, die den Kopf hängen ließen. Heute würden wir hier von Depression sprechen. Die Signaturenlehre war der Vorläufer der Homöopathie.

Heute wird die Küchenschelle ausschließlich homöopathisch verwendet. Das homöopathische Mittel *Pulsatilla* ist ein Konstitutionsmittel für helle, zartbesaitete, blonde Menschen, die sich oft hin- und hergerissen fühlen. Besonders geeignet ist

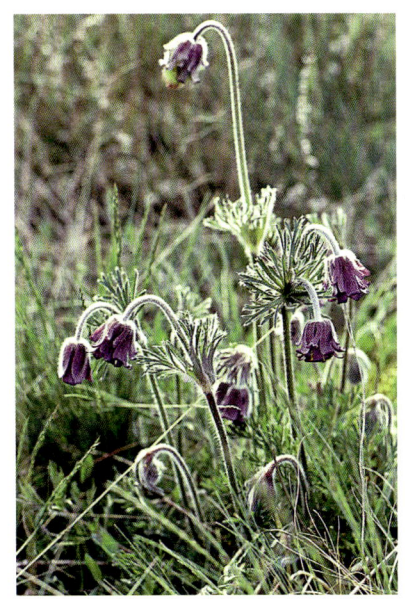

Die Wiesen-Küchenschelle läutet den Frühling ein.

es für Frauen mit großer Traurigkeit und labiler Stimmung. *Pulsatilla* hat ein breites Anwendungsgebiet bei vielen gynäkologischen Indikationen.

IM WIND LÄUTENDE GLOCKEN

Pulsare kommt aus dem Lateinischen und bedeutet *schlagen, pulsieren*. Im Wind schlagen die Blütenglöckchen hin und her. *Vulgaris* bedeutet *gewöhnlich* und erzählt von dem früher häufigen Vorkommen im Alpenraum. Die Küchenschelle müsste eigentlich *Kühchenschelle* geschrieben werden, denn sie sieht aus wie das Glöckchen einer kleinen Kuh. Nach alter Sage ist sie aus den Tränen der Venus entstanden, als diese den Jüngling Adonis beweinte, der bei der Jagd von einem Eber getötet wurde. *Bärblume* und *Mutterkraut* nannten sie die Kelten und Germanen. Sie schätzten ihre Wirkung auf die Gebärmutter und auf die Fruchtbarkeit.

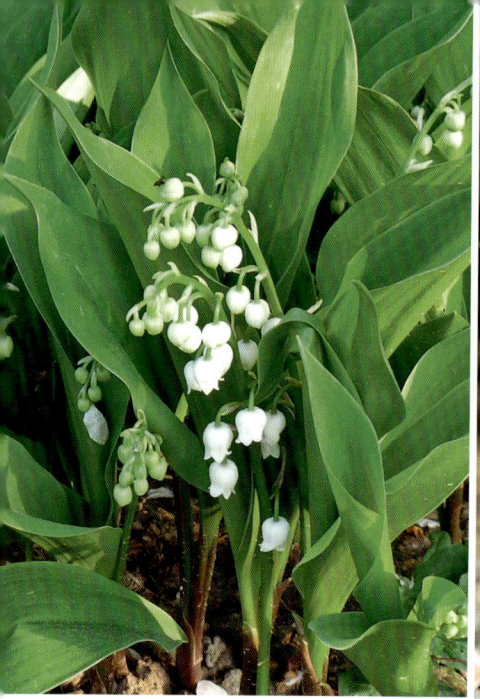

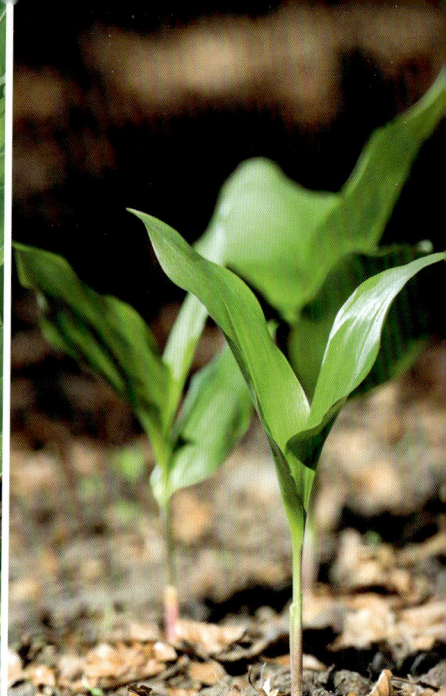

Maiglöckchen

Convallaria majalis — Spargelgewächse (Maiglöckchengewächse) — Mai – Juni — H 10–25 cm

MERKMALE: Staude. Wurzelstock verzweigt, dünn. Stängel kahl, mit 2 übereinander stehenden, den Stängel scheidig umfassenden Blättern, fast gegenständig. Blätter breit lanzettlich, Ober- und Unterseite glänzend. Blüten weiß, 5–9 mm lang, glockig, mit 6 kurzen 3-eckigen Zipfeln, bis zu 10 in lockerer einseitswendiger Traube, duftend. Frucht eine 3-fächrige, leuchtend rote kugelige Beere. Alle Teile sehr giftig.

VORKOMMEN: Laubwälder, liebt tiefgründige Böden.

VERWECHSLUNG: Bärlauch (*Allium ursinum*, S. 26). Wächst in Büscheln. Stängel 3-kantig, jedes Blatt mit eigenem Stiel aus dem Boden kommend, weicher, Unterseite matt, Blätter knicken leicht ab, nach Knoblauch riechend.

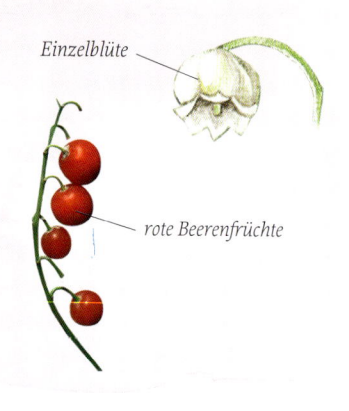

Einzelblüte

rote Beerenfrüchte

Maiglöckchen — M

DER ERSTE DUFT UNSERES LEBENS

Wer an einem Maiglöckchen riecht, verspürt Frühlingskräfte und schickt seine Träume in die Welt. Das steckt tief in jeder unserer Zellen, denn in der ersten Sekunde unserer Lebensgeschichte stand schon einmal dieser Duft. Um den Weg zur Eizelle zu finden, folgen menschliche Spermien dem an Maiglöckchen erinnernden Duft, den Eizellen aussenden. Je zielstrebiger sie dieser Duftspur folgen, umso größer ist die Wahrscheinlichkeit, dass sie den Leben spendenden Wettlauf gewinnen.

WIRKSAME HERZPFLANZE

Blätter, Blüten und Beeren sind sehr giftig. In dem frischen Kraut sind verschiedene herzwirksame Glykoside enthalten. Eine Vergiftung zeigt sich in Herzstolpern, Muskelkrämpfen, beschleunigtem Puls mit vermindertem Blutdruck, Atemlähmung und Herzstillstand. Die Kräuterärzte des 16. Jahrhunderts verwendeten Maiglöckchen, um Herz, Hirn und Sinne zu stärken. Es half, die Folgen von Schlaganfällen und auch von Epilepsie zu überwinden. In der Folgezeit wurden Extrakte auch bei leichter Herzmuskelschwäche angewendet, die mit Wasseransammlungen in den Beinen und im Körper verbunden war.

Wegen der starken Giftigkeit werden Zubereitungen heute in erster Linie homöopathisch eingesetzt. *Convallaria* hilft bei Herzrhythmus-Störungen und nervös bedingten Herzproblemen und wird verordnet bei Altersherz und Herzschwäche, die mit Ödemen einhergeht. Es ist ein gutes Mittel für jene Menschen, die sich leicht grämen und immer Kummer empfinden, und dennoch alles ins Lächerliche ziehen. Maiglöckchen stärkt ihre Herzkraft.

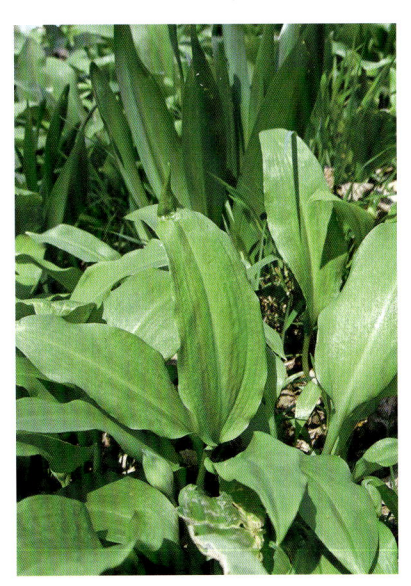

Mit Maiglöckchen-Blättern leicht zu verwechseln: Blätter von Bärlauch (vorne) und Herbstzeitlose (hinten)

SYMBOL DER LIEBE IM FRÜHLING

Convallis ist ein hoher Talkessel, in dem die Pflanze wohl bevorzugt wuchs. Im Englischen heißt sie auch *Lily of the Valley* – die *Lilie des Tals. Majalis* beschreibt den Mai als Blütezeit. In Paris ist der 1. Mai nicht nur der Tag der Arbeit, sondern auch der Tag der Maiglöckchen *(la journée du muguet)*. Wer den ganzen Tag duftende Maiglöckchen in der Tasche bei sich trägt, dem ist das Glück ab sofort und den ganzen Sommer lang hold.

Maiglöckchen sind ein altes Symbol für die Liebe im Frühling. Ihre weißen Blüten stehen für die Unschuld, die grünen Blätter wachsen für die nie versiegende Hoffnung und die roten Beeren leuchten für die Leidenschaft. Vielleicht sind Maiglöckchen deswegen auch im Brautstrauß so beliebt.

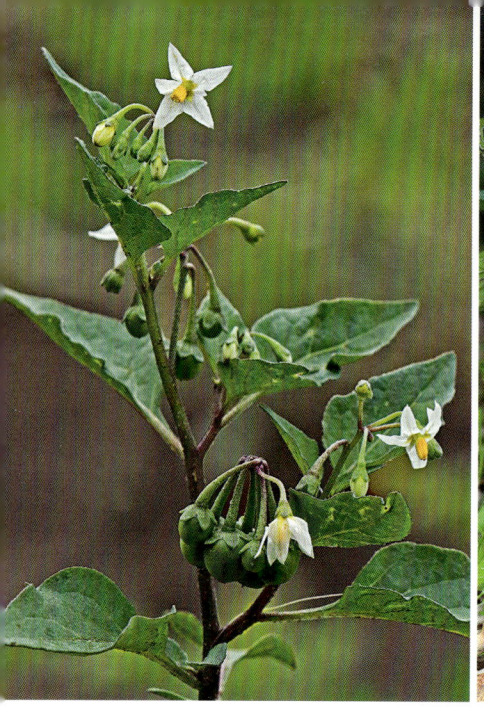

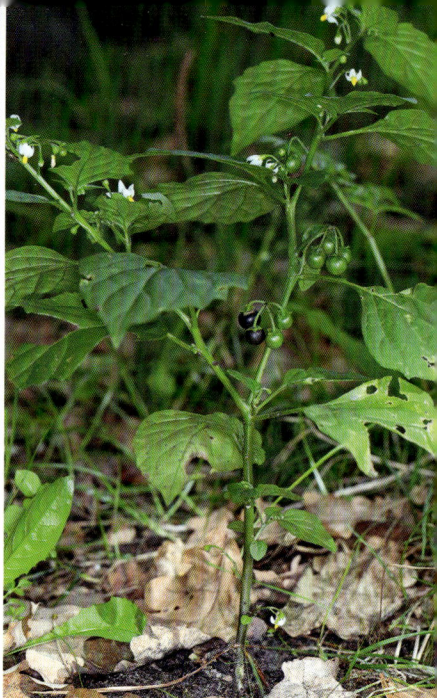

Schwarzer Nachtschatten

Solanum nigrum — Nachtschattengewächse — Juni – Oktober — H 10–70 cm

MERKMALE: Einjährig. Stängel aufrecht, verzweigt, dunkelgrün, oft schwärzlich überlaufen. Blätter auffallend dunkelgrün, wechselständig, eiförmig bis fast 3-eckig, grob buchtig gezähnt. Blüten weiß, in lockeren Blütenständen, die 5 verwachsenen Kronblätter zurückgeschlagen, bis zu 1 cm groß. Staubbeutel gelb, stehen wie röhrenartig zusammen. Frucht eine kugelige Beere, erst grün, dann schwarz. Alle Teile giftig.
VORKOMMEN: Äcker, Wegränder, Brachen, Schuttplätze.
VERWECHSLUNG: Bittersüßer Nachtschatten (*Solanum dulcamara*). Stängel kletternd, unten holzig, Blüten violett, Frucht eine glänzend scharlachrote, eiförmige Beere. Ganze Pflanze giftig – die Beeren sind am giftigsten.

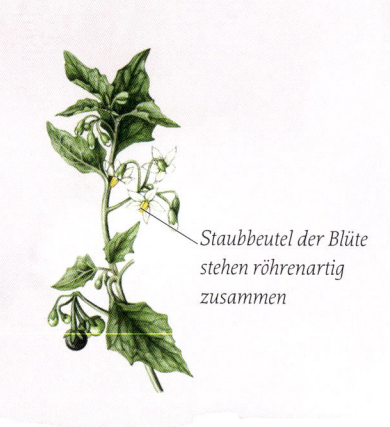

Staubbeutel der Blüte stehen röhrenartig zusammen

Nachtschatten — **N**

NAHE AM MENSCHEN

Der Schwarze Nachtschatten hat als Kulturbegleiter schon viele Generationen Gartenbesitzer mit seiner Zähigkeit beschäftigt. Jedes Jahr muss er von Neuem gejätet werden. Seine Samen sind sehr robust und bleiben viele Jahre keimbereit im Boden liegen. Bis zum ersten Frost produziert er zahlreiche schwarze Beeren, die viele Samen enthalten. Diese garantieren über Jahrzehnte den Fortbestand seiner Art.

WIRD HEUTE NICHT MEHR VERWENDET

Die ganze Pflanze ist giftig und riecht unangenehm. Der Giftgehalt kann je nach Art des Bodens und der Wachstumsbedingungen sehr unterschiedlich sein. Einerseits wurde früher der Tee aus der jungen Pflanze zur Blutreinigung im Frühjahr getrunken, andererseits zeigen schon 6–8 reife Beeren toxische Wirkung bei Erwachsenen. Die Symptome beginnen mit Erbrechen, Durchfall, Atembeschwerden, Angstzuständen und enden im schlimmsten Fall mit Atemstillstand. Dennoch war der Schwarze Nachtschatten im Mittelalter ein Bestandteil in Rezepturen zur Einleitung von Operationen. Auch die Einwohner Mittelamerikas nutzten ihn volksmedizinisch als Schmerz- und Beruhigungsmittel und sogar gegen Parkinson. Weil ihm eine psychoaktive Wirkung zugeschrieben wurde, fand er sich im alten Europa in Rezepten für Hexensalben.

Heute wird die Pflanze sehr selten und dann in homöopathischer Potenzierung verwendet: *Solanum nigrum* hilft ruhelosen Menschen mit ängstlichem Gesichtsausdruck bei Hirnhautreizung und bei Erkrankungen des Zentralnervensystems wie Tobsucht, Krämpfen oder Epilepsie.

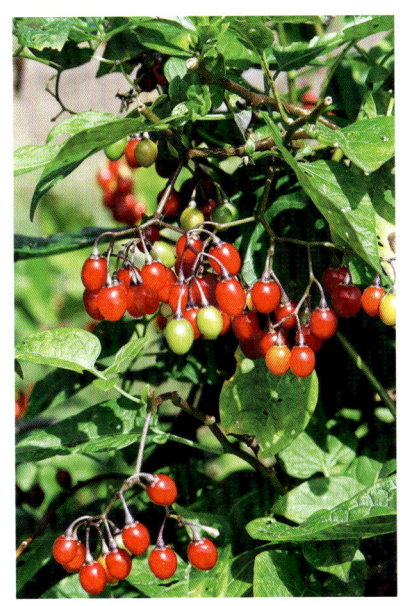

Bittersüßer Nachtschatten wächst kriechend im Gebüsch.

ESSBARE VERWANDTE

Solamen bedeutet im Lateinischen *Trost* und *Linderung*. Das bezieht sich auf die schmerzlindernde und schlafbringende Wirkung einiger Nachtschattengewächse. *Nigrum* bedeutet *schwarz* und beschreibt die Farbe der Beeren. Die Vergiftung mit Nachtschattengewächsen wie Tollkirsche, Stechapfel oder Bilsenkraut führt zu einer Begegnung mit den *Schatten der Nacht*, die grauslich sein können. *Nachtschaden* war dann auch ein landläufiger Name für die Pflanze.

Und dennoch gehören auch viele Grundnahrungsmittel zu dieser großen Pflanzenfamilie. Täglich verzehren wir Nachtschattengewächse in Form von Tomaten, Auberginen, Kartoffeln oder Paprika und erfreuen uns an Blüten von Petunien und Lampionblumen.

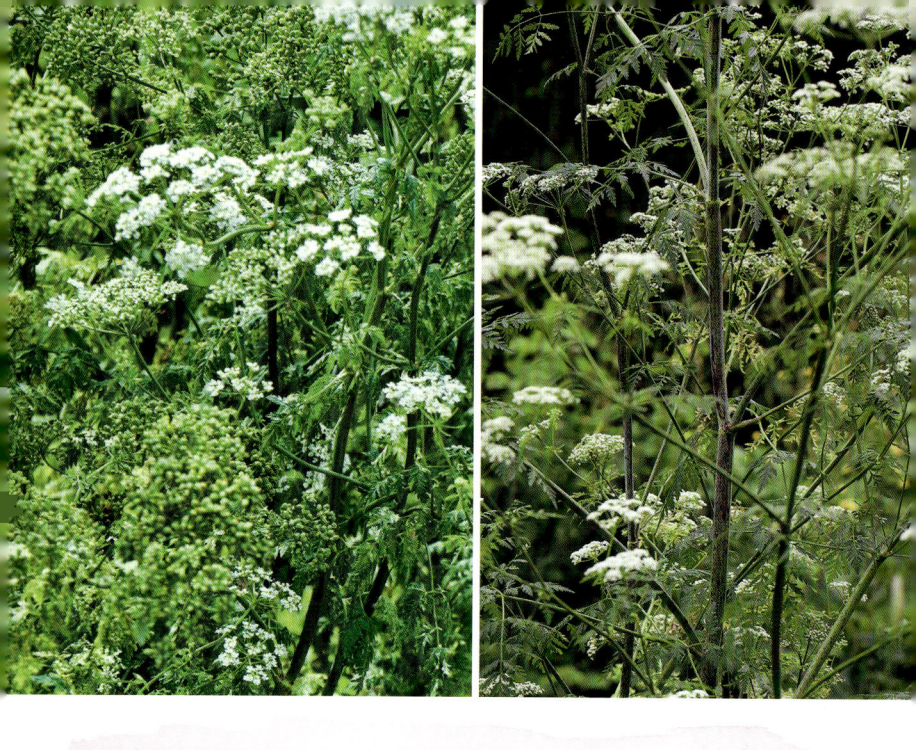

Gefleckter Schierling

Conium maculatum — Doldenblütler — Juni – September — H 50–180 cm

MERKMALE: Zweijährig. Pflanze kahl, riecht unangenehm nach Mäuse-Urin. Stängel stielrund und hohl, oben stark verästelt, blau bereift, unten mit braunroten oder violetten Flecken oder Streifen. Blätter 2- bis 4-fach gefiedert und dünn, Abschnitte mit knorpeliger Stachelspitze. Blüte weiß, in Dolden, 8- bis 15-strahlig, Hülle rückwärtsgerichtet, Hüllchen abstehend. Früchte eiförmig bis fast kugelig, flach gedrückt, mit hervortretenden wellig gekerbten Rippen. Tödlich giftig.
VORKOMMEN: Gebüsche, Schuttplätze.
VERWECHSLUNG: Alle weiß blühenden Doldenblütler – deshalb ist sehr große Vorsicht geboten.

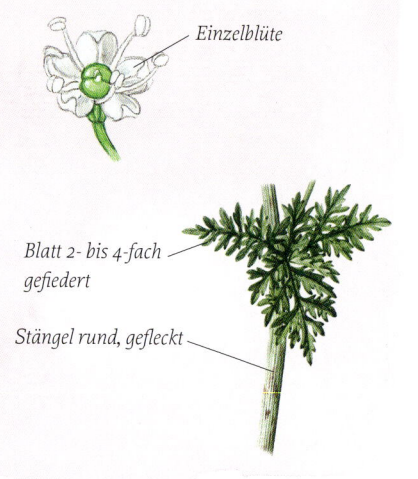

Einzelblüte

Blatt 2- bis 4-fach gefiedert

Stängel rund, gefleckt

Schierling — S

DER BECHER DES SOKRATES

Der griechische Philosoph Sokrates musste 399 vor Christus den Schierlingsbecher trinken, weil seine politischen Aussagen der Obrigkeit missfielen. Sokrates schilderte die Symptome seiner Vergiftung fast bis zum letzten Atemzug. Sein Schüler Platon schrieb sie auf und überlieferte sie so der Nachwelt. Es erfordert innere Stärke, diese Schilderung zu lesen: Ein kalter Schauer läuft über den Rücken, wenn Sokrates beschreibt, wie seine Extremitäten und Organe von unten nach oben aufsteigend nach und nach taub werden. Bis zuletzt blieb sein Kopf klar. Der Tod tritt schließlich durch Atemlähmung ein.

TOD DURCH ATEMLÄHMUNG

Die verschiedenen im Schierling enthaltenen Alkaloide (Coniine) sind Nervengifte und machen ihn zu einer tödlich giftigen Pflanze. Besonders hoch ist der Gehalt in den Samen. Das Gift kann sogar über die unverletzte Haut aufgenommen werden. Eine Vergiftung zeigt sich als Allererstes darin, dass die Augenlider schwer werden und sich gleichzeitig die Pupillen erweitern. Hals und Rachen brennen höllisch, der Speichel hört gar nicht mehr auf zu fließen, dazu kommt Übelkeit. Danach beginnt die aufsteigende Lähmung.

Auch der Schierling war einst in Hexensalben enthalten und führte zu tranceartigen Zuständen. Heute werden *Conium*-Zubereitungen nur noch homöopathisch bei Schwindelanfällen, Neuralgien, Erkrankungen der Drüsen und Verstimmungs-Zuständen verwendet.

RIECHT NACH MIST UND IST GEFLECKT

Conium könnte von dem griechischen Wort *kònos* für *Schwindel, Kreisel* abstammen. Auch eine andere Herleitung ist möglich: *kóne* bedeutet im Griechischen *Tötung*. Im Altertum wurden unzählige Todesurteile mit dem Schierlingsbecher vollstreckt. Der Namenszusatz *maculatum* wiederum kommt aus dem Lateinischen und beschreibt den *gefleckten* Stängel.

Schierling wurde aus dem althochdeutschen *sceriling* abgeleitet und spricht sowohl den Standort *neben den Misthaufen* des Dorfes an als auch den typischen Schierlingsgeruch. Es bedeutet einfach *Mist*. Der Volksmund hat auch Namen wie *Wüterich, Ziegendill, Mäuseschierling, Stinkkraut* oder *Vogeltod* für ihn. Germanen und Kelten mieden den Schierling, auch ihre Tiere machten einen weiten Bogen um ihn. Nur die Kröte, so glaubte man, solle gern unter ihm wohnen und dort ihr Gift einsaugen.

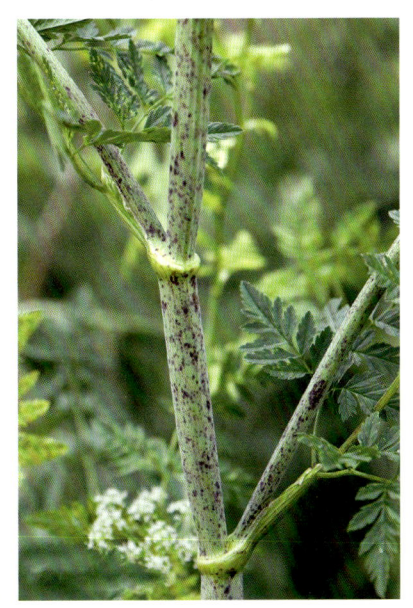

Die braunroten Flecken auf dem Stängel machen den Gefleckten Schierling unverkennbar.

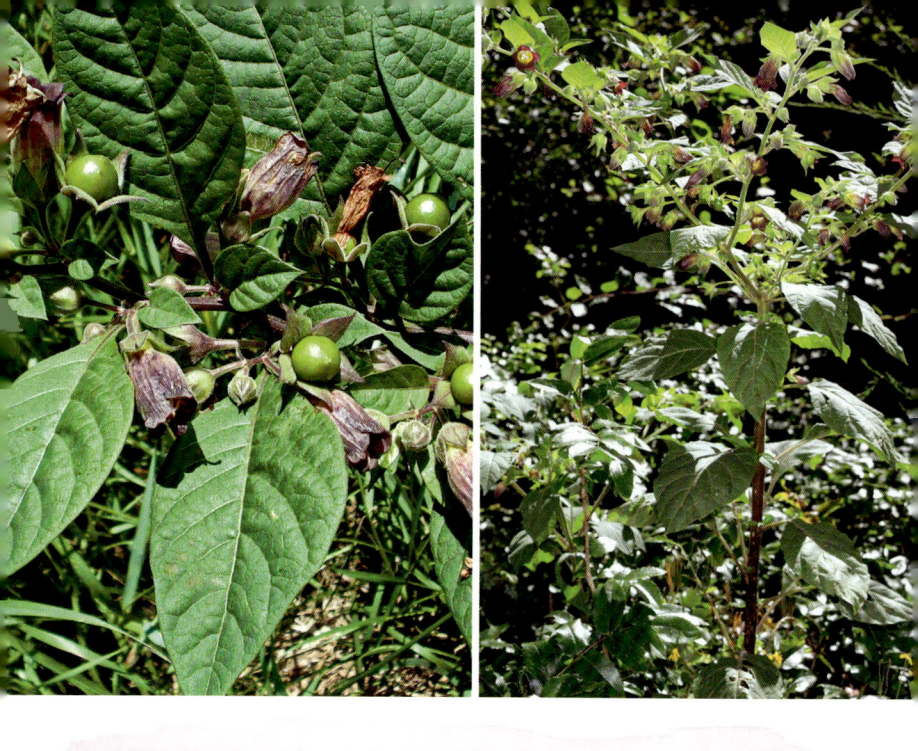

Tollkirsche

Atropa bella-donna — Nachtschattengewächse — Juni – August — H 50–150 cm

MERKMALE: Staude. Kräftige, ausladende Zweige, besonders im unteren Teil strauchartig verzweigt, drüsig behaart. Blätter breit lanzettlich, ganzrandig, bis zu 20 cm lang, je 1 großes und 1 kleines Blatt stehen zusammen, dazwischen 1 lang gestielte Blüte. Blüten grünlich bis braunviolett, innen schmutzig gelb, purpurrot geädert, Krone bis zu 25 mm lang, glockenförmig, mit kurzem, 5-teiligem, zurückgebogenem Rand. Frucht eine schwarze, fast kirschgroße, glänzende Beere. Tödlich giftig.
VORKOMMEN: Laubwälder, Waldränder und Kahlschläge.
VERWECHSLUNG: Keine.

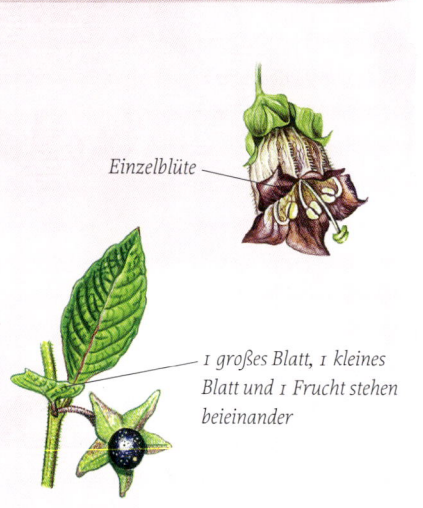

Einzelblüte

1 großes Blatt, 1 kleines Blatt und 1 Frucht stehen beieinander

Tollkirsche — T

IN HEXENSALBEN VERWENDET

Alle Pflanzenteile der Tollkirsche sind tödlich giftig. Besonders gefährlich sind aber die glänzenden blauschwarzen Beeren, die nicht einmal schlecht schmecken. Mehr als drei können für Kinder und mehr als zehn für Erwachsene tödlich sein. Vergiftungssymptome zeigen sich als Erstes in Erregung und psychomotorischer Unruhe, begleitet von einer Austrocknung der Schleimhäute und Rötung des Gesichts, erweiterten Pupillen, Herzrasen, Halluzinationen und Bewusstlosigkeit. Der Tod tritt dann durch Atemlähmung ein.

Im Mittelalter war die Tollkirsche Bestandteil vieler Hexengetränke und Hexensalben. Auf die Haut aufgetragen führte sie zu Wahnvorstellungen und auch zu der Vorstellung, fliegen zu können. In Hexenprozessen wurden die Angeklagten durch die Folter und zusätzlich durch die halluzinoge Wirkung von Tollkirschen zu Falschaussagen gebracht.

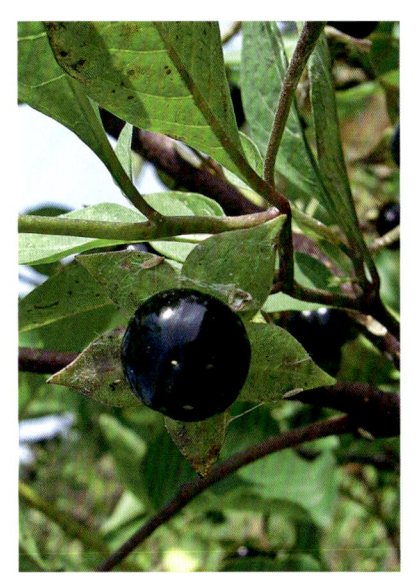

Hier ist absolute Vorsicht geboten: schwarze, glänzende Beere der Tollkirsche

BELLADONNA IN DER HOMÖOPATHIE

Giftig sind die Tropan-Alkaloide wie Atropin, Scopolamin und Hyoscyamin, die zu 0,3–0,5 % in der Pflanze enthalten sind. In ausgewogener therapeutischer Dosierung wirken sie krampflösend auf die glatte Muskulatur im Bereich des Magen-Darm-Traktes, der Harnwege und der Bronchien. Sie sind in einigen verschreibungspflichtigen Medikamenten enthalten.

Belladonna ist in der Homöopathie ein wichtiges Mittel bei jedem akuten Geschehen, das plötzlich und heftig auftritt. Das können heftiges Fieber, ein heißes, rotes Gesicht, hämmernde Kopfschmerzen oder verschiedene Entzündungen sein. Als D4 oder D6 gehört es in jede Hausapotheke und ist auch für Kinder gut verträglich.

GEFÄHRLICHES SCHÖNHEITSMITTEL

Den Namen *Atropa* erhielt diese Pflanze wegen ihrer unweigerlich tödlichen Wirkung nach *Atropos*, der *Unabwendbaren*. Sie ist diejenige der drei griechischen Schicksalsgöttinnen, die den Lebensfaden der Menschen durchschneidet.

Bella donna bedeutet *schöne Frau*. Die Italienerinnen träufelten sich im 16. Jahrhundert Tollkirschen-Saft in ihre Augen, der diese groß, dunkel und begehrenswert erscheinen ließ. Allerdings reduzierte sich durch diese Wirkung auch die Sehschärfe und die Lichtempfindlichkeit stieg. Noch heute verwenden Augenärzte das in der Tollkirsche enthaltene Atropin, um die Pupillen weit zu stellen. Die Menschen wurden durch diese dunkle Frucht, die harmlos wie eine Kirsche aussieht, *toll*, und gerieten in einen verwirrten Zustand.

Welches Heilkraut helfen kann

In dieser Tabelle sind Störungen der Befindlichkeit aufgelistet, die sich gut mithilfe unserer Heilkräuter verbessern lassen. Wenn mehrere Pflanzen infrage kommen, suchen Sie am besten jene aus, die Sie am liebsten mögen. Unter der Seitenzahl finden Sie genauere Informationen. Wählen Sie wie in den Pflanzen-Porträts beschrieben selbst, ob Sie Tee, Tinktur, Öl, Salbe oder eine andere Anwendung bevorzugen. Bedenken Sie dabei immer: Wenn Sie sich länger unwohl fühlen oder die Ursachen unklar sind, sollten Sie unbedingt einen Arzt aufsuchen.

ALLGEMEINBEFINDEN

Abends besser abschalten können	Arznei-Baldrian (S. 24), Herzgespann (S. 84), Holunder (S. 90), Dost (S. 40)
Energiemangel beheben	Holunder (S. 90), Löwenzahn (S. 118), Ringelblume (S. 152), Wiesen-Salbei (S. 156)
Erschöpfung, Müdigkeit beheben	Löwenzahn (S. 118), Schlehe (S. 168), Tausendgüldenkraut (S. 188), Wilde Möhre (S. 138), Weißdorn (S. 210)
Genervt-Sein lindern	Arznei-Baldrian (S. 24), Betonie (S. 32), Johanniskraut (S. 96), Nachtkerze (S. 140)
Kopfschmerzen lindern	Minze (S. 132), Mädesüß (S. 122), Johanniskraut (S. 96), Betonie (S. 32)
Konzentrationskraft verbessern	Arznei-Baldrian (S. 24), Nachtkerze (S. 140), Acker-Schachtelhalm (S. 162), Minze (S. 132)
Migräne lindern	Gänse-Fingerkraut (S. 58), Senf (S. 176), Erdrauch (S. 54), Pestwurz (S. 146)
Nervenschmerzen lindern	Johanniskraut (S. 96), Minze (S. 132), Schafgarbe (S. 164)
Reisekrankheit verhindern	Engelwurz (S. 50)
Schlafstörungen beseitigen	Arznei-Baldrian (S. 24), Hopfen (S. 92), Johanniskraut (S. 96)
Stress, der auf den Magen schlägt	Kamille (S. 98), Minze (S. 132), Schafgarbe (S. 164)
Stress und Hektik im Übermaß	Herzgespann (S. 84), Hopfen (S. 92), Kamille (S. 98), Drüsiges Springkraut (S. 178), Weißdorn (S. 210)
Wadenkrämpfe	Gänse-Fingerkraut (S. 58), Steinklee (S. 182)
mangelnde Motivation bei der Arbeit	Edel-Gamander (S. 62)
Wetterfühligkeit	Johanniskraut (S. 96), Schafgarbe (S. 164), Schlehe (S. 168), Schlüsselblume (S. 170)

AUGEN

Augen leicht gerötet und gereizt	Augentrost (S. 22), Holunder (S. 90), Wegwarte (S. 204)
Augenschleimhaut zu trocken	Augentrost (S. 22), Nachtkerze (S. 140)

Bindehaut-Entzündung lindern	Augentrost (S. 22)
Gerstenkorn	Augentrost (S. 22), Kamille (S. 98)

BEWEGUNGSAPPARAT

Arthrose, Arthrose-Schmerzen lindern	Löwenzahn (S. 118), Brennnessel (S. 38), Johanniskraut (S. 96), Beinwell (S. 30), Giersch (S. 70), Hagebutte (S. 82)
Bandscheiben stärken	Acker-Schachtelhalm (S. 162), Beinwell (S. 30)
Bluterguss: Heilung fördern	Steinklee (S. 182), Ringelblume (S. 152), Beinwell (S. 30), Johanniskraut (S. 96)
Heilung nach Knochenbrüchen fördern	Acker-Schachtelhalm (S. 162), Beinwell (S. 30), Sanikel (S. 158)
Ischias-Nervenschmerzen lindern	Johanniskraut (S. 96), Minze (S. 132)
Muskelkater lindern	Löwenzahn (S. 118), Steinklee (S. 182), Beinwell (S. 30)
Osteoporose vorbeugen	Acker-Schachtelhalm (S. 162), Brennnessel (S. 38), Beinwell (S. 30)
Rückenschmerzen lindern	Acker-Schachtelhalm (S. 162), Beinwell (S. 30), Klette (S. 104)
Sportverletzungen	Beinwell (S. 30), Steinklee (S. 182)
Überbein	Beinwell (S. 30)
Verstauchungen	Beinwell (S. 30), Ringelblume (S. 152), Acker-Schachtelhalm (S. 162)

ERKÄLTUNG

drohende Ansteckung	Braunelle (S. 34), Engelwurz (S. 50), Königskerze (S. 108)
Erkältung ist im Anzug	Holunder (S. 90), Dost (S. 40), Quendel (S. 148), Wasserdost (S. 200), Spitz-Wegerich (S. 202)
häufige Erkältungen	Beifuß (S. 28), Holunder (S. 90), Wasserdost (S. 200)
Fieber und Grippe abwehren	Engelwurz (S. 50), Mädesüß (S. 122), Holunder (S. 90)
Grippe- und andere Viren abwehren	Holunder (S. 90), Kamille (S. 98), Wilde Karde (S. 100), Königskerze (S. 108), Mädesüß (S. 122), Wasserdost (S. 200)
Halsschmerzen, Kratzen im Hals	Braunelle (S. 34), Nelkenwurz (S. 142), Wiesen-Salbei (S. 156), Wilde Malve (S. 124)
Kälte, Frösteln	Schafgarbe (S. 164), Beifuß (S. 28), Engelwurz (S. 50), Holunder (S. 90)
Nase läuft oder ist verstopft	Kamille (S. 98), Minze (S. 132), Schlüsselblume (S. 170)
wiederholtes Nasenbluten	Hirtentäschelkraut (S. 86), Acker-Schachtelhalm (S. 162)
Nebenhöhlen sind empfindlich oder schmerzen	Eisenkraut (S. 48), Schlüsselblume (S. 170), Sauerampfer (S. 160), Kamille (S. 98), Odermennig (S. 144)
Stimme ist rau oder belegt	Eberesche (S. 42), Odermennig (S. 144), Eisenkraut (S. 48)

FASTEN, ENTGIFTUNG

Abnehmen unterstützen	Vogelmiere (S. 194), Schlehe (S. 168), Geißraute (S. 68)
Einfluss von Elektrosmog mindern	Wegwarte (S. 204), Ruprechtskraut (S. 154)
Fastenkur unterstützen	Bärlauch (S. 26), Beifuß (S. 28), Brennnessel (S. 38), Löwenzahn (S. 118), Schlüsselblume (S. 170), Schafgarbe (S. 164), Wiesen-Kerbel (S. 102), Ringelblume (S. 152)
Haare gesund erhalten	Brennnessel (S. 38), Klette (S. 104), Acker-Schachtelhalm (S. 162)
Heißhunger-Anfälle verhindern	Geißraute (S. 68), Löwenzahn (S. 118)
Körper entsäuern	Giersch (S. 70), Goldrute (S. 76), Hauhechel (S. 80), Hagebutten (S. 82)
Umweltgifte und Pestizide ausscheiden	Goldrute (S. 76), Nelkenwurz (S. 142), Klette (S. 104), Wiesen-Labkraut (S. 112), Frauenmantel (S. 60), Gundermann (S. 78), Wegwarte (S. 204)

FÜR FRAUEN

Menstruation: Blutung zu stark und zu lange	Hirtentäschelkraut (S. 86), Frauenmantel (S. 60), Schafgarbe (S. 164)
Menstruation: Krämpfe lindern	Gänse-Fingerkraut (S. 58), Schafgarbe (S. 164), Kamille (S. 98), Dost (S. 40)
Menstruation: Prämenstruelles Syndrom lindern	Nachtkerze (S. 140), Roter Wiesenklee (S. 212), Frauenmantel (S. 60)
Muttermilch: Bildung fördern	Eisenkraut (S. 48), Kümmel (S. 110), Geißraute (S. 68)
Schwangerschaftsstreifen vorbeugen	Schlehe (S. 168), Johanniskraut (S. 96), Ringelblume (S. 152)
Schwangerschaftsübelkeit lindern	Tausendgüldenkraut (S. 188)
Schwangerwerden unterstützen	Beifuß (S. 28), Frauenmantel (S. 60), Brennnessel (S. 38)
Wechseljahre: Hormonumstellung unterstützen	Hopfen (S. 92), Heckenrose (S. 82), Johanniskraut (S. 96), Nachtkerze (S. 140), Roter Wiesenklee (S. 212), Frauenmantel (S. 60)

HAUT UND SCHLEIMHAUT

Akne, unreine Haut	Löwenzahn (S. 118), Dost (40), Wiesen-Labkraut (S. 112), Wildes Stiefmütterchen (S. 184)
Bindegewebe stärken	Acker-Schachtelhalm (S. 162), Acker-Vogelknöterich (S. 192), Wildes Stiefmütterchen (S. 184)
Cellulite	Efeu (S. 44), Eisenkraut (S. 48), Acker-Vogelknöterich (S. 192)
Ekzeme, Neurodermitis	Acker-Schachtelhalm (S. 162), Nachtkerze (S. 140), Weiße Taubnessel (S. 186), Wildes Stiefmütterchen (S. 184)

Hautpflege	Ehrenpreis (S. 46), Eisenkraut (S. 48), Ringelblume (S. 152), Wildes Stiefmütterchen (S. 184)
trockene Haut	Nachtkerze (S. 140), Weiße Taubnessel (S. 186), Schlehe (S. 168)
Insektenstiche	Spitz-Wegerich (S. 202), Heckenrose (S. 82), Drüsiges Springkraut (S. 178)
Juckreiz bei Ekzemen lindern	Acker-Schachtelhalm (S. 162), Wildes Stiefmütterchen (S. 184)
Mücken abwehren	Blut-Weiderich (S. 208), Beifuß (S. 28)
Schleimhäute im Körper gesund erhalten	Ringelblume (S. 152), Odermennig (S. 144), Weiße Taubnessel (S. 186), Wilde Malve (S. 124)
Schwitzen an Händen und Füßen mindern	Wiesen-Salbei (S. 156), Beifuß (S. 28), Acker-Vogelknöterich (S. 192)
Sonnenbrand lindern	Eisenkraut (S. 48), Goldrute (S. 76), Johanniskraut (S. 96), Huflattich (S. 94)
Windeldermatitis lindern	Kamille (S. 98), Eisenkraut (S. 48), Goldrute (S. 76)
Wundheilung fördern	Spitz-Wegerich (S. 202), Ringelblume (S. 152), Frauenmantel (S. 60), Johanniskraut (S. 96)

HERZ, KREISLAUF

Adern und Venen flexibel erhalten	Acker-Schachtelhalm (S. 162), Bärlauch (S. 26), Roter Wiesenklee (S. 212), Lein-Öl (S. 114)
leicht erhöhter Blutdruck	Bärlauch (S. 26), Mistel (S. 134), Herzgespann (S. 84)
zu niedriger Blutdruck	Weißdorn (S. 210), Besen-Ginster (S. 74)
müdes, unruhiges Herz	Weißdorn (S. 210)
Herzrasen bei Nervosität	Herzgespann (S. 84), Besen-Ginster (S. 74), Wald-Ziest (S. 216)
Müdigkeit bei zu wenig Eisen im Blut	Brennnessel (S. 38), Wegwarte (S. 204), Eisenkraut (S. 48)
Venen und Durchblutung stärken	Acker-Schachtelhalm (S. 162), Steinklee (S. 182), Ringelblume (S. 152), Schafgarbe (S. 164)

HUSTEN

normaler Husten	Spitz-Wegerich (S. 202), Schlüsselblume (S. 170), Quendel (S. 148), Lungenkraut (S. 120)
krampfartiger Husten	Quendel (S. 148), Efeu (S. 44), Huflattich (S. 94), Kümmel (S. 110)
Husten bei Kindern	Spitz-Wegerich (S. 202), Efeu (S. 44), Schlüsselblume (S. 170)
Rauchen abgewöhnen	Huflattich (S. 94)
trockener Reizhusten	Wilde Malve (S. 124), Efeu (S. 44)

IMMUNSYSTEM, SELBSTHEILUNGSKRÄFTE

Allergien lindern	Betonie (S. 32), Pestwurz (S. 146), Brennnessel (S. 38), Goldrute (S. 76), Nachtkerze (S. 140)
Diabetes-Behandlung unterstützen	Geißraute (S. 68), Wiesen-Salbei (S. 156)
Rheumatische Beschwerden	Brennnessel (S. 38), Hauhechel (S. 80), Engelwurz (S. 50), Wacholder (S. 196), Edel-Gamander (S. 62), Giersch (S. 70)
Schilddrüsenfunktion ausgleichen	Ufer-Wolfstrapp (S. 214), Herzgespann (S. 84)
Selbstheilungskräfte aktivieren	Braunelle (S. 34), Engelwurz (S. 50), Salbei-Gamander (S. 64), Königskerze (S. 108), Löwenzahn (S. 118), Odermennig (S. 144), Ringelblume (S. 152)
Stärkung nach langer Krankheit	Salbei-Gamander (S. 64), Tausendgüldenkraut (S. 188), Weißdorn (S. 210), Wald-Ziest (S. 216)

LEBER, GALLE, MILZ

Leber/Galle unterstützen	Löwenzahn (S. 118), Wegwarte (S. 204), Tausendgüldenkraut (S. 188), Minze (S. 132), Schöllkraut (S. 172), Erdrauch (S. 54), Schafgarbe (S. 164)
Milz stärken	Wegwarte (S. 204), Löwenzahn (S. 118), Salbei-Gamander (S. 64), Milzkraut (S. 130)

MUNDRAUM UND ZÄHNE

Entzündete Stellen (Aphthen)	Gänse-Fingerkraut (S. 58), Nelkenwurz (S. 142), Ruprechtskraut (S. 154), Schafgarbe (S. 164)
Herpes-Bläschen auf der Lippe	Wilde Karde (S. 100), Ruprechtskraut (S. 154), Holunder (S. 90), Johanniskraut (S. 96)
Mundgeruch	Wacholder (S. 196), Minze (S. 132), Kümmel (S. 110)
leicht entzündete Mundschleimhaut	Ringelblume (S. 152), Wiesen-Salbei (S. 156), Dost (S. 40)
Zahnfleischbluten, entzündetes Zahnfleisch	Gänse-Fingerkraut (S. 58), Edel-Gamander (S. 62), Gundermann (S. 78), Nelkenwurz (S. 142)
Zahnschmelz härten	Herzgespann (S. 84), Ufer-Wolfstrapp (S. 214)

MAGEN, DARM, VERDAUUNGSTRAKT

Appetitlosigkeit	Enzian (S. 52), Tausendgüldenkraut (S. 188), Wegwarte (S. 204), Löwenzahn (S. 118)
Blähungen beseitigen	Kümmel (S. 110), Dost (S. 40), Quendel (S. 148)
Darmflora pflegen	Acker-Schachtelhalm (S. 162), Bärlauch (S. 26), Kümmel (S. 110), Quendel (S. 148), Odermennig (S. 144), Löwenzahn (S. 118)
empfindlicher Magen	Kamille (S. 98), Kümmel (S. 110), Ringelblume (S. 152), Wacholder (S. 196), Eberesche (S. 42)

Magenkrämpfe, Magenschmerzen	Schafgarbe (S. 164), Kamille (S. 98), Minze (S. 132), Gänse-Fingerkraut (S. 58)
gereizte Magenschleimhaut	Kamille (S. 98), Ringelblume (S. 152), Lein-Samen (S. 114)
Sodbrennen	Acker-Schachtelhalm (S. 162), Kamille (S. 98)
Stuhlgang anregen	Lein-Samen (S. 114), Faulbaum-Rinde (S. 56), Schlehe (S. 168), Spitz-Wegerich (S. 202)
dünner Stuhlgang, leichter Durchfall	Gänse-Fingerkraut (S. 58), Frauenmantel (S. 60), Odermennig (S. 144), Blut-Weiderich (S. 208), Nelkenwurz (S. 142), Ringelblume (S. 152)
Verdauung anregen	Engelwurz (S. 50), Enzian (S. 52), Löwenzahn (S. 118), Quendel (S. 148), Tausendgüldenkraut (S. 188), Wegwarte (S. 204)
Verdauung fetter Speisen unterstützen	Beifuß (S. 28), Dost (S. 40), Wiesen-Salbei (S. 156), Schafgarbe (S. 164), Tausendgüldenkraut (S. 188)
Verdauung von Eiweiß fördern	Bärlauch (S. 26), Senf (S. 176)
Verdauung von Kohlehydraten fördern	Kümmel (S. 110)

NÄGEL

leicht brechende Nägel	Acker-Schachtelhalm (S. 162), Acker-Vogelknöterich (S. 192)
Nagelpilz	Dost (S. 40)
Warzen	Schöllkraut (S. 172), Löwenzahn (S. 118), Mauerpfeffer (S. 126)

NIERE, BLASE UND HARNWEGE

oft gereizte oder schmerzende Blase	Goldrute (S. 76), Weidenröschen (S. 206), Johanniskraut (S. 96), Arznei-Baldrian (S. 24), Hopfen (S. 92)
Nieren anregen	Brennnessel (S. 38), Hauhechel (S. 80), Goldrute (S. 76), Wacholder (S. 196)
Prostata, Probleme beim Wasserlassen	Brennnessel (S. 38), Weidenröschen (S. 206)
Wasser-Einlagerungen	Wacholder (S. 196), Acker-Schachtelhalm (S. 162), Goldrute (S. 76)

PSYCHE

allgemeine Ängstlichkeit	Arznei-Baldrian (S. 24), Johanniskraut (S. 96), Nachtkerze (S. 140)
Angst vor Prüfungen	Arznei-Baldrian (S. 24)
Melancholie, Trauer, depressive Verstimmung	Johanniskraut (S. 96), Löwenzahn (S. 118), Tausendgüldenkraut (S. 188)
Stärkung bei Mobbing	Nachtkerze (S. 140), Johanniskraut (S. 96), Weißdorn (S. 210)

Bezugsquellen und Informationen

Kräuterweisheiten
Ursula Stumpf
Fuchsbau 27
76228 Karlsruhe
www.kraeuterweisheiten.de

Aktiv Drogerie - KräuterSchulte
Hauptstr. 5
76593 Gernsbach/Schwarzwald
www.kraeuterschulte.de

artemisia
Allgäuer Kräutergarten
Hopfen 29
88167 Stiefenhofen im Allgäu
www.artemisia.de

Calendula Kräutergarten
Storchshalde 200
70378 Stuttgart-Mühlhausen
www.calendula-kraeutergarten.de

Hof Berg-Garten GbR
Großherrischwand
Lindenweg 17
79737 Herrischried
www.hof-berggarten.de

Natursprung – Spielraum für neue Naturerfahrungen
Alte Schule »Immergrün«
Hauptstrasse 114
67754 Essweiler
www.nat-ur-sprung-spielraumfuerneue
naturerfahrung.ch

natura-naturans
Barerstr. 48
80799 München
www.natura-naturans.de

SAMBUCA e. V. – Netzwerk für altes und neues Heilpflanzenwissen
Silcherweg 1
77955 Ettenheim
www.sambuca-netzwerk.de

Sonnetra – Kommunikationszentrum für Kräuterkundige weltweit
Erlenfeld 19A
91056 Erlangen
www.sonnetra.com

Naturpädagogen / Kräuterpädagogen
www.unkraeuterschule.de

Zum Weiterlesen

Beiser, Rudi: Tee aus Kräutern und Früchten. Sammeln, zubereiten, genießen. Kosmos 2015
Beiser, Rudi: 13 magische Heilpflanzen. Kosmos 2015
Fintelmann, Volker und Weiß, Rudolf Fritz: Lehrbuch der Phytotherapie. Hippokrates 2002
Fischer, Wolfgang K.: Welche Heilpflanze ist das? Kosmos 2005
Fischer-Rizzi, Susanne: Mit der Wildnis verbunden. Kosmos 2015
Fuchs, Christine: Räuchern mit heimischen Pflanzen. Sammeln, mischen, anwenden. Kosmos 2013
Lingg, Adelheid: Das Heilpflanzenjahr. Kosmos 2015
Schönfelder, Peter und Ingrid: Der Kosmos Heilpflanzenführer. Kosmos 2015
Storl, Wolf-Dieter: Die Seele der Pflanzen. Botschaften und Heilkräfte aus dem Reich der Kräuter. Kosmos 2009
Storl, Wolf-Dieter: Mit Pflanzen verbunden. Meine Erlebnisse mit Heilkräutern und Zauberpflanzen. Kosmos 2005
Stumpf Ursula: Pflanzengöttinnen und ihre Heilkräuter. Kosmos 2010
Stumpf, Ursula: Von Magie bis Phytotherapie. Die Geschichte der Kräuter und Pflanzen, ihre Bedeutung und erfolgreiche Anwendung. medmedia 2010
Stumpf, Ursula: Kräuter für Körper und Seele. 20 heilsame Pflanzen mit allen Sinnen entdecken. VAK 2003
Stumpf, Ursula: Pflanzenweisheiten von Apfel bis Zimt. VAK 2005

Register

A
Abführmittel 18, 57, 115, 169
Abhusten erleichternd 16
Abnehmen 69, 169, 195, 242
Abwehrkräfte 29, 35, 41, 51, 83, 91, 141, 149, 201
Achillea millefolium 164
Acker-Gauchheil 8, 66
– Hellerkraut 86
– Hundskamille 98
– Ringelblume 152
– Schachtelhalm 18, 19, 162, 193
– Senf 176
– Stiefmütterchen 184
– Vogelknöterich 192
Aconitum lycoctonum ssp. *vulparia* 224
Adenostylis glabra 200
Aegopodium podagraria 70
After, Entzündung 99
-, Schmerzen 127
Agrimonia eupatoria 142, 144
Ajuga reptans 78
Akne 10, 41, 87, 113, 119, 153, 185, 187, 242
Alchemilla xanthochlora 60
Allergie 33, 77, 91, 109, 141, 147
Allgemeinbefinden 240
Alliaria petiolata 106
Allium ursinum 26, 232
Aloysia citriodora 48
Alpendost, Kahler 200
Amara acria 17
– *aromatica* 17
– *tonica* 17
Anagallis arvensis 66
Angelica archangelica 51
– *sylvestris* 50, 70
Ängstlichkeit 245
Angstzustände 25, 93, 97, 141, 235
Anis 16
Anthemis arvensis 98
Anthriscus cerefolium 103
– *sylvestris* 102, 138
Aphrodisiakum 39
Appetit anregend 17, 41, 93, 197
Appetitlosigkeit 43, 53, 119, 189, 205, 244
Arctium lappa 104
– *tomentosum* 104
Artemisia absinthium 28
– *vulgaris* 28
Arteriosklerose 213

Arthritis, rheumatoide 141
Arthrose 10, 83, 135, 241
Arznei-Baldrian 24
Arznei-Engelwurz 51
Asthma 45, 59, 65, 109, 141, 177, 229
Atembeschwerden 33, 235
Atemlähmung 221, 225, 233, 239
Atemnot 227
Atemstillstand 235
Atemwege 47
-, Entzündung 109, 149
– reinigen 95
-, schleimlösend 73, 195
-, Schleimhäute 133
Atropa bella-donna 238
Augen, empfindliche 205
-, Entzündung 223
- gereizte, gerötete 23, 33, 91, 205, 240
-, Licht-Empfindlichkeit 23
Augenlider, Entzündung 23
-, schwere 237
Augenschleimhaut, trockene 23, 141, 240
Augentrost, Großblütiger 22
-, Zwerg- 22
Ausscheidung, Schwermetalle 27, 61

B
Baldrian 16
-, Arznei- 24
-, Sumpf- 24
Bänderriss 31
Bandscheiben 31, 163, 241
Bärenklau, Wiesen- 50
Bärlauch 13, 14, 26, 27, 107, 232
Bärlauch-Essig 27
Bauchkrämpfe 199
Bauchspeicheldrüse 17, 51, 119
Behaarte Karde 100
Behaartes Johanniskraut 96
Beifuß-Absud 11
Beifuß, Gewöhnlicher 17, 28
Beinwell, Rauer 30
Besen-Ginster 74
Besenreiser 183
Betonie 32
Bettnässen 97
Bewusstlosigkeit 221, 239
Bilsenkraut, Schwarzes 17, 220
Bindegewebe 18, 193, 242
Bindehaut, Entzündung 23, 133, 181, 241

Bitterer Fransen-Enzian 53
Bittersüßer Nachtschatten 234
Bitterstoffe 17
Blähungen 17, 41, 59, 85, 107, 111, 244
Bläschen 63
– im Mund 105
Blase 81, 245
-, Entzündung 39, 77, 99, 125
– krampflösend 77
– Schleimhaut schützend 113
Blasenschwäche 163, 205
Blauer Eisenhut 224
Blut reinigend 29, 39, 47, 55, 81, 105, 113, 153, 161, 167, 185, 213
Blut-Weiderich 208
Blutarmut 205
Blutbildung 89, 119, 131
Blutdruck 27
-, erhöhter 85, 243
-, niedriger 75, 233, 233
Bluterguss 10, 99, 159, 183, 241
Blutgefäße 18, 163
Blutkörperchen, rote 19
Blutkreislauf aktivierend 157
Blutungen stillend 19, 33, 61, 87, 209, 217
Borreliose 101
Brasilianische Brechwurzel 199
Brassica napus 176
– *nigra* 177
Braunelle 10
-, Große 34
-, Kleine 34
Braunwurz, Geflügelte 36
-, Knotige 36
Brechmittel 199
Brechwurzel, Brasilianische 199
Breit-Wegerich 202, 203
Brennnessel 14, 19, 39, 51, 203
-, Große 38
-, Kleine 38
Bronchien 51, 239
– stärkend 89
– krampflösend 41
-, verschleimte 149
Bronchitis 27, 49, 65, 163
Brustkrebs 191
Bunte Kronwicke 68

C
Calendula arvensis 152
– *officinalis* 152

Capsella bursa-pastoris 86
Carum carvi 110
Cellulite 45, 49, 242
Centaurea cyanus 204
Centaurium erythraea 188
Chelidonin 17
Chelidonium majus 172
Chinarindenbaum 199
Chinchona 199
Chrysosplenium alternifolium 130
– *oppositifolium* 130
Cichorium intybus 204
Coffea arabica 199
Colchicum autumnale 26, 228
Conium maculatum 102
– *maculatum* 236
Convallaria majalis 232
Coxsackie-Viren 189
Crataegus 168
– *laevigata* 210
– *monogyna* 210
Crepis 118, 119
Crocus 228
Cytisus scoparius 74

D
Dampfbäder 11
Darm 16, 244, 245
– Motorik 177
–, empfindlicher 143, 153
– entschlacken 33, 139, 161
– Entzündung 99, 145
–, gereizter 145
– Schleimhaut schützend 113
Darmflora, Regeneration 111
Darmpilz 179
Darmschleimhaut, chronische Entzündung 209
Darmträgheit 57
Daucus carota 138, *164*
– *carota* ssp. *sativus* 139
Depressionen 97, 231, 245
Diabetes 244
Digitalis grandiflora 226
Diphtherie 35
Dipsacus fullonum 100
– *pilosus* 100
Doldiger Milchstern 128
Dornige Hauhechel 80
Dost 10, 16, 40
Drüsenerkrankungen 237
Drüsenschwellungen 115, 155
Drüsiges Springkraut 178
Dunkles Lungenkraut 120
Durchblutung fördernd 16, 17, 135, 177, 243
Durchblutungsstörungen 165, 243

Durchfall 19, 61, 133, 139, 169, 209, 223, 225, 227, 229, 235, 245
Durst, großer 229

E
Eberesche 42
Echte Goldnessel 186
– Goldrute 76
– Kamille 98
– Nelkenwurz 142, 143
– Schlüsselblume 170
Echter Ehrenpreis 46
– Lein 114
– Nelkenwurz 185
– Salbei 156
– Steinklee 182
– Thymian 148
Echtes Eisenkraut 48
– Herzgespann 84, 214
– Mädesüß 122
Edel-Gamander 62
Efeu 19, 44
Ehrenpreis, Echter 46
–, Gamander- 46
Einbeere, Vierblättrige 222
Eingriffliger Weißdorn 210
Einschlafstörungen 11
Eisenhut 17
–, Blauer 224
–, Fuchs- 224
Eisenkraut, Echtes 48
Ekzeme 37, 41, 49, 55, 67, 73, 77, 105, 113, 141, 153, 157, 159, 173, 175, 185, 205, 209, 213, 242
Elektrosmog 205, 242
Empfängnisbereitschaft 29
Endometriose 87
Energiemangel 240
Engelwurz 16, 17
–, Arznei- 51
–, Erz- 51
–, Wald- 50, 70
Entgiftung 35, 69
Entsäuerung 71, 242
Entschlackung 39, 169, 171, 217
–, lymphatische 79, 109
Entwässerung 103
Entzündung, leichte 175
–, vaginale 187
Entzündungshemmend 16, 18, 19, 37, 153, 171, 183
Enzian 17
–, Bitterer Fransen- 53
–, Gelber 52
Epilepsie 233, 235
Epilobium angustifolium 206, 208
– *parviflorum* 206

Equisetum arvense 162
– *palustre* 162
– *sylvaticum* 162
Erbrechen 169, 223, 225, 227, 235
–, heftiges 229
Erdrauch, Gewöhnlicher 17, 54
Erdstrahlen 205
Erfrierungen 153
Erkältung 11, 29, 35, 91, 99, 109, 121, 123, 147, 157, 177, 201, 241
Erregungszustände 221, 239
Erschöpfung 97, 189, 240
–, nervöse 25
Erz-Engelwurz 51
Eupatorium cannabinum 200
– *perfoliatum* 201
Euphorbia cyparissias 116
– *minima* 22
– *officinalis* ssp. *rostkoviana* 22
Europäischer Stech-Ginster 75

F
Fastenkur 39, 242
Färber-Ginster 74
Faulbaum 18, 56
Feld-Thymian 148
Felsen-Fetthenne 126
Fenchel 16, 110
Fetthenne, Felsen- 126
Fieber 5, 91, 123, 189, 201, 225, 239, 241
Filipendula ulmaria 122
– *vulgaris* 122
Filzige Klette 104
Finger, kalte 165
Fingerhut 18
–, Großblütiger 226
–, Roter 226
Fingerkraut, Gänse- 58, 144, 150
–, Kriechendes 58
Flavonoide 17
Foeniculum vulgare 110
Frangula alnus 56
Frauenmantel 19, 60
Frösteln 241
Fruchtbarkeit fördern 155
Fuchs-Eisenhut 224
Fumaria officinalis 54
Füße, geschwollene 11
–, kalte 10, 11, 165
–, müde 11
–, schmerzende 71

G
Gagea bohemica 128
Galega officinalis 68
Galeopsis tetrahit 88

Register

Galium mollugo 112
– *odoratum* 198
– *sylvaticum* 112
Galle anregend 16, 51, 55, 105, 119
– entkrampfend 55, 173
– schmerzstillend 145
– unterstützend 111, 177, 244
Gallenfunktion 17
Gallenkoliken 59
Gallenprobleme 55, 133, 153
Gamander-Ehrenpreis 46
Gamander, Edel- 62
-, Katzen- 62
-, Salbei- 64
Gänse-Fingerkraut 10, 58, 144, 150
Garten-Kerbel 103
Garten-Möhre 139
Garten-Ringelblume 152
Gastritis 125
Gauchheil, Acker- 66
Gaumen 117
Gebärmuttervorfall 163
Geburt erleichternd 149
Gedächtnis verbessern 39, 163
Gedächtnisverlust 221
Gefäße 27
Gefäßwände stärkend 183
Gefleckter Schierling 102, 236
Geflecktes Lungenkraut 120
Geflügelte Braunwurz 36
Gegenblättriges Milzkraut 130
Geißraute 68
Gelber Enzian 52
Gelbstern 128
Gelenkbeschwerden 31, 63, 181, 197
Genista tinctoria 74
Genitalien, Entzündung 99, 187
Gentiana amarella 53
– *lutea* 52
Geranium molle 154
– *pratense* 114
– *robertianum* 154
Gerbstoffe 18
Germer, Weißer 52
Gerstenkorn 23, 241
Geschwüre 10, 115
Gesichts-Rötung 239
Geum urbanum 142, 158
Gewöhnliche Grüne Minze 133
– Küchenschelle 230
– Pestwurz 146
Gewöhnlicher Beifuß 28
– Erdrauch 54
– Gilbweiderich 72
– Hohlzahn 88
– Löwenzahn 118

– Wacholder 196
Gewöhnliches Leinkraut 116
– Seifenkraut 174
Gewürz-Nelke 143
Gicht 77, 113, 177, 229
Giersch 70
Gilbweiderich, Gewöhnlicher 72
-, Pfennig- 72
Ginster, Besen- 74
-, Europäischer Stech- 75
-, Färber- 74
Glaukom 177
Glechoma hederacea 78, 106
Goldnessel, Echte 186
Goldrute 18, 19
-, Echte 76
-, Kanadische 76
Grippe 29, 51, 65, 109, 181, 189, 225, 241
Großblütige Königskerze 108
Großblütiger Augentrost 22
– Fingerhut 226
Große Braunelle 34
– Brennnessel 38
– Klette 104
Großer Sauerampfer 160
Grüner Star 177
Gundelrebe 78
Gundermann 78, 106
Günsel, Kriechender 78

H
Haarausfall 105
Haare 19, 242
– stärkend 193, 242
Haarspülungen 14
Hagebutten-Kerne 83
Halluzinationen 239
Hals, Brennen im 237
Halsschmerzen 10, 19, 35, 43, 99, 143, 157, 241
Hämorrhoiden 87, 127, 167
Handbad 11
Harnausscheidung 17, 18
Harntreibend 16, 17, 18, 19, 69, 71, 81, 185
Harnwege 81, 239
– reinigend 207
Harnwegsinfekte 39, 67, 77, 197
Hauhechel, Dornige 16, 80
Haut 19, 242, 243
-, allergische Reaktion 179
-, entschlacken 45
-, Juckreiz 73
-, kräftigen 163, 193
-, trockene 141, 243
Hautabreibungen 14
Hautekzeme, juckende 89

Hautentzündungen 41, 49, 143
Hautkrankheiten 155, 191, 213
Hautleiden 47
Hautpflege 183
Hautpilz 179
Hautprobleme, chronische 77
Hautunreinheiten 19, 153, 185, 191, 205
Heckenrose 82
Hedera helix 44
Heil-Ziest 32
Heiserkeit 43
Heißhunger 242
Hellerkraut, Acker- 86
Heracleum sphondylium 50
Herbstzeitlose 17, 26, 228
Herpes 35, 101
Herz 18, 27, 171
– krampflösend 221
– stärkend 211, 217, 227
Herz-Kreislauf-Erkrankungen 213
Herzbeschwerden, nervöse 85, 135
Herzgespann, Echtes 84, 214
Herzkranzgefäße 211
Herzlähmung 225
Herzmuskelschwäche 233
Herzprobleme 229
Herzrasen 239, 243
Herzrhythmus stabilisierend 75, 211
Herzrhythmus-Störungen 221, 233
Herzschwäche 227, 233
Herzstillstand 227, 229, 233
Heuschnupfen 91, 137, 147
Hexenschuss 91
Hirtentäschelkraut 86
Hohe Schlüsselblume 170
Hoher Steinklee 182
Hohlzahn, Gewöhnlicher 88
Holunder, Schwarzer 18, 90, 91
-, Trauben- 90
Hopfen 12, 92
Hormone 18, 19
Hormonstörungen, Pubertät und Wechseljahre 61
Huflattich 19, 94, 95
Hühneraugen 127
Humulus lupulus 92
Hundskamille, Acker- 98
Hunds-Rose 82
Hunds-Veilchen 190
Husten 16, 27, 51, 59, 73, 91, 95, 115, 110, 111, 121, 133, 149, 163, 171, 213, 243
-, hartnäckiger 81
-, krampflösend 45
Hustenmittel 41, 203

Hyoscyamus niger 220
Hyperaktivität 141
Hypericum hirsutum 96
– *perforatum* 96

I/J
Ilex aquifolium 180
Immunsystem 201
– stärkend 43, 91, 145
Impatiens glandulifera 178
– *parviflora* 178
Ingwer 17
Inhalationsbäder 11
Inkontinenz 207
Insektengift 151
Insektenstiche 83, 179, 203, 243
Iris-Wurzel-Pulver 11, 12
Ischias 91, 177, 225, 241
Johanniskraut 16, 96
-, Behaartes 96
Juckreiz 18, 47, 77, 109, 243
Juniperus communis 196
– *sabina* 196

K
Kaffeebaum 199
Kahler Alpendost 200
Kalium 19
Kältegefühl 225
Kalzium 19
Kamille 11, 16
-, Echte 98
Kanadische Goldrute 76
Karde, Behaarte 100
-, Wilde 100
Kastanie, Ross- 19
Katzen-Gamander 62
Kehlkopferkrankungen 223
Kerbel, Garten- 103
-, Wiesen- 102, 138
Keuchhusten 45, 89, 203
Klatsch-Mohn 136, 137
Klee, Rot- 212
-, Weiß- 212
Kleinblütiges Springkraut 178
– Weidenröschen 206
Kleine Braunelle 34
– Brennnessel 38
Kleiner Baldrian 24
– Odermennig 142, 144, 145
– Sauerampfer 160
Kleines Mädesüß 122
Klette, Filzige 104
-, Große 104
Klimakterium 85, 97, 115, 215
Knoblauch 27, 107
Knoblauchsrauke 106
Knochen 19, 31
– stärkend 159

Knochenbrüche 163
Knöterich, Wasserpfeffer- 192
Knorpel, Entzündung 31
Knotige Braunwurz 36
Koliken, schmerzstillend 145
Königskerze 19
–, Großblütige 108
–, Schwarze 144
–, Windblumen- 108
Kontaktallergie 231
Konzentrationskraft 240
Kopfschmerzen 11, 33, 41, 97, 111, 123, 133, 135, 191, 223, 239, 240
Kornblume 204, 205
Körper entwässernd 161
Krampfadern 183
Krämpfe lösend 16, 153, 177, 242
Krebs 213
-, Abwehrkräfte gegen 145
Kreislauf 17, 27, 171
Kreuzdorn, Purgier- 56
Kriechender Günsel 78
Kriechendes Fingerkraut 58
Krokus 228
Kronwicke, Bunte 68
Küchenschelle, Gewöhnliche 230
-, Wiesen- 230
Kümmel 9, 16
-, Wiesen- 110

L
Labkraut, Wald- 112
–, Wiesen- 112
Lähmungserscheinungen 229, 237
Lamium album 186
– *galeobdolon* 186
Laune, gute 143
Leber 16
– entspannend 173
– aktivierend 105, 119
– reinigend 47, 119, 145, 205
– unterstützend 17, 111, 244
Leberfunktion 17
– gestört 55, 153
Leberwickel 165
Lein 19
-, Echter 114
Leinkraut, Gewöhnliches 116
Lein-Samen 10
Leonurus cardiaca 84, 214
Licht-Empfindlichkeit 23
Lidrand, Entzündung 23
Liebestrank 143
Linaria vulgaris 116
Linum usitatissimum 114
Lippen schützend 113
Lippenherpes 91

Löwenzahn, Gewöhnlicher 13, 19, 118, 205
Lunge 51
– krampflösend 221
– stärkend 121, 193
– reinigend 95
Lungenkraut, Dunkles 120
-, Geflecktes 120
Lungentuberkulose 65
Lycopus europaeus 84, 214
Lymphdrüsenschwellung 35
Lymphe entschlackend 147, 171, 195
– reinigend 66, 77, 113, 155, 213
– stärkend 201
Lymphstauungen 37
Lysimachia nummularia 72
– *vulgaris* 72
Lythrum salicaria 208

M
Mädesüß, Echtes 122
-, Kleines 122
Magen 16, 17, 245
— aktivierend 51
— beruhigend 139
— entschlackend 33
-, gereizter 19, 111, 153
— reinigend 91, 205
— stärkend 197
Magen-Darm, Entzündung 99, 109, 125
Magen-Darm-Krämpfe 111
Magen-Darm-Schleimhaut reizend 19
Magen-Darm-Störungen beseitigend 197
Magen-Darm-Trakt, krampflösend 55, 173, 239
Magenentzündung 19
Magengeschwüre 99
Magenkrämpfe 83, 245
Magensaft, Produktion 53
Magenschleimhaut, chronische Entzündung 209
-, gereizte 105, 115, 245
Magenschmerzen 245
Magenstörung 229
Magenverstimmung 43
Magnesium 19
Mahonia aquifolium 180
Mahonie 180
Maiglöckchen 18, 232
Majoran 40
Malaria 151, 199
Malva neglecta 124
– *sylvestris* 60, 124
Malve 19
-, Weg- 124

250

Register

-, Wilde 60, 124
Matricaria chamomilla 98
– *recutita* 98
Mauerpfeffer, Scharfer 17, 126
Melancholie 245
Melilotus albus 182
– *altissimus* 182
– *officinalis* 182
Menstruation 165, 242
-, heftige Blutung bei der 87, 242
Menstruationsbeschwerden 11, 29, 41, 59, 61, 93, 187, 199, 213, 242
Mentha aquatica 132
– *longifolia* 132
– *spicata* 133
Migräne 33, 55, 59, 91, 111, 147, 151, 177, 223, 227
Milchbildung 69, 111
Milchstern, Doldiger 128
Milz, aktivierend 65, 145
– reinigend 119, 205
– stärkend 89, 131, 244
Milzkraut, Gegenblättriges 130
-, Wechselblättriges 130
Mineralstoffe 19
Minze 16
-, Gewöhnliche Grüne 133
-, Pfeffer- 133
-, Ross- 132
-, Wasser- 132
Mirabelle 169
Mistel 134
Mobbing 245
Mohn, Klatsch- 136, 137
-, Schlaf- 136, 137, 173
Möhre, Garten- 139
-, Wilde 138, 164
Morphin 17
Motivation 240
Mottenmittel 183
Mücken abwehrend 243
Müdigkeit 240, 243
Multiple Sklerose 141
Mund 244
-, Bläschen 63, 244
-, Brennen 225
-, Entzündung 99, 125, 153, 159, 193
-, Schleimhaut 113, 244
Mundgeruch 197, 244
Mundpflege 133
Muskelkrämpfe 59, 233
Muskeln, krampflösend 41
Muskelkater 241
Muskelschmerzen 201
Muttermilch 242
Myome 165

N
Nachtkerze, Rotkelchige 140
-, Zweijährige 140
Nachtschatten, Bittersüßer 234
-, Schwarzer 234
Nägel 19, 193, 245
Nagelbettentzündung 99, 153
Nagelpilz 41, 179, 245
Narben, frische 109
Narbenschmerzen 191
Nase, verstopfte 33, 241
Nasenbluten 87, 241
Nebenhöhlen 11, 49, 161
-, Entzündung der 91, 99, 145, 163, 241
-, Schmerzen in den 115
Nelke, Gewürz- 143
Nelkenwurz-Wein 13
Nelkenwurz, Echte 142, 143, 158
Nerven 171
Nervenentzündungen 165
Nervenschmerzen 97, 240
Nervosität 33, 47, 93, 157, 173, 243
Neuralgien 237
Neurodermitis 77, 141, 185, 187, 242
Niere 81
–, aktivierend 105, 113, 119, 163, 195, 205, 245
–, entschlackend 107, 171
–, Entzündung 39
–, stärkend 103, 197

O
Ödeme 19, 227, 233
Odermennig, Kleiner 142, 144, 145
Oenothera biennis 140
– *glazioviana* 140
Ohren, Entzündung 109
-, Schleimhaut schützend 113
Oliven-Öl 13
Ononis spinosa 80
Oregano 16, 40
Origanum majorana 40
– *vulgare* 40
Ornithogalum umbellatum 128
Osteoporose 241

P/Q
Papaver rhoeas 136
– *somniferum* 136
Paris quadrifolia 222
Parodontose 59
Persicaria hydropiper 192
Pestwurz 94
-, Gewöhnliche 146
-, Weiße 146
Pestizide ausscheiden 242

Petasites 94
– *albus* 146
– *hybridus* 146
Pfeffer-Minze 16, 133
Pfennig-Gilbweiderich 19, 72
Pflaume 169
Pilzerkrankungen 175
Pippau 118
Plantago lanceolata 202
– *major* 202
PMS 213, 215
Polygonum aviculare 192
Potentilla anserina 58, 144, 150
– *reptans* 58
Prellungen 10, 133, 183
Primel 19
Primula elatior 170
– *veris* 170
Prostata 39, 207, 245
Prunella grandiflora 34
– *vulgaris* 34
Prunus spinosa 168
Psychotria ipecacuanha 199
Pulmonaria obscura 120
– *officinalis* 120
Puls, beschleunigter 233
-, hoher 229
-, unregelmäßiger 227
Pulsatilla pratensis 230
– *pratensis* ssp. *nigricans* 230
– *vulgaris* 230
Pupillen, erweiterte 237, 239
Purgier-Kreuzdorn 56
Pusteln 41
Quaddelbildung 18
Quendel 14, 16, 148
Quetschungen 31, 159

R
Rachen, Brennen 237
–, Entzündung 99
Rachenschleimhaut, Entzündung 125, 153, 159, 193
Rainfarn 150
Ranunculus ficaria 166
Raps 176
Rauchen abgewöhnen 243
Rauer Beinwell 30
Reisekrankheit 51, 240
Reizbarkeit 135
Reizblase 77, 207
Reizhusten 19, 125, 243
Rhabarber 147
Rhamnus catharica 56
Rheuma 31, 39, 51, 63, 77, 81, 99, 157, 197, 229
-, chronisches 81
Ringelblume, Acker- 152
–, Garten- 152
Rosa canina 82

251

Rose 16
-, Hunds- 82
Rosen-Blüten-Essig 14
Rosmarin 16
Ross-Minze 132
Roter Fingerhut 226
– Wiesenklee 212
Rotkelchige Nachtkerze 140
Rot-Klee 18, 212
Rötung 18
Rückenschmerzen 241
Rumex acetosa 160
– *acetosella* 160
Ruprechtskraut 154

S
Sadebaum 196
Salbei 16
Salbei-Gamander 64
Salbei, Echter 156
-, Wiesen- 64, 156
Salvia officinalis 156
– *pratensis* 64, 156
Sambucus nigra 90
– *racemosa* 90
Sanicula europaea 158
Sanikel 158
Saponaria officinalis 174
Saponine 19
Sauerampfer, Großer 160
-, Kleiner 160
Schachtelhalm, Acker- 19, 162, 193
- Sumpf- 162
-, Wald- 162
Schafgarbe 11, 17, 164
Scharbockskraut 166
Scharfer Mauerpfeffer 126
Schierling, Gefleckter 17, 102, 236
Schilddrüse 84, 244
– ausgleichend 215, 244
-, Überfunktion 85
-, Unterfunktion 45
Schimmelpilz 41
Schlaf fördernd 93
Schlaflosigkeit 97, 171
Schlaf-Mohn 17, 136, 137, 173
Schlafstörung 221, 221, 240
Schlaganfall 233
Schlehdorn 168
Schlehe 13, 168
Schleimbeutel, Entzündung 163
Schleimhäute 243
– Austrocknung 239
– der Lunge 23
– des Magens 23
– der Nase 23
– der Nebenhöhlen 23
– pflegend 79

-, entzündete 143, 191
-, geschwollene 33
– kräftigend 163
– reinigend 145
– schützend 187, 243
-, trockene 191
Schließmuskel, After 117
-, Blase 117
Schlüsselblume 14, 18
-, Echte 170
-, Hohe 170
Schmalblättriges Weidenröschen 206, 208
Schmerzen, rheumatische 10
Schmerzmittel, pflanzliche 123, 177
Schnupfen 99, 161
Schock 129, 155
Schöllkraut 17, 172
Schuppen 99, 105
Schuppenflechte 55
Schürfwunden 203
Schwangerschaft, Übelkeit 189, 242
Schwangerschafts-Streifen 169
Schwarzdorn 168
Schwarze Königskerze 144
Schwarzer Holunder 90
– Nachtschatten 234
– Senf 177
Schwarzes Bilsenkraut 220
Schweißausbrüche 225
Schweißtreibend 18, 19, 69, 109, 185
Schwermetalle ausscheiden 79, 205
Schwermut beseitigend 199
Schwindelanfälle 135, 237
Scrophularia nodosa 36
– *umbrosa* 36
Securigera varia 68
Sedum rupestre 126
Sehnen, Entzündung 31
Sehnenriss 31
Sehstörung 223
Seifenkraut, Gewöhnliches 19, 174
Selbstheilungskräfte 244
Selbstvertrauen stärken 29
Sellerie 16
Senf 7, 17
-, Acker- 176
-, Schwarzer 177
-, Weißer 177
Sexualorgane, weibliche 187
Sinapis alba 177
– *arvensis* 176
Skorbut 167
Sodbrennen 163, 197
Solanum dulcamara 234

– *nigrum* 234
Solidago canadensis 76
– *virgaurea* 76
Sonnenblumen-Öl 13, 16
Sonnenbrand 49, 147, 243
Sorbus aucuparia 42
– *domestica* 42
Speichelfluss erhöht 225, 237
Speierling 42
Spitz-Wegerich 202, 203
Sportverletzung 133, 153, 241
Springkraut, Drüsiges 178
-, Kleinblütiges 178
Spurenelemente 19
Stachys officinalis 32
– *palustris* 32, 216
– *sylvatica* 88, 216
Star, Grüner 177
Stärkung, nach Krankheit 244
Stechpalme 180
Steinklee 10, 13
-, Echter 182
-, Hoher 182
-, Weißer 182
Stellaria media 66, 194, 195
Stiefmütterchen, Acker- 184
-, Wildes 184
Stimmbänder pflegen 43, 145
Stimme, raue 241
Stirnhöhlen, Entzündung 91
Stoffwechsel 17
– anregend 53, 65, 71, 217
-, übersäuerter 77
Stoffwechselprozesse 19
Storchschnabel, Stink- 154
-, Weicher 154
-, Wiesen- 114
Störungen, Magen-Darm- 47
Strahlenbehandlung 191
Strahlung, elektromagnetische 155
Stress 33, 41, 141, 165, 240
Stuhlgang regulieren 203, 245
Sumpf-Baldrian 24
Sumpf-Schachtelhalm 162
Sumpf-Ziest 32, 216
Symphytum asperum 30
– *officinale* 30

T
Tanacetum vulgare 150
Taraxacum sect. *Ruderalia* 118
Taubheitsgefühle 225
Taubnessel, Weiße 186
Tausendgüldenkraut 17, 188
Teucrium chamaedrys 62
– *marum* 62
– *scorodonia* 64
Thlaspi arvense 86
Thymian 16

-, Echter 148
-, Feld- 148
Thymus pulegioides 148
– *vulgaris* 148
Tollkirsche 17, 238
Trauben-Holunder 90
Trifolium pratense 212
– *repens* 212
Trigeminus-Neuralgie 225
Tripmadam 126
Tumorwachstum 213
Tussilago farfara 94

U/V
Übelkeit 133, 223, 227, 237
Überanstrengung 33
Überbein 241
Ulex europaeus 75
Ufer-Wolfstrapp 214
Umweltgifte ausscheiden 61, 77, 79, 105, 113, 143, 205, 242
Unruhe 221, 239
Unterleibsbeschwerden, chronische 61
Urtica dioica 38
– *urens* 38
Vagina, Schleimhaut schützend 113
Valeriana dioica 24
– *officinalis* 24
Veilchen, Hunds- 190
–, Wohlriechendes 190
Venen, Entzündung der 31
-, Erkrankung der 183
Veratrum album 52
Verbascum densiflorum 108
– *nigrum* 144
– *phlomoides* 108
Verbena officinalis 48
Verbrennungen 109, 153
Verdauung fördern 29, 51, 85, 103, 133, 149, 245
-, gestörte 105, 119, 143, 245
Verdauungstrakt, krampflösend 221
-, durchblutungsfördernd 53
Verhaltensstörung 221
Verkrampfung 25
Verletzung 159
Veronica chamaedrys 46
– *officinalis* 46
Verrenkung 31
Verspannung 165
Verstauchung 10, 31, 183, 241
Verstopfung 19, 57
Verwirrtheit 221
Vierblättrige Einbeere 222
Viola arvensis 184
– *canina* 190

– *odorata* 190
– *tricolor* 184
Virus-Infektion 123, 201, 241
Viscum album 134
Vitamin C 167, 169
Vitamine 19
Vitis vinifera 92
Vogelbeere 42
Vogelknöterich, Acker- 192
Vogelmiere 66, 194, 195

W
Wacholder, Gewöhnlicher 9, 16, 196
Wadenkrämpfe 59, 183
Wald-Engelwurz 50, 70
Wald-Labkraut 112
Wald-Schachtelhalm 162
Wald-Ziest 88, 216
Waldlilie 223
Waldmeister 198
Warzen 67, 127, 173, 245
Wasserdost 200
Wasser-Minze 132
Wasserpfeffer-Knöterich 192
Wechselblättriges Milzkraut 130
Wechseljahre 242
Wegerich, Breit- 202, 203
-, Spitz- 202, 203
Weg-Malve 124
Wegwarte 204, 205
Weicher Storchschnabel 154
Weidenröschen, Kleinblütiges 206
-, Schmalblättriges 206, 208
Weiderich, Blut- 208
Weinrebe 92
Weißdorn 18, 168
Weißdorn, Eingriffliger 18, 168, 210
-, Zweigriffliger 18, 168, 210
Weiß-Klee 212
Weiße Pestwurz 146
– Taubnessel 186
Weißer Germer 52
– Senf 177
– Steinklee 182
Wermut 28
Wetterfühligkeit 97
Wiesen-Bärenklau 50
Wiesen-Kerbel 102, 138
Wiesen-Küchenschelle 230
Wiesen-Kümmel 110
Wiesen-Labkraut 112
Wiesen-Salbei 64, 156
Wiesen-Storchschnabel 114
Wiesenklee, Roter 212
Wilde Karde 100
– Malve 60, 124
– Möhre 138, 164

Wildes Stiefmütterchen 184
Windblumen-Königskerze 108
Windeldermatitis 49
Wohlriechendes Veilchen 190
Wolfsmilch, Zypressen- 116
Wolfstrapp 84
-, Ufer- 214
Wundheilung 31, 243

Z
Zähne 19, 244
-, lockere 107
Zahnfleischbluten 59, 244
Zahnfleischentzündung 10, 63, 79, 107, 143, 244
Zahnpflege 133
Zahnschmelz, härten 85, 215, 244
Zellstrukturenaufbau 19
Zentralnervensystem, 17, 235
Ziest, Heil- 32
-, Sumpf- 32, 216
-, Wald- 88, 216
Zitronenstrauch 48
Zunge, Brennen 117
Zweigriffliger Weißdorn 18, 168, 210
Zweijährige Nachtkerze 140
Zwerg-Augentrost 22
Zypressen-Wolfsmilch 116
Zysten 165
-, vaginale 187

ÜBER DIE AUTORIN

Ursula Stumpf ist promovierte Apothekerin. Sie arbeitete 20 Jahre als Heilpraktikerin und gründete 1998 in Karlsruhe ihre Kräuterschule *Kräuterweisheiten*. Ihre Kurse transportieren die Botschaften der Heilpflanzen als aktive Lebenshilfe mitten in jeden Alltag. Darüber hinaus gibt sie ihr Wissen, ihre Erfahrungen und ihre Begeisterung in Seminaren, Kräuterspaziergängen, Vorträgen, Artikeln, Büchern, einer CD und regelmäßig im Fernsehen weiter.

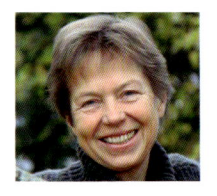

IMPRESSUM

Umschlaggestaltung von Peter Schmidt Group GmbH, Hamburg, unter Verwendung von 6 Fotos von shutterstock

Mit 308 Farbfotos. Alle Fotos von Ursula Stumpf, außer: Heiko Bellmann/Hecker (2): 128r, 230r; Blickwinkel/Hecker: (2): 46r, 228r; DHU (2): 103, 236l; Gartenschatz (12): 73, 77, 95, 102, 121, 123, 139, 179, 198, 230l, 234l, 235; Michael Hassler (1): 176r; Frank Hecker (59): 26r, 32r, 34r, 40r, 46l, 56r, 58r, 68r, 72r, 74r, 76r, 80r, 82r, 84r, 88r, 90r, 90r, 92r, 94r, 96r, 100r, 102r, 104r, 106r, 108r, 110r, 112r, 116r, 118r, 122r, 124r, 126r, 131, 132r, 134r, 140r, 142r, 144r, 146r, 148r, 152r, 156r, 166r, 168r, 174r, 184r, 200, 202r, 216r, 220r, 222r, 226r, 231, 232r, 234r, 236r, 237, 238r; Rudolf König (1): 194; Christine Schumann (24): 256, Umschlagklappe hinten; Roland Spohn (4): 103, 152, 158, 160.

Mit 302 Illustrationen. Marianne Golte-Bechtle/Kosmos (123): 220, 22u, 26u, 32, 340, 34u, 360, 36M, 38u, 420, 42M, 44, 460, 46u, 48u, 50r, 520, 54u, 560, 56u, 580, 62u, 620, 660, 66u, 680, 68M, 72, 74M, 740, 760, 76u, 780, 78u, 800, 80u, 84u, 86u, 900, 90M, 920, 92u, 960, 1000, 1020, 1040, 1060, 106r, 1080, 108u, 112u, 114u, 116u, 124u, 1260, 1300, 130r, 132u, 1340, 1360, 136u, 1400, 1420, 1440, 1500, 150u, 1520, 1540, 156, 158, 160u, 1620, 162u, 1660, 1680, 168M, 168u, 1700, 170u, 1700, 1720, 172r, 174u, 1760, 176u, 1780, 180, 182u, 184u, 1860, 186u, 1880, 188u, 1900, 190u, 1940r, 1940l, 194u, 1980, 198u, 2000, 202ul, 202ur, 2060, 206u, 2080, 2100, 210u, 212u, 214u, 216u, 220u, 2220, 222u, 2240, 226, 2280, 2300, 2320, 234, 236u, 2380; Sigrid Haag/Kosmos (10): 28u, 68u, 820, 940, 98u, 1280, 128u, 164u, 196, 2040; Reinhild Hofmann/Kosmos (7): 58u, 60u, 1180, 118l, 142l, 148l, 204u; Gerhard Kohnle/Kosmos (5): 24u, 480, 64u, 90u, 152u; Wolfgang Lang/Kosmos (73): Umschlagklappe vorne; Roland Spohn (84): 240, 260, 280, 300, 30u, 36u, 380, 38M, 40, 42u, 500, 50u, 52u, 540, 600, 640, 700, 70u, 74u, 80M, 82M, 82u, 840, 860, 880, 88u, 94u, 96u, 980, 100u, 102M, 102u, 104u, 106u, 1100, 110u, 1120, 1140, 118u, 1200, 120u, 122r, 1220, 122u, 1240, 126u, 130u, 1320, 134u, 1380, 138u, 1400, 142u, 144u, 146, 1480, 148u, 154u, 1600, 1640, 166u, 166r, 172u, 1740, 178u, 1820, 1840, 192, 198M, 2000, 2020, 204l, 2080, 2120, 2140, 2160, 2200, 222u, 224u, 228u, 230u, 232u, 2360, 238u.

HAFTUNGSAUSSCHLUSS

Alle Angaben in diesem Buch erfolgen nach bestem Wissen und Gewissen. Sorgfalt bei der Umsetzung ist indes geboten. Verlag und Autorin übernehmen keinerlei Haftung für Personen-, Sach- oder Vermögensschäden, die aus der Anwendung der vorgestellten Materialien und Methoden entstehen können. Dabei müssen geltende rechtliche Bestimmungen und Vorschriften berücksichtigt werden.

Unser gesamtes lieferbares Programm finden Sie unter **kosmos.de**
Über Neuigkeiten informieren Sie regelmäßig unsere Newsletter,
einfach anmelden unter **kosmos.de/newsletter**

Gedruckt auf chlorfrei gebleichtem Papier

© 2016, Franckh-Kosmos Verlags-GmbH & Co. KG, Stuttgart
Alle Rechte vorbehalten
ISBN 978-3-440-14980-5
Projektleitung: Dr. Stefan Raps
Redaktion: Barbara Kiesewetter, Daniela Bendel
Gestaltungskonzept: Walter Typografie & Grafik
Gestaltung und Satz: Barbara Kiesewetter
Produktion: Markus Schärtlein
Printed in Italy / Imprimé en Italie

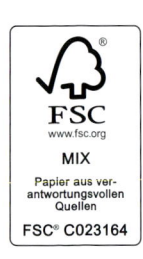

Eindeutig bestimmen
— sicher sammeln

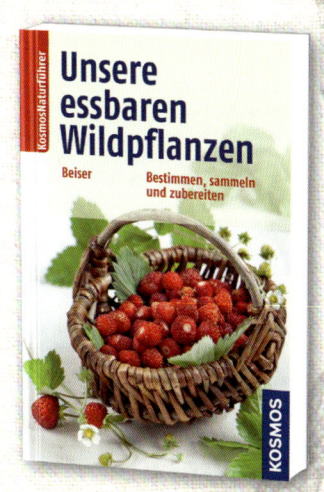

Auf der Wiese, hinterm Haus und im Wald wachsen überraschend schmackhafte und vielseitige Pflanzen. Dieser Naturführer hilft beim Finden und Bestimmen der wilden Köstlichkeiten. Der Ratgeber zum grünen Trend Selbstversorgung. Für eine natürliche, gesunde Ernährung!

280 Seiten, €(D) 14,99

Eine sichere Bestimmungshilfe ist bei Heilpflanzen besonders wichtig. In diesem Buch werden 90 Heilpflanzen und 60 Verwechslungsarten ausführlich vorgestellt. Die direkte Gegenüberstellung von ähnlichen, jedoch giftigen oder unwirksamen Pflanzen, unterstützt die eindeutige Bestimmung.

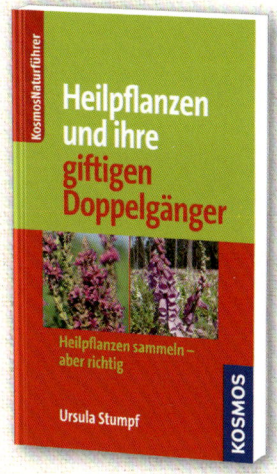

144 Seiten, €(D) 9,99

kosmos.de

Johanniskraut-Öl (Rot-Öl) ansetzen

Johanniskraut blüht in der sonnigsten Zeit des Jahres. Mithilfe von Oliven-Öl können Sie aus den Blüten ein heilkräftiges rotes Öl gewinnen. Es hilft bei Verletzungen der Haut, bei Nerven- und Gelenkschmerzen und dient zur Narbenpflege.

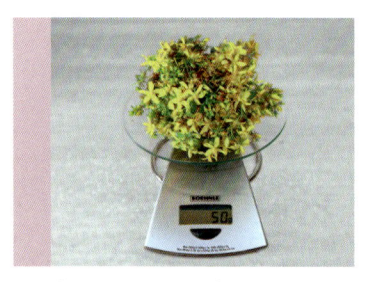

1. Geben Sie etwa 50 g frische Blüten in ein Schraubdeckelglas. Sie können sie dabei etwas zusammendrücken.

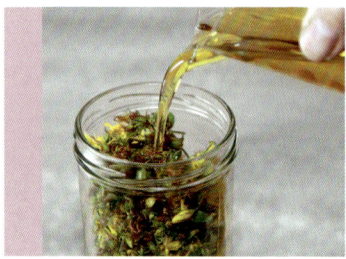

2. Übergießen Sie die Blüten mit etwa 200 ml hochwertigem Oliven-Öl. Das Öl sollte die Blüten vollständig bedecken.

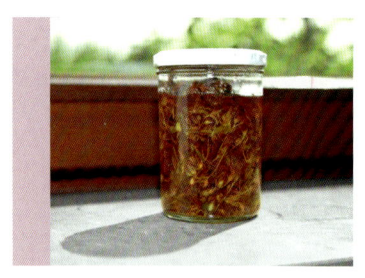

3. Verschließen Sie das Glas und stellen Sie es an einen sonnigen Platz. Je nach Sonnenscheindauer für 4–6 Wochen.

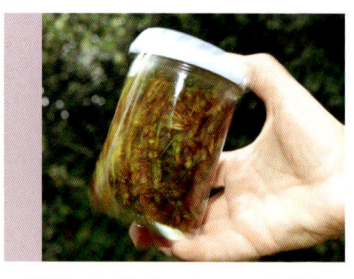

4. Schütteln Sie den Ansatz möglichst täglich um. Dadurch werden die Wirkstoffe der Pflanze intensiv ausgezogen.

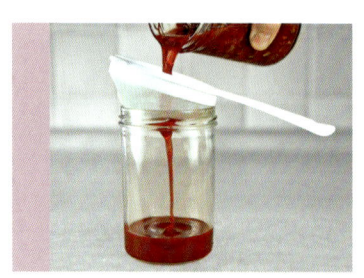

5. Wenn der Ansatz eine leuchtend rubinrote Farbe hat, filtrieren Sie das Öl ab – mit Sieb oder Kaffeefilter.

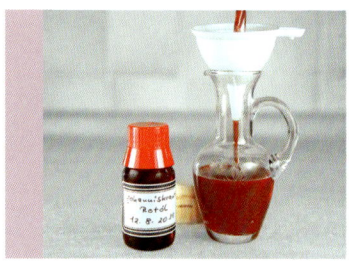

6. Zum Aufbewahren füllen Sie das Rot-Öl in eine Glaskaraffe oder dunkle Glasflasche. Beschriften nicht vergessen!